大医传承文库·对话名老中医系列

对话名老中医
北 部 篇

主 编 翟双庆

全国百佳图书出版单位
中国中医药出版社
·北 京·

图书在版编目（CIP）数据

对话名老中医 . 北部篇 / 翟双庆主编 . — 北京：
中国中医药出版社，2024.9
（大医传承文库 . 对话名老中医系列）
ISBN 978-7-5132-7962-8

Ⅰ.①对… Ⅱ.①翟… Ⅲ.①中医师—访问记—东北地区—现代
Ⅳ.① K826.2

中国版本图书馆 CIP 数据核字（2022）第 231804 号

中国中医药出版社出版

北京经济技术开发区科创十三街 31 号院二区 8 号楼
邮政编码　100176
传真　010 - 64405721
河北联合印务有限公司印刷
各地新华书店经销

开本 710×1000　1/16　印张 25.75　字数 449 千字
2024 年 9 月第 1 版　2024 年 9 月第 1 次印刷
书号　ISBN 978-7-5132-7962-8

定价　99.00 元
网址　www.cptcm.com

服 务 热 线　010 - 64405510
购 书 热 线　010 - 89535836
维 权 打 假　010 - 64405753

微信服务号　zgzyycbs
微商城网址　https://kdt.im/LIdUGr
官 方 微 博　http://e.weibo.com/cptcm
天猫旗舰店网址　https://zgzyycbs.tmall.com

《对话名老中医北部篇》
编委会

主　编　翟双庆

副主编（按姓氏笔画排序）

王维广	石　冲	朱　星	庄玲伶	刘金涛
刘敏科	刘新瑞	孙　莉	李　琳	李丁蕾
李玉霞	李永乐	杨　莺	杨志宏	吴宇峰
冷锦红	张　杰	张志芳	张洪宝	陈岩松
周海哲	庞　敏	南晓红	段永强	祝鹏宇
袁普卫	徐玉刚	郭　玲	海　英	隋　楠
禄　颖	蔡丽威	廖　挺	熊　壮	熊丽辉
樊经洋				

编　委（按姓氏笔画排序）

丁建文	王　汉	王伟航	王金梁	仇志锴
孔德花	申丽丽	田　栋	付莉莉	刘文信
刘雨昕	刘珍珠	刘修超	闫冬雪	孙文奇
严亚锋	杜林珊	李兆卿	杨　婕	肖　正
吴　昊	何彦虎	迟　蕾	张　硕	张　锐
张　发	张玉婷	张绍轩	张钰欣	张潇逸
武正权	金　杰	房晓宁	高　静	黄　旭
曹　娜	崔英海	崔瑞艳	康武林	韩　琦
傅玉洁	谢洪广	靳瑞琦	路　越	

顾　问（按姓氏笔画排序）

王晡星　王道坤　田振国　田维柱　白长川
朱宗元　全炳烈　刘宝厚　刘铁军　刘德玉
米子良　孙申田　李　莹　李中宇　李立新
李景华　杨积武　沈舒文　张士卿　张学文
张静生　周建华　项　颗　赵振昌　赵继福
洪治平　郭振武　郭恩绵　黄永生　曹玉山
廖志峰

《大医传承文库》
顾 问

顾 问（按姓氏笔画排序）

丁 樱	丁书文	马 骏	王 烈	王 琦	王小云	王永炎
王光辉	王庆国	王素梅	王晞星	王辉武	王道坤	王新陆
王毅刚	韦企平	尹常健	孔光一	艾儒棣	石印玉	石学敏
田金洲	田振国	田维柱	田德禄	白长川	冯建华	皮持衡
吕仁和	朱宗元	伍炳彩	全炳烈	危北海	刘大新	刘伟胜
刘茂才	刘尚义	刘宝厚	刘柏龄	刘铁军	刘瑞芬	刘嘉湘
刘德玉	刘燕池	米子良	孙申田	孙树椿	严世芸	杜怀棠
李 莹	李 培	李曰庆	李中宇	李世增	李立新	李佃贵
李济仁	李素卿	李景华	杨积武	杨霓芝	肖承悰	何立人
何成瑶	何晓晖	谷世喆	沈舒文	宋爱莉	张 震	张士卿
张大宁	张小萍	张之文	张发荣	张西俭	张伯礼	张鸣鹤
张学文	张炳厚	张晓云	张静生	陈彤云	陈学忠	陈绍宏
武维屏	范永升	林 兰	林 毅	尚德俊	罗 玲	罗才贵
周建华	周耀庭	郑卫琴	郑绍周	项 颗	赵学印	赵振昌
赵继福	胡天成	南 征	段亚亭	姜良铎	洪治平	姚乃礼
柴嵩岩	晁恩祥	钱 英	徐经世	高彦彬	高益民	郭志强
郭振武	郭恩绵	郭维琴	黄文政	黄永生	梅国强	曹玉山
崔述生	商宪敏	彭建中	韩明向	曾定伦	路志正	蔡 淦
臧福科	廖志峰	廖品正	熊大经	颜正华	禤国维	

总　前　言

　　名老中医经验是中华医药宝库里的璀璨明珠，必须要保护好、传承好、发扬好。做好名老中医的传承创新工作，就是对习近平总书记所提出的"传承精华，守正创新"的具体实践。国家重点研发计划"基于'道术结合'思路与多元融合方法的名老中医经验传承创新研究"项目（项目编号：2018YFC1704100）首次通过扎根理论、病例系列、队列研究以及数据挖掘等定性定量相结合的多元融合研究方法开展名老中医的全人研究，构建了名老中医道术传承研究新范式，有效地解决了此前传承名老中医经验时重术轻道、缺乏全面挖掘和传承的方法学体系和研究范式等问题，有利于全面传承名老中医的道术精华。

　　在项目组成员共同努力下，最终形成了系列专著成果。《名老中医传承学》致力于"方法学体系和范式"的构建，是该项目名老中医传承方法学代表作。本书首次提出了从"道"与"术"两方面来进行名老中医全人研究，并解析了道术的科学内涵；介绍了多元融合研究方法，阐述了研究实施中的要点，并列举了研究范例，为不同领域的传承工作提供范式与方法。期待未来更多名老中医的道术传承能够应用该书所提出的方法，使更多名老中医的道术全人精华得以总结并传承。本书除了应用于名老中医传承，对于相关领域的全人研究与传承也有参考借鉴作用。基于扎根理论、病例系列等多元研究方法，项目研究了包括国医大师、院士、全国名中医、全国师承指导老师等在内的 136 位全国名老中医的道与术，产出了多个系列专著。在"大医传承文库·对话名老中医系列"中，我们邀请名老中医讲述成才故事、深入解析名老中医道术形成过程，让读者体会大医精诚，与名老中医隔空对话，仿佛大师就在身边，领略不同大医风采。《走近国医》由课题组负责人、课题组骨干、室站骨干、研究生等组成的编写团队完成，阐述从事本研究工作中的心得体会，展现名老中医带给研究者本人的收获，以期从侧面展现名老中医的道术风采，并为中医科研工作者提供启示与思考。《全国名老中医效方名论》汇集了 79 位全国名老中医的效方验方名论，是每位名老中医擅治病种的集中体现，荟萃了名老中医本人的道术大成。"大医传承文库·疑难病名老中医经验集萃系列"荟萃了以下重大难治病种著作：《脑卒中全国名老中医治验集萃》《儿科病全国名老中医治验集萃》《慢性肾炎全国名老中医治验集萃》《慢性肾衰竭全国名老中医治验集萃》《2型糖尿病全国名老中医治验集萃》《慢性肝病全国名老中医治验集萃》《慢性阻塞性肺疾病全国名老中医治验集萃》《免疫性疾病全国名老中医治验集萃》《失眠全国名老中医治验集萃》《高血压全国名老中医治验集萃》《冠心病全国名老中医治验集萃》《溃疡性结肠炎全国名老中医治验集萃》《胃炎全国名老中医治验集萃》《肺癌全国名老中医治验集萃》《颈椎病全国名老中医治验集萃》。这些著作集中体现了名老中医擅治病种的精粹，既包括学术思想、学术观点、临证经验，又有典型病例及解读，可以从书中领略不同名老中医对于同一重大难治病的不同观点和经验。"大医传承文库·名老中医带教问答录系列"通过名老中医与带教弟子一问一答的形式，逐层递进，层层剖析名老中医诊疗思维。在师徒的一问一答中，常见问题和疑难问题均得以解析，读者如身临其境，深入领会名老中医临证思辨过程与解决实际问题的思路和方法，犹如跟师临证，印象深刻、领悟透彻。"大医传承文库·名老中医经验传承系列"在扎根理论、处方挖掘、典型病例等研究结果的基础上，生动还原了名老中医的全人道术，既包含名老中医学医及从医过程中的所思所想，突出其成才之路，充分展现了其学术思想形成的过程及临床诊疗专病的经验，又讲述了名老中医的医德医风等经典故事，总结其擅治病种的经验和典型医案。"大医传承文库·名老中医特色诊疗技术系列"则展示了名老中医的特色诊法、推拿、针灸等特色诊疗技术。

以上各个系列的成果，期待为读者生动系统地了解名老中医的道术开辟新天地，并为名老中医传承事业做出一份贡献。

以上系列专著在大家协同、团结奋斗下终得以呈现，在此，感谢科技部重点研发计划的支持，并代表项目组向各位日夜呕心沥血的作者团队、出版社编辑人员一并致谢！

总主编　谷晓红
2023年3月

前　言

本书是一部全面反映当代东北地区名老中医人生历程与学术思想的访谈性著作。名老中医是中医药行业的杰出代表与时代楷模，他们数十年来始终奋斗在临床一线，不但为无数群众解除了病痛之苦，更不断总结诊疗经验，提炼学术思想，培养后继人才，为中医药事业的传承、创新、发展作出了卓越贡献。为了更好地挖掘、传承名老中医学术思想与经验，北京中医药大学主持了国家重点研发计划项目"基于'道术结合'思路与多元融合方法的名老中医经验传承创新研究"（NO.2018YFC1704100），本书正是项目课题五"东北部地区名老中医学术观点、特色诊疗方法和重大疾病防治经验研究"（NO.2018YFC1704105）的专著成果之一。

（一）写作过程

在本书的撰写过程中，我们首先根据名老中医经验挖掘的研究要点，确立了访谈提纲，拟定15个访谈问题，继而由各个室（站）根据提纲对专家进行访谈（2020～2022年）；课题组基于访谈原始资料，展开进一步的整理、研究和编撰工作。我们认为，名老中医的访谈实录，是其"道"与"术"、学术与人生的综合呈现，具有珍贵的资料价值。基于此，本书在编撰过程中，一方面通过体例规范和内容整理，尽可能清晰地展现东北部名老中医的治学理念和诊疗经验；另一方面，对于具体访谈内容尽量存其原貌，以期更好地保留名家访谈的个体化特色与真实生动性。另外，本书按照名老中医年龄由大到小，从国医大师到全国名中医，再到全国老中医药专家学术经验继承工作指导老师进行排序。

（二）主要内容

本书共收录31位北部地区名老中医的对话访谈。访谈对象中既有国医大师，也有全国名中医、全国老中医药专家学术经验继承工作指导老师，所在地域覆盖了黑龙江省、吉林省、辽宁省、内蒙古自治区、山西省、陕西省、甘肃省7个省区。全书的基本体例，主要包括医家简介、名医访谈、名医寄语三部分。

"医家简介"介绍了名老中医的生平经历和学术成就，旨在帮助读者客观而翔实地了解医家的基本情况与学术专长。

"名医访谈"以问答形式展开，是对话名老中医的主体部分，其中包括6项专题对话："名医之路"是名老中医对自身习医、业医经历的回顾；"职业认同"是对中医职业理念、基本素养、责任使命的见解；"学成中医"是其治学经验与对中医学术的思考；"善治疾病"是对重大及难治疾病的诊疗思路、辨治方法、临床经验的阐述；"医患交流"与"传承发展"，分别反映了名老中医对医患关系问题、师徒传承问题的思考和建议。

"名医寄语"由各位名老中医自行拟定，反映了前辈学者对后辈学者的殷切希望。

（三）特色与创新之处

本书的特色与创新之处主要包括以下三点。

第一，本书采用循序渐进、娓娓道来的访谈形式，深入追溯东北地区名老中医的思想历程和学术之路，生动呈现了中医学寓道于术、道术结合的基本特点与发展模式。先贤云："学莫便乎近其人。"名老中医的治学经历与心得，既是近半个世纪中医事业发展的生动侧影，更是后辈学人前进途中的指路明灯。

第二，本书对名老中医学术思想的发掘，不仅限于具体的经验总结，更注重突出每一位名老中医各具特色的学术观点与诊疗思路。我们认为，正确的诊疗思路是获得临床疗效的关键所在，也是名老中医学术思想挖掘传承工作的肯綮之处。

第三，通过对东北部名老中医的研究，我们发现"经典"在名老中医的治学历程中，发挥着极为关键的作用。几乎每位名老中医都提出，扎实的经典积累是中医学习的基本功，将经典理论不断践行于临床，再在临床中印证经典、体悟经典。我们将这种现象概括为"经典传承式"——在继承《黄帝内经》核心观念的基础上，创造性地吸收同时期先进思想文化、自然科学等方面的优秀成果，结合自身临床实践经验，丰富并发展以经典为源头的中医药理论继承与创新模式。

名老中医多届高龄、诊务繁忙。在本书的编撰过程中，各位专家不辞辛劳，在诊务之余甚至卧病在床期间，仍抽出宝贵时间完成访谈，令我们深切感受到前辈启迪后学、尽传所知的大医精神。遗憾的是，有些名老中医在本书尚未付梓之时，已驾鹤西去、与世长辞，在深切怀念与惋惜的同时，更令我们体会到发掘当代名老中医经验工作的重要性和紧迫性。

在本书出版之际，谨向各位参与访谈的老中医致以深切的感激与敬意，并向故去的前辈学者表达深切的悼念之情。在本书的编撰过程中，还曾得到各地卫生行政部门、中医药高等院校的大力支持和帮助，谨此一并致谢。

本书编委会
2024 年春

目　录

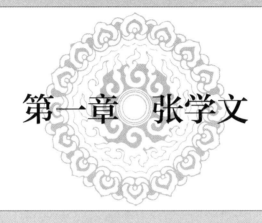

第一章 张学文

张学文，男，1935年生，陕西汉中人。陕西中医学院名誉院长、终身教授、主任医师、博士研究生导师。北京中医药大学兼职博士研究生导师，中华中医药学会常务理事，国家中医药管理局中医急症、脑病协作组组长。2008年获得"陕西省首届名中医"，2009年获得"国医大师"称号。

1935年，张学文出生于陕西汉中的一个中医世家。年幼时，在祖父和父亲的指导下，背诵《医学三字经》《濒湖脉学》《药性赋》《汤头歌诀》等。从15岁起，随父亲学习中医，临证诊病，辨认药材。18岁，参加原汉中南郑县统一考试。1953年，到该县武乡镇父亲创办的"致和堂"诊所应诊。1956年，考入"汉中中医进修班"学习，重点攻读《黄帝内经》《伤寒论》《金匮要略》等经典著作。1958年，考入陕西省中医进修学校（陕西中医学院前身）中医师资班学习，毕业后留校任教。1959年，参加卫生部委托南京中医学院举办的"全国首届温病师资班"学习，师从全国著名中医内科专家孟澍江教授，其后一直工作于陕西中医学院（现陕西中医药大学）。

张老从医60余年，他改变传统中药给药途径，研制了一系列方药，参与制订中风病中医诊断、疗效评定标准等。他提出的"颅脑水瘀证"新观点，将瘀、水、热、毒四大病因有机结合为一个整体，从而开辟了我国中医治疗多种脑病的新途径；拟订"化瘀利水、醒脑通窍"大法进行治疗，还研制了脑窍通口服液，临床效果良好。治疗中风病，传统的口服煎剂给药法对危重患者而言，多有缓不济急之弊。张老尊古不泥古，大胆创新，将临床证明有效的方药通过试验改成了中药静脉滴注剂、肌内注射剂、肛肠灌注剂、片剂、口服液等剂型，其拟订的"清脑通络片"处方曾多次获奖，并由陕西中医学院转让给天津天士力药厂。该方由于改变了传统的给药途径，药效发挥更加突出，临床疗效明显提高。此后，张老又先后参与制订了中风护理常规、预防及康复规范和中风证候辨证量表，以及中风先兆证诊断及疗效评定标准。发表学术论文70余篇，先后完成《张学文中医世家经验辑要》《医学求索集》《疑难病论治》及《中风病》等十余部专著。

名医之路——岐黄世家，精勤向学

1. 从医之路的起源

张学文：这个跟家庭影响有关系，因为我祖父是学医的。现在看来，我祖父那个情况就是半农半医，有患者的时候就看病，没患者的时候就种庄稼。真正开始学习，我是跟我父亲学的。我家是中医世家，受到家族影响，我慢慢对中药的性味、功能都知道了一点，在中小学的时候，就对这些药如数家珍。

2. 成长为名中医的过程中具有重要影响的人

张学文：第一位是我祖父。我小的时候，祖父就教育我，要好好念书，念书出来以后学医，一可以为人民治病，二可以用中医的道理来救中国群众。人生病是最危险的事情，能治好人的病，就能说明作用起到了。

决定从医，是受到我父亲的影响。我父亲那时候应该是陕西省名中医，他在农村，没有在城市，中医学院想调他，他不愿意来。因为他感觉在农村干什么都方便，在城市干什么都不方便。他看到我有学医这个想法，就经常指点我。在我上学期间，还没有正式学医之前，他指点我看些什么书、要怎么做人，教导我要多念书、念好书，他说好书是有用的。他经常这样教导子女，所以我们从小就有这个思想。我当时就听父亲的话，跟他学医。父亲给我们找了两位老师，他们内、外、妇、儿科病都治，还教育我们要多学、多看、多读。我们那时候学医辛苦得很，用现在的话讲是"黎明之际"起床。那时也没有手表、没有钟，鸡叫了就是天亮，鸡叫人就起来了，起来以后就是背书。背书必须要拉着长调，不能光默念。因为父亲年龄大了，瞌睡的时候，如果听着我念出来一句就让我看书，我一看肯定是错的。我佩服老先生们，确实有功夫。我也有些东西没学到，比如我父亲的炼丹技术。年轻的时候，父亲炼丹要保密，只传男的，不传女的，半夜三更把我一叫，轻轻把我一摸，我就知道是在叫我出发了。我母亲都不知道，我跟着父亲炼了好多年丹，老人家的功夫我确实没学到位，炼丹的那些规程示范，我一点都没学会。

后来学习，只要见人医术比我高，我都要跟着学。我在进陕西中医学院之前，是乡镇医院的一名医生。我记得很清楚，那时候要考试，考了以后就给证，就有开药的权利。那时候的药跟现在不一样，各个单位的药如果没有医生的处方就买不来。当时我们去考试，现场有50个人，我是年龄最小的一个。当时人家宣布，第一个交卷子的加十分，把问题都能解释清楚的加十分。我记得有一道题是"龙虎汤的组成及功效"，我个子最小，在第一排坐着，后面有人说："老师你把题写错了，白虎汤写成龙虎汤了。"老师说："我问的就是龙虎汤。"你说是读书多、本事大也罢，是凑巧也罢，我小时候念方剂就有个龙虎汤，我曾问我父亲，说龙虎汤写错了、开方开错了，白虎汤开成龙虎汤。我父亲批评我说："少见多怪！就是龙虎汤。"我觉得好奇，也就记住了。"龙虎汤中用柴芩，半夏石膏山栀仁，黄连知母并黄柏，粳米生姜总可任。"到现在我还记得，老师看着试卷，发现大家基本都苦着脸，就说："会答的答龙虎汤，不会答的换成另一道题，试述五运六气。"老师看到我会答这道题，就问我："张学文，你怎么知道龙虎汤？"我说："我父亲教我念过这个方子。"

结果我考了满分，第一名。我到现在都觉得这是运气加机会。

后来，我在治疗温病时用过这个方子，龙虎汤是白虎汤加大青龙汤、小青龙汤，解毒、去除热邪效果很强。

职业认同——术精德劭，常怀恻隐

1. 作为一名优秀中医应该具备的素质

张学文：首要是医者仁心。认真对待患者、亲近患者、同情患者，是作为医生的第一要务。谁都不愿意患病，如果找到同情患者的医生，患者的思想情绪肯定就好，吃药的效果也好；如果马虎了事、不同情患者，患者在情绪上就先接受不了，最后病情不但没好转，反而会加重，临床上会看到这种例子。因此，我认为作为医生，首先要了解患者、同情患者、支持患者的行动。当然，有些不利于病情的行为是不能支持的。此外，医生还要有精湛的医术，这也是必须的要求。道德一定要高尚，医术必须要精良，才能使治疗取得良好的效果。

认真对待患者，对医患关系而言非常重要。我们在临床上会遇到一些病痛很严重的患者，他们就希望得到医生的支持、医生的关怀，关爱可以减轻他们的病痛，帮助他们从思想上接受治疗。所以，同样一个患者，如果对他态度好、医术精良一点，肯定见效比较快；假如态度不好，有些人的病情反而加重，这会给医疗带来很多的不便。

所以说，第一，思想要好，要同情别人；第二，医术要精良，能看到病的发病原因，能找到治病的方法。这样疾病就比较容易好转。

2. 对国内公共卫生事件的看法

张学文：我们走上学医这条路以后，公共卫生事件确实是一个重点关注的方面。过去我们在学校的时候，每次都要参加"爱国卫生运动"。像麻疹流行的时候，"预防治疗马上进行"是我们的关注焦点。后来到西安的时候，流行性出血热大量流行，我们就直接带队，和"西学中"的同学深入农村，到发病的地方去。一进疫区，到处都是患者。医院其实就是卫生所，卫生所内外都是病房，头天晚上还能跟我们好好说话的人，第二天早上起来再看已经走了，家属伤心，哭闹得不行。传染病的危害确实很大。

过去条件不好，传染病的发病率很高，死亡率也很高。在这种情况下，我们既要积极抢救患者，又要做一些调解工作，解决一些问题。比如一个姑娘马上要结婚了，婆婆家给准备彩礼，东西都拿到娘家去了，结果姑娘得病去世了。因为走得比较急，家人就直接把婆家做的新娘装给穿上了，但婆婆家不愿意，两家人闹了起来。当时我作调解人，把这事调解了。

3. 一路走来已经实现和待实现的梦想

张学文：实现的梦想，应该说是治病救人，为人类作出有益的贡献，这是初步思想。

没实现的太多了。因为患者看不完，没见过的病层出不穷。

学成中医——思维为本，实践为先

1. 学习和从事中医过程中的阶段划分

张学文：大概有以下几个阶段，从受熏陶阶段、正式进入医门阶段、开始独立行医阶段、学校教育及深入学习阶段、临床再提高到现在这个阶段。

2. 中医经典在中医学习过程中起到的作用及学习方法

张学文：中医经典，多数指的是中医方法论，是中医的法宝。学习中医经典，要掌握其思维方法，推而广之，灵活运用，可以解决临床上各种疑难问题。我认为，熟读甚至背诵经典是做一名好中医的先决条件。尤其是现今社会，更能凸显中医经典学习的迫切性。

我小时候，在家父的严格要求下，每天天不亮就背歌诀、记汤方，从小认药侍诊，18 岁开始独立应诊，接诊内、外、妇、儿各种疾病的患者，一般情况下没有问题。后来，我考入"陕西中医医师进修班"后，开始正规学习中医经典理论，才发现中医经典确实非常厉害。应用中医经典，能很快提高临床思维能力，提升临床疗效。我们当时学习中医经典，除了跟老师逐字逐句学习、自己下功夫好好背诵，还有一点非常重要——就是常常联系临床实际，体会临床上的病证，然后运用经典思路进行分析，使用或借鉴经典方药进行处方。这样学起来，很快就能领会中医经典的主要内容。因此，建议大家学经典时，一定要将理论联系实际，不要脱离临床只谈理论，纸上谈兵是无益的。

善治疾病——见微知著，师古开新

1. 对疾病的诊察判断及影响疗效的因素

张学文：咱们中医诊断讲望、闻、问、切四诊，一样都不能忽视。要观察患者的面色、形态、情绪，以及职业、年龄、是否有人陪同等情况，这些情况都与患者的病情有着不同程度的相关性。比如一位老太太独自来看病，病情还挺重，可以推测除其自身病情外，患者的情绪一般不好，因为家里不太重视，所以患者多有气郁。另外，像教师、销售人员等人群，一般思想压力比较大，常常有肝气郁滞甚至气郁化火的病机。我还经常会参考舌下络脉，看是否有血脉瘀滞不通，往往舌下瘀血比舌上还多见。因此我说，望、闻、问、切四诊都不能忽视。

影响疗效的因素，主要是医生的态度。咱们对患者好一点、亲切一点，让患者从心里觉得很轻松，对于患者的病情改善很有帮助；看病时稳重一点、慢一点、仔细一点，看准病机，用准药，当然疗效会比较理想了。

2. 对中风病核心病机、常见证候、治疗方法、核心方药的见解

张学文：中风病是临床上的常见病，又是疑难病。中风虽然发病突然，但往往是经年累月、病变蓄积的必然结果。我们在 20 世纪 80 年代开始系统研究中风先兆，发现多数患者存在"肝热血瘀"的病机；中风深入一些，多数患者存在感染性的问题；中风后瘀血病机加重，往往还可伴随痰、虚等复杂病机。我们将中风归纳为"四期六证"。"四期"就是中风先兆期、中风急性期、中风恢复期、后遗症期。"六证"包括肝热血瘀证、气虚血瘀证、痰瘀阻窍证、瘀热腑实证、颅脑水瘀证、肾虚血瘀证。

肝热血瘀证，用清肝化瘀通络法治疗，方用清脑通络汤。药物有菊花、葛根、草决明、川芎、地龙、水蛭、赤芍、天麻、山楂、磁石、丹参、川牛膝等。大便干结者，可加大黄。

气虚血瘀证，肯定首选补阳还五汤，我们曾根据此方制作了陕西中医药大学附属医院院内制剂"通脉舒络液"，直接静脉注射，效果非常好。

痰瘀阻窍证，治法采用涤痰开窍、活血化瘀法。我们研制的医院内部制剂"蒲金丹"针剂，配合"清开灵"滴注，疗效比较好。

瘀热腑实证，治法采用通腑化痰、活血化瘀法。方用三化汤加减，药用生大黄、芒硝、丹参、川牛膝、菖蒲、胆南星、瓜蒌、决明子等。王永炎院士团队研制的"星蒌承气汤"也可以使用。

颅脑水瘀证，治法采用醒脑通窍、活血利水法。我根据临床体会拟定了"脑窍通汤"，药用丹参、川芎、赤芍、桃仁、红花、益母草、川牛膝、茯苓、琥珀、麝香等，效果不错。

肾虚血瘀证，可以采用补肾益精、活血化瘀的方法。用地黄饮子去桂、附，加丹参、鹿衔草、桑寄生、川牛膝、肉苁蓉、桃仁、红花等，或佐黄芪以益气活血，佐水蛭以祛瘀生新。

患者在服药的时候，可以将药渣煎汤后泡脚，既促进血液循环，又能使药物通过皮肤被吸收，可以加强疗效。另外，配合进行针灸、推拿，对于改善患者症状也是不错的。

医患交流——坦诚相待，乐善好施

1. 对待患者的方式

张学文：一般来说，患者因为病痛不适，大多数心情不佳。我们当医生的，首先要关心、理解、同情患者，尽可能为患者解除病痛。即使医术有限，也要好好帮助患者，至少让患者感受到医生对他的帮助和安慰。但也有些患者的思想和言行很极端，医生对待这些人也要有原则，保护好自己。

2. 良好医患关系的建立

张学文：我刚才说了，首先是关心患者，多给予照顾。比如那些重症、急症患者，必要的时候可以插队看病；外地来的患者，我经常给加号看病；对于实在无法前来就诊的危重症患者，我甚至多次亲自上门诊疗，我的很多患者最后都成了我的朋友。其次，要对患者坦诚。我能解决的问题，就会尽力去解决，以最有效的方药帮他们解除痛苦；但当我能力有限、无法解决问题时，我也会直接告诉患者及家属，建议他们住院或转求他人诊治。

传承发展——继承创新，造福后世

1. 选拔弟子的标准及培养弟子的方式

张学文：选拔弟子的标准，第一是要有医德，要有仁爱之心，知道同情患者，也知道尊敬师长。第二是要勤快，能主动去学习。第三是一定要在临床工作。我是个医生，我教的主要也是我的经验，不能光谈理论不动手，所以没有临床实践肯定不行。我的博士、硕士研究生70多人，私淑弟子百余人，具体数不清了。

2. 对后学的寄语

张学文：我的一生围绕着中医工作，我也希望后学者们能继续传承中医药工作。我把自己最喜欢的一句话送给后学者们："继承创新中医药学，造福人类健康事业。"

希望大家共同努力，为继承发扬中国医学遗产做更多的工作！

名医寄语

> 学成中医需要"勤奋严谨""寒温一家"。勤奋严谨——学习中医需要练好童子功，日积月累，不断积累学习。寒温一家——继承伤寒和温病的学术思想为我所用。

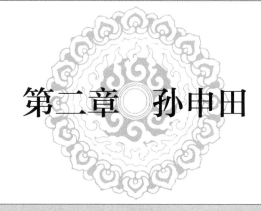

第二章　孙中田

孙申田，1939 年生，黑龙江省呼兰县人，中共党员。黑龙江中医药大学附属第二医院主任医师、教授、博士研究生导师。第四届国医大师，全国名中医，全国优秀教师，首批享受国务院政府特殊津贴专家，第一至第七批全国老中医药专家学术经验继承工作指导老师，黑龙江省针灸学科创始人之一。曾任中国针灸学会理事，黑龙江省针灸学会副会长、常务理事，黑龙江省临床专业委员会主任委员，东北针灸经络研究会常务理事，黑龙江省中西医结合神经病学会副主任委员，黑龙江省中医学会脑病专业委员会主任委员，加拿大国际头皮针研究学会名誉顾问等职。

"师古而不泥古"是孙申田教授始终坚持的观点，他提倡以开放包容的姿态促进中医药事业走向国际，与国际医学接轨并相互促进发展。他曾多次访问美国、加拿大、日本等国家，推广中医药诊疗技术，其学术思想、针灸技法蜚声中外，被誉为"神针""孙一针""一针灵"。他结合运用中西医两法，创建了独具针灸学特色的临床、教学、科研模式，建立了全国第一所针灸推拿学院。

从医 60 余载，孙申田教授的"三结合"学术思想培养了几批中医药优秀人才，也治愈了几十万患者。他提倡"重诊断、精辨证，中西结合"，在临床实践中，他认为中西医两种诊断各有千秋，中医的发展势必吸收现代自然科学之长。他认为西医的诊断方法和先进的检查手段，有助于明确疾病的诊断；中医药从中介入，恰恰又凸显出中医辨证施治之精髓，遂主张用现代自然科学方法，创新形成具有中医特色的新医之路。他提倡"精针灸，熟方药，针药结合"，认为"针灸中药，各有所宜"，当针则针、当药则药、当合则合，以达到最佳的治疗效果。他提倡"继传统，求创新，古今结合"，应虚心学习传统中医理论，广泛汲取前人的宝贵经验，在反复临床实践的基础上，不断进行理论与实践的探索和创新，运用现代自然科学的理论和方法，使传统针灸学研究焕发出崭新的生命力。

孙申田教授临床、科研相得益彰，研究著述成果丰硕。先后在国家级核心期刊发表学术论文百余篇，荣获国家科学技术进步奖二等奖 1 项、全国高校科技进步奖 1 项、省科技进步奖二等奖 5 项、省科技进步奖三等奖 6 项、省中医局科技进步奖 10 余项。曾担任全国统编教材《经络学》副主编，主编专著 10 余部。

　　择一事，专一业，悬壶行医 60 余载，尽管已是老骥伏枥，依然生机勃勃。他每天不仅打量每一个生命，也重新打量自己；不仅记录学科的发展，也记录时代的进程。他不仅为自己的生命延展了长度、增添了厚度，也必将为后人留下一份珍贵的底稿。

名医之路——笃志弘毅，学贯中西

1. 从医之路的起源

孙申田：我 14 岁那年，正在中学读书，突然患了急性关节炎，左膝关节红肿疼痛，不能走路，不得不休学治疗。父亲将我送到绥化铁路医院，在那里住了 3 个月，用了不少西药，虽然病情有所缓解，但仍未痊愈。后来，通过熟人求到县里一位知名中医，人们都尊称他为"李先生"，在当地很有名气。他问了我的病情，看了我的左腿，然后让我把手放在一个小枕头上，为我把脉，又让我伸舌，看了看舌象。看完之后，李先生说我患了痹证，给我开了 15 剂药，很有把握地说"肯定能好"。服药后，我的疼痛就减轻了，两周以后，关节肿胀消退，不再疼痛，运动也灵活了，果然跟李先生说的一样！我深刻地感受到中医的神奇。李先生的精湛医术、中医的神奇疗效，以及先生受到患者尊重与爱戴的场景，使我萌生了"将来做一名中医"的想法。从此，我立志要学中医，做一名为患者解除病苦、受人尊重的医生。

中学读书时，我的成绩在班级里名列前茅，患病期间也没有放弃学业。毕业时，我以优异的成绩被牡丹江卫生学校录取，如愿以偿地实现了学习中医的理想。该校首次招生，只设中医专业，开创了全国正规中医教育的先河。这所学校是时任黑龙江省卫生厅副厅长的全国名医高仲山等老一辈医者，为了发展中医教育事业、培养中医人才，经过多年不懈努力才成功创办的。5 年的学校学习，都是名师指教。老师们凭借高深的学识、丰富的临床经验、理论与实践紧密结合的讲课方式，将很多抽象的中医理论讲得活灵活现、深入浅出、通俗易懂。同时，他们做人、做学问都不为名利，对待学生不分贫富，对待患者不分贵贱，对待学问认真求实。老师们的一言一行、一举一动，都深深感染了我。他们对中医教育的执着精神，令我受益匪浅，永生难忘。在我们那个年代，学制一共 5 年，其中一半是中医，一半是西医。先学 2 年中医，实习半年中医；再学 2 年西医，实习半年西医。在这种教育体制的培养下，我们的基本思维和知识结构都是中医的。那时候，临床上也有了很好的时机——各个省市地区陆续成立中医院，院里的西医技术部门也成立了。

2. 成长为名中医的过程中具有重要影响的人

孙申田：在最早实习的那段时间，通过在一些老中医身边跟诊，如国医大师张琪先生、龙江医派泰斗马骥先生，我学到了不少东西。老师们深厚的基本功、严格的要求，为我从事中医教学和临床工作打下了坚实基础。我还有一位重要的启蒙老师，是 1960 年在佳木斯市中医院临床实习时的带教老师、当地 72 岁高龄的知名中医——高明老师。高老师善良坦诚，不仅中医功底深厚，而且博古通今，听高老师讲课是一种享受。老师治病认真，望、闻、问、切一丝不苟，并为我们细致讲解。老师讲解后，我们再效仿老师摸脉，体会老师所讲的指下感觉。高老师非常强调四诊合参，望、闻、问、切不能偏废，那时打下的脉诊功底令我受用至今。

1966 年，针灸教研室由于各种原因面临解散，我离开针灸教研室，转到大内科病房，整整待了 4 年。正是在那个时候，我遇到了一些"西学中"名医。当时病房的主任，都是全省各大医院著名的西医，其中大部分是各个西医院的主任，因为学习中医而留校，或外调过来，有些专家在省内甚至全国都很知名。他们西医功底深厚，掌握前沿的新知识、严格的管理制度，令我的西医基础知识和临床能力飞跃式地提高。在这 4 年时间中，我基本掌握了常见病的西医诊断治疗，同时我对疑难病、急症的诊疗水平都有了显著提升，为后来成立"针灸神经内科病房"奠定了坚实的理论与实践基础。

1971 年，我到哈尔滨医科大学神经内科进修，师从著名的神经内科专家葛茂振教授。进修期间，专家们良好的学风、对患者高度负责的态度、规范的管理模式，为我后来开展病房管理工作打下了很好的基础。他们查房、讲解、带教都非常认真，授课一丝不苟，使我在一年多时间中，系统掌握了神经内科的诊断与治疗。那一年多的听课笔记和查房笔记，后来被我整理成一本完整的教材，正式付梓出版，学生们至今还在应用。对于自己在那个年代的经历，我感到非常幸运。现在的中医学子没有那么多学习机会，因此对于西医知识与技术掌握得不是那么牢固。

职业认同——实践为本，兼收并蓄

1. 作为一名优秀中医应该具备的素质

孙申田：在这个问题上，我认为关键要把握好"实践"这一环节。我总结为六个字：继承、实践、创新。继承，就是要多读，要读懂古代的原著。想评判对与错，必须要先通晓它是怎么回事。古代中医的方法，只有经过临床的实践，才能知道是否有效，确定有效了，才值得进一步研究。我个人的观点是，学习中医的人，都要系统阅读经典、阅读原著，并在临床实践中加以体会。比如学针灸，要熟读《灵枢》《针灸大成》，至少要通读一遍，才能对针灸的古今发展变化有大致了解。然后，逐渐通过实践，知道哪些可以继承，哪些在实践中暂时看不到价值，可以丢弃，这就是"师古而不泥古"。对于实践有效的、有价值的部分，我们可以用现代自然科学的方法加以研究，探索其机理，这样才能有创新。

纯中医也能搞出名堂，但是很难，这样的人才很少。在几千人的大医院里，治疗一个专病能够疗效突出，没点绝招是很难的，但这绝对是一条路子，国家也提倡这件事。比如我在治疗面瘫时，治一个好一个，排队都排不及。所以说，钻研一个病，如果能钻研透彻，也是很好的。在医院开设一个专科，治一个好一个，也会有很多患者。但是这条路很难，需要长期的临床积累，在实践中慢慢整理经验，还需要舆论的宣传。

现在，很多临床医生查体的手法不熟练、不规范，而且过于依赖仪器检查，造成对患者病情的疏漏。我认为，基本技能必须全面、熟练地掌握。中医的理论基础和诊疗技能也是一样，由于过度依赖各种仪器检查，很多临床大夫的中医基础功底也薄弱。为什么《伤寒论》在脉诊方面很高深？其中一部分原因就是古代没有发达的生理生化检查、影像技术检查。现在，我们虽然拥有了先进的技术，但是传统理论和技术绝不能忽视。总体而言，要成为一名优秀的中医，需要师古不泥的智慧，需要踏实勤勉的实践，更需要大胆创新的精神。

2. 对医生这个职业的态度和看法

孙申田：我几十年的中医针灸教学、临床、科研历程中，既有艰苦奋斗的曲折，又有快乐和满足。一名医生的成长，需要勤奋、不懈的努力，需要良师益友的指点，也需要中西并举的全面。

现在很多中医毕业生的知识结构不对称，在西医院工作不了，要想达到中西并举的水平，还需要一个过程。首先要在本科和研究生阶段把中医学好，然后毕业上了临床，到了工作岗位上，再分期、分批，一样一样地学。在临床工作中，如果进了医院，不懂西医真的不行，无论全国哪个医院都是这样。比如广州中医药大学的附属医院，西医水平不亚于当地的西医院，甚至有些尖端技术比西医院还要强。我们医院在这方面是短板，当年"西学中"的那些专家，现在都已经八九十岁了，绝大部分都离开了工作岗位，有些老人已经去世了。他们退休后，接班的都是我们的学生，没有西医的研究生。

所以，我们医院的西医水平就相当于一般县医院的水平，甚至外科还不如县医院。现在有的地方强调中药为主，主张不用西药，所以西医水平更不行了。

我认为，作为一名当代中医，不但要掌握传统中医的理法方药、辨证论治，而且要兼收并蓄、吸取各家之长，尤其应当吸收西医诊疗技术之长，为我所用，不断创新。这样不仅能丰富现代针灸学理论，也能为针灸学科发展创造新的模式，为现代神经病治疗学增添新的内容。

3. 对国内公共卫生事件的看法

孙申田：我还是比较关注的，比如新冠疫情。在中国，疫情从古至今都有，在没有西医的时候，中华民族在中医的治疗下也能挺过来，中医自身也慢慢积累了很多经验。比如《伤寒论》《温病条辨》，还有吴又可的《温疫论》，其中都有大量、丰富的治疫经验记录。

这次疫情发生后，我们国家运用了一些中西医结合的方法。在疾病初始阶段、对抗性治疗方面，比如隔离患者、杀灭病毒、给予生命支持等方面，西医肯定更有优势；但在提升人体抗病能力方面，以及康复期恢复身体功能、调整亚健康状态方面，中医辨证论治体现出了它的价值。从目前的控制情况看，中医治疗效果好，死亡率低，后遗症也少，可知中医确实有它的作用，在这次抗疫过程中是有一定地位的。我认为，疗效是中医的灵魂，辨证是中医的精华。中西医结合是一条好路子，我们的中医学子更要丰富自己的医学知识架构。我自身不是这个专业领域的，在这件事上自然是响应国家号召，严格限制活动，必要时停诊。当然，社会上质疑中医的声音也很多，认为中医很难在疫情中总结出一套成熟的经验，原因是辨证本身受很多主观因素影响，不能在客观上形成标准。中医想要有更高的地位，我们作为中医人还要多总结经验，形成一套严谨灵活的标准。

4. 一路走来已经实现和待实现的梦想

孙申田：我实现的梦想，就是成为了一名帮助患者解除病苦、受人尊重的医生。

我希望中西医结合的道路走得越来越好，将目前中医应对疾病的有效经验认真总结，然后用现代自然科学手段研究其中的道理，这样中医就可以和现代自然科学更好地结合，让更多人认可。比如我们扎头针，为什么效果好？我们在西医的经颅重复电刺激、经颅重复磁刺激的基础上，对头针治疗脑病的机理做了大量的临床及科研工作，验证了"经颅重复针刺法"在脑及神经系统治疗中的作用。经颅重复电刺激与经颅重复磁刺激的概念，在 20 世纪 80 年代就被提出，我们将它们与中医针灸技术相结合，疗效甚好。在使用的过程中，一定要捻针，要达到足够的时间、足够的转速，每分钟不少于二百转，以保证足够的刺激量，否则疗效便大打折扣，这和大部分其他针灸疗法不一样。这便是中医与现代技术结合的好例子——道理解释得清，疗效好，别人也认可。我希望这样的研究多一点，真正为患者谋福利，为中医谋发展。

5. 现代中医发展的本质核心

孙申田：诊断清楚很必要，这样治疗效果才能好。患者看到了疗效，自然愿意接受治疗，西医同行也愿意认可。就我们医院而言，自从确立了针灸与神经内科相结合的模式，很多西医同仁不但认同采用中医的方法，还主动把患者介绍过来。就这样，医院不断地发展，我们已经由原来的 40 张床位，发展为今天 500 张床位的专科医院了。哈尔滨的其他中医院按此模式，也逐渐建立了很多病房，并不断扩大，却仍是"供不应求"。这种针灸与神经内科结合的模式，获得了同行的认可、患者的认可、管理层的认可；很多学生毕业之后，又将这种模式带到了外省市，在当地也很受欢迎，就这样逐渐推广到全国各地，受到越来越多的关注和重视。由此可知，中西医结合的切入点很重要，找对了，就有无限的发展空间。

学成中医——学无止境，理实交融

1. 学习和从事中医过程中的阶段划分及各个阶段学习和研究中医的方法

孙申田：中医这门学科，比较偏向于实践学科，以经验学为主。在大学学习阶段，从学习的效率、掌握本领的实用性出发，我认为在理论授课的同时，应该尽快进入临床学习，在临床中跟师、做学徒是很好的方法。然而，咱们现在的大学早期教育中，很少给学生提供这类机会，几乎所有时间都是上理论课。大家都知道中医理论比较抽象，看不见、摸不到，单纯学习理论的话，死记硬背当然是很重要的，不管当时明不明白，要求背的东西都应该背下来；但是如果不明白其中的内涵，单纯地背诵，往往忘得也快，因为自身缺乏体会。如能早些从临床着手，结合自身所见，再回头想想自己背过的一些内容，能更好地理解其中的道理。但也不能过度偏向实践，浪费大学阶段学习理论的宝贵时间，那样的话，走到临床再现学现背，又会很吃力。

中医发展到现代，和古代中医已经不尽相同了。随着自然科学的迅速发展，中医的学习框架需要改变。我们在从事中医工作时，不仅要继续学好中医，同时也要兼顾好西医。西医的知识每天都在更新，不懂是不行的。中医西医两手抓的同时，还要善于比较、总结经验，具体而言就是比较中医的病和西医的病。一般来说，中医的重点是辨证，是综合把握一种病在某一阶段的各种症状。我们既要辨清中医的病证，又要精确西医的诊断，将两者更好地结合起来。

因此，在现代当好一名中医，比以前要难得多，比单纯当好西医也要难。一方面学好中医的全部理论，另一方面掌握西医的常规知识，甚至探究西医中高深的领域，对于中医的发展有好处。现在看来，我们中医医师的西医水平普遍不行，大学里针对西医的理论课时也不够，临床实习中能学习的也不多，所以这是将来重点发展的方向。单纯掌握中医的话，将来在临床上开展工作会有很多困难。

2. 中医经典在中医学习过程中起到的作用及学习方法

孙申田：我认为中医经典是十分重要的。当然，经典也分流派，各地都是不一样的，中医流派和中国文化有关系。西医也分派，各个派系在疾病诊断治疗方面的基本原则是统一的，在学术上很少分派，主要是人与人之间的派系，比如导师和学生。中国的文化系统，从古代一直延续到现代，中医是古代文化的一部分，最早在中原地区最发达，后来在全国各地形成了各种流派，比如我们黑龙江讲究金鉴派。中医总体上处于经验医学阶段，形成派系，各地有各地之经验。所以，在治病的时候，我们讲究同病异治、异病同治。一个病可以用一百种方法治好，用黑龙江的方法、广东的方法、上海的方法，都能治好，这就叫同病异治。具体来看，各个派别都有经验，难以统一。首先，不同地区的人体质不一样，统一不了；其次，一个地区流派的经验拿到其他的地区，不一定适用。事实上，一个地方的医学流派，往往受到当地常见病种、自然条件、人群体质的综合影响，逐渐形成一整套医学思想和相关技术。

对于年轻医生而言，第一要掌握主流医派体系，第二要借鉴各家学说。在学好主流医派体系的基础上，借鉴其他医派体系的经验，形成自己的独特风格。古代也有医派体系，比如金元四大家，朱丹溪的滋阴派、刘河间的寒凉派、李东垣的补土派、张子和的攻邪派，这都是医派体系，是古代延续下来的。现在，北方的医派一般学习《医宗金鉴》，老中医们对《医宗金鉴》

都很熟，治病也选用《医宗金鉴》的方子，辨证方法和治疗方法也来自《医宗金鉴》；在南方，尤其江浙一带，不少是经方派，主要学习《金匮要略》和《伤寒论》。中医一起会诊的时候，面对同一个患者，如果没有交流，各看各的，10个人能看出10个样，开出10种方子，都非常有效，为什么？就因为派别不一样，所以说同病异治、异病同治。

现在，我们的中医仍然处于经验医学阶段。为什么这样说？就是用中医的办法能看病，但就现阶段的水平说不清道理。我们说，指南针是中国古代四大发明之一，它可以指明方向，但是为什么能找到方向？古人没说明白。指南针处于应用阶段，不叫科学；中医也是处于这一阶段，叫"应用技术"阶段，因为它能看病、能治病。针灸每天可以治好很多患者，非常有效，但它为什么有效？到现在一直没说明白。

我在牡丹江卫生学校就读时，因为对中医的痴迷，不仅按老师要求去背诵经典，还把老师没讲的内容提前背下来。此外，还背了很多课外书籍，包括《医宗金鉴·内科心法》《医宗金鉴·妇科心法》《医林改错》方歌，以及《伤寒论》398条、113方等。《黄帝内经》中老师要求记忆的内容，我都一丝不苟地背诵，同时又背诵了《濒湖脉学》《药性赋》《药性歌括四百味》《汤头歌诀》，以及十二经循行歌诀、腧穴与经穴分布歌诀、特定穴歌诀，另外还背诵了《针灸大成》中《百症赋》《标幽赋》等治疗歌赋。老师们扎实的基本功和严厉的要求，为我从事中医教学和临床工作打下了坚实基础，令我受益终生。

善治疾病——以病为纲，辨证论治

1. 对患者疾病的诊察判断及影响疗效的因素

孙申田：我们采集患者的基本信息，除了姓名、年龄、职业、联系方式，最重要的是现病史和专科查体。在病种上，主要采集中风后遗症、面瘫、失眠、颈椎病、腰痛等神经内科及疼痛类疾病病例。

中风是我们这里最常见的疾病之一。中风的基本病机为阴阳失调，气血逆乱，上犯于脑，轻者中经络，重者入脏腑。此病源于阴虚阳亢，风火痰瘀相互为患，一遇诱因激发，则致阴阳严重失调，气血逆乱，遂发卒中。由于病位浅深、病情轻重的差异，又有中经络、中脏腑之别。若肝风夹痰，横窜经络，血脉瘀阻，气血不能濡养机体，则致中经络，症见半身不遂，口眼㖞斜，语言不利；若风阳痰火蒙蔽神窍，气血逆乱，上冲于脑，则致中脏腑重证，络损血溢，瘀阻脑络，症见卒然昏倒，不省人事。中风的病理基础为肝肾阴虚。正因肝肾之阴下虚，故肝阳易于上亢，复加饮食起居不当，情志刺激或感受时邪，气血上冲于脑，神窍闭阻，故卒然昏仆，不省人事。中风的病理因素主要是风、火、痰、瘀，其形成与脏腑功能失调有关。譬如肝肾阴虚、阳亢化火而生风，五志亦可化火动风；脾失健运、痰浊内生，或火热炼液成痰；暴怒血菀于上，或气虚无力推动，皆可致瘀血停滞。四者之间可互相影响或兼见同病，如风火相煽、痰瘀互结等。严重时，风阳痰火与气血阻于脑窍，横窜经络，则出现昏仆、失语、㖞僻不遂等临床表现。

关于影响疗效的因素，主要有三点：第一，正确的诊断。诊断很重要，包括中医和西医的诊断，都要搞清楚。第二，诊断以后，要根据患者的病情，选择最好的治疗方式。这里的治疗方式，并不局限于针灸、中药、西药，医者应从标本缓急、副作用等多方面考虑，选择最有效的方式。假如有些病用西药确实效果好，给患者的经济压力和痛苦都更小，那就不用再进行针刺治疗。第三，针灸治疗是人为操作的，手法在针刺治疗中是很重要的一部分。同样的选穴、同样的配穴，为什么有的医生扎了有效果，有的医生扎了就没效果？因此，采取针灸治疗，手法特别重要。它不像开药，只要用的方子一样，效果就不会有太大偏差。作为针灸大夫，要不断熟练自己的手法，就像工厂里的技术工人，手艺在于实践。手下的感觉、针的大致位置，只有多扎多练，自己心里才会有数。

2. 对面瘫核心病机、常见证候、治疗方法、针刺取穴的见解

孙申田：刚才我谈到，面瘫是东北地区的常见疾病。面瘫又称面神经麻痹，根据病变部位和临床表现，可以分为周围性、中枢性两型，前者的病变位于面神经核或面神经，后者则位于面神经核以上。

周围性面神经麻痹，在发病初期，病变特点各有不同，故又可细分为三型：①卒中型面神经麻痹：发病后临床表现严重，一日之内即现病侧面部所有表情肌瘫痪。②渐进型面神经麻痹：发病后临床表现进行性加重。首发时面神经麻痹较轻，虽经针灸、药物静点等治疗，症状仍呈进行性加重，一周内达到高峰，终至病侧面部所有表情肌瘫痪。③稳定型面神经麻痹：发病后临床表现轻浅，仍然保留部分面神经功能活动，症状稳定，病侧面部瘫痪表情肌无进行性加重。

面瘫的病因病机，主要包括以下四点：①正气不足，脉络空虚，卫外不固，风寒、风热之邪客于面络，致使面部气血痹阻，经筋功能失调，面肌失于约束，而见口眼㖞斜。②患病日久，经气不利，脉络不通，经筋失用，致面肌弛缓不收，口眼㖞斜不愈。③手术外伤，瘀血阻络，经脉受阻，面部筋脉失于濡养，经气不利，血行不畅，致面肌失用，而见口眼㖞斜。④久患口僻，迁延不愈，阴血不足，虚风内动，邪气久滞于面部经脉，致使气血瘀阻，血不荣络，脉络不通，筋脉失养，而见面肌抽动、挛缩等症。

在治则治法方面，正如《黄帝内经》所云"邪之所凑，其气必虚"。故而面瘫的治疗，重在扶正祛邪，祛风通络；调和气血，舒筋活络；养血息风，通络止痉。具体又可分为急性期、恢复期、后遗症期三个阶段。

（1）急性期：常规治疗方法是糖皮质激素和抗病毒药物的联合应用，但长期单纯的西药治疗，对于面神经和面肌功能恢复效果不佳，且不良反应大。对于此期是否介入针刺治疗，众多学者说法不一，部分临床医生认为，面瘫急性期行针刺治疗，会导致面神经水肿进行性加重。我认为，急性期很多患者，即使不行针灸，也会出现口眼㖞斜加重的情况。因此，在规范西医治疗的基础上，急性期面瘫患者应尽早进行针刺治疗，选穴宜少而精，针刺手法宜轻，治以疏风、散寒、活血、通络为主。此外，应根据病邪性质选穴：风热可取大椎，风寒可取风池、合谷，肝风内动可取太冲。

（2）恢复期：在发病两周后，口眼㖞斜症状趋于稳定的阶段，临床常表现为面肌弛缓不收。此期，在治则上有别于急性期，应在活血化瘀的同时，注意培补脾胃、荣肌养筋。特殊针法的操作在此期治疗中至关重要。我常应用"滞针提拉"法起痿复用。具体操作：在外源性增加瘫痪面肌活动度的同时，用电针施以断续波，对瘫痪面肌进行提拉；根据大脑皮层功能定位，在健侧与患侧头皮面部代表区，施加经颅重复针刺手法。此外，恢复期若出现正虚邪恋的情况，可选取足三里、关元，以补益后天之本。

（3）后遗症期：发病3个月后，口眼㖞斜仍未痊愈的患者，属于后遗症期。此期，患者若没有继发面肌痉挛、面肌倒错、病理性联带运动等后遗症表现，则针灸治疗方案与恢复期相同。我在临床中重视"调神"的重要性，古人云"治不调神，乃医之过失"，当患者出现抑郁焦虑时，应用经颅重复针刺法，针刺百会、宁神（百会和神庭连线中点，为大脑额极在前额部皮肤的投射区域）以恢复气血、安神止痉。额极为人类情感的高级皮层中枢，针刺宁神穴，可反馈性调节患者的紧张焦虑情绪。

总体而言，我在临床诊疗过程中，注重将西医辨病与中医辨证相结合。要运用这种思维，不仅要懂中医，也要懂西医。比如西医的脑出血、脑梗死，对应到中医的证型非常多；再比如抽搐，造成抽搐的原因有很多，有时中医治好了，但找不出原因，因为中医很多病是以症状命名的。临床上患者表现为抽搐，常用的方药，可能对某种原因导致的抽搐有效，并不能对所有抽搐都有效。以我的经验，我清楚自己的方子对哪一类抽搐的效果好，如果交给别人，就难治好了。所以，古人讲"千方易得，一效难求"，《肘后备急方》《千金方》《外台秘要》里有上万种方子，但是真用到临床上，责其有效太难了，为什么？有"成方"而没有"成病"——方是确定的，病是千变万化的，不是这个方对应治的病，就治不好。

医患交流——朝乾夕惕，良医念民

1. 对待患者的方式

孙申田：我的看法比较简单——患者身体不舒服，来找医生看病、有求于医生，医生力所能及地给予帮助，这是非常和谐友好的一种关系。其实按理说，医患之间是不应该有矛盾的，但现在医患矛盾成了热点问题。在我看来，责其原因，矛盾主要出在消费关系上。

比如住院收费，有些患者住院，可以享受一定比例的医保报销。假如某位患者的医保限定费用是几千元，但是由于医院收费标准的原因，四五天钱就花没了。从客观上看，这么短时间对于很多疾病的治疗是不够的，患者感觉自己病还没好，这么快就要自费，这就很容易导致与医方的矛盾。所以我说，医患之间的消费关系，是造成医患矛盾的根源。这些不是患者本身的问题，也不是医生的问题，需要在体制上改进。

2. 良好医患关系的建立

孙申田：医生这个职业是非常有挑战性的，每天都会遇到不同的患者、各种各样的疾病，每一次接触都会让医生有不一样的感受，也有许多让医生去深思和反省的东西。所以当医生，每天都是如履薄冰、如临深渊。虽然困难重重，但我能够体会患者将生命托付给医生的心情，他们选择了我，就是选择了信任，所以我会用尽全力救治患者。从我行医开始，一直到现在，这种想法一直没变。这种态度，是我在学医路上，受到每一位老师的感染而形成的——当医生要有一颗公平、公正的心，不能有贫贱、富贵之分。

我的日门诊量一般是 60 人次左右，最多时曾达到 100 余人次。每次忙完确实很累，有时我正打算休息吃饭，又有人来咨询。有些患者不清楚诊所的工作时间，有些确实交通不便、路途遥远，他们看到我要下班休息了，也会很难为情，每当遇到这种情况，我都会招呼他们进来。从我内心出发，如果不给他们认真看病、解答，让患者一趟趟跑太痛苦了，特别是上了年纪、行动不便的患者。医患之间重在将心比心，医生为患者考虑，患者也会特别尊重医生，医生的好口碑自然而然就形成了，这份医患之间相互支撑的温暖情谊也形成了。

传承发展——师古不泥，勇于创新

1. 选拔弟子的标准及培养弟子的方式

孙申田： 我选拔弟子，要求同时具备扎实的中医理论基础和西医学基础，这样会将临床学习的难度大大降低。从我们招收针灸专业研究生开始，在教学上都是采取针灸学与神经内科学相结合的培养模式，在此模式下陆续培养了一大批人才。现在他们中的很多人，在本省乃至全国的医学工作岗位上表现卓越、成绩斐然，客观说明了这一培养模式的优势。

此外，还要有踏实勤勉的实践，更要有大胆创新的精神。医学是一门具有很强实践性的科学——任何一位名医，都是在成功与失败的不断实践中，形成自身的核心技术的。我的很多学生跟随我多年，就是因为他们认为实践经验是最宝贵的财富。因为临床行之有效，学生们就会对针灸的有效机制产生好奇心，这种好奇激励我们，用不断更新的现代科学技术手段，去研究和发现针刺的科学机制，为古老的针灸学研究注入新的生机。

当然，最重要的是，始终保持对中医的热爱和信心！只有相信中医、热爱中医，才能在此基础上付诸行动，去认真学习、研究中医的理论和实践。希望我们的年轻一代学子、同志们都能始终保持对中医的热爱和信心。

2. 对后学的寄语

孙申田： 以我本人的经验来看，在几十年的中医针灸教学、临床、科研历程中，既有艰苦奋斗的曲折，又饱含快乐和满足。一个人的成长，需要有勤奋不懈的努力，需要有良师益友的指点，需要有汲取百家的胸怀，需要有待人接物的真诚，需要有洞察先机的敏锐，需要有中西并举的全面，需要有师古不泥的智慧，需要有踏实勤勉的实践，更需要有大胆创新的精神！

　　你们处于现在的环境中，知识结构要中西兼并，要学习先进的知识，也要掌握古代的知识。中医现在还能算是一门技术。因此，在临床上应掌握临床技能、掌握西医学研究方法，应用它们来说明中医取效的道理，形成一门完整的科学。在继承、实践、创新的思想指导下，为发展我国的中医药事业作出更大的贡献！

名医寄语

> 以学为癖，矢志岐黄。勤于读书，敏于临证。

第三章 ○ 张静生

　　张静生，男，1941 年生。二级教授，博士研究生导师，第四届国医大师，首届全国名中医，全国中医药杰出贡献奖获得者，中国好医生月度人物，辽宁最美医务工作者，辽宁省名中医，辽宁中医大师，享受国务院政府特殊津贴。2011 年全国名老中医传承工作室建设项目专家，第四批全国老中医药专家学术经验继承工作优秀指导教师，国家科学技术奖评审专家。

　　1967 年，张静生毕业于辽宁中医学院中医学专业。师承国家级名老中医查玉明先生，继承老师"五脏相关，补益正气"的学术思想，以及治疗糖尿病、冠心病、神经官能症、肾病的临床经验。在医史文献专家史常永院长的指导和培养下，从事医史文献及古籍整理的工作，博览群书，熟谙各家学说。继承和发扬了国医大师李玉奇院长提出的"扶正祛邪，与瘤共存"的防治理念。

　　张老从医 50 余年，一直工作在临床一线，承担辽宁中医药大学附属医院重大疑难病中医会诊和辽宁省副省级以上干部诊疗的保健工作。善用经方、名方、小方，精通内科，兼顾外、妇、儿各科。其中，重症肌无力、运动神经元病、冠心病患者占门诊量 70% 以上，专病特色突出，同时兼顾其他疑难杂症。疫情期间，担任辽宁省新冠肺炎中医药防治专家组顾问，为辽宁省援鄂医疗队远程会诊，提出"三方一囊"的防治方案，获得"辽宁省抗击新冠肺炎疫情先进个人"称号。主持国家"十一五"科技支撑计划、国家自然基金等课题 16 项，获奖 8 项，其中辽宁省科技进步奖一等奖 2 项、二等奖 5 项，国家发明专利 2 项，新药成果转化 1 项。发表论文 80 余篇。

名医之路——与日俱进，磨砺自强

1. 从医之路的起源

张静生：1961年10月，我收到辽宁中医学院的录取通知书，本科中药学专业。我的报考志愿中没有医药院校，入学后才知道，卫生部中医司要搞高级中药专业人才的试点班，因为当时的中医院校只有中医学专业，我们中药班是从沈阳重点高中选录了30名学生。入学后，我系统学习了药用植物栽培学、拉丁语、药物分析化学、中药学、中医基础等课程。一年后，因为师资力量不足，授课老师都是从沈阳药学院聘请的，办中药系的条件不成熟，所以，卫生部中医司决定停办，并将我班转入中医专业，学制由四年制变为六年制。从此，我就走上了学中医的道路，那时的课程分配是中西医各占一半。

说实话，我是稀里糊涂地走上了学医的道路。好在我父亲非常喜欢我学医，尤其是学中医。因为我小时候，一有头疼脑热，父亲就领我到沈阳中医诊所，吃几剂药就好了。顺应父意，我下定决心学习中医。那时候，中西医课程同时开课，西医课程开解剖、生理、病理、生化，中医是中医基础、中药、针灸、方剂，用的都是中医五大院校和西医高等院校的统编教材。西医课好理解，中医课很难理解。"五老上书"后，学校重视了对四大经典的学习，增加了中医经典课时，要求读熟背诵，给我们打下了良好的理论基础。通过课间跟师实习，我看到了中医的良好疗效，更增加了我学习中医的信心。在校学习期间，我打下较好的基本功，能熟练地背诵《黄帝内经》《伤寒论》《金匮要略》的重要条文，为后来独立行医打下了良好的基础。

2. 成长为名中医的过程中具有重要影响的人

张静生：对我影响比较大的人，一个是史常永院长，另一个是宽甸县的农民。我本应于1967年毕业，但由于"文革"的原因，推迟至1968年毕业分配工作。1968年10月，我被分配到辽宁省丹东市宽甸县大西岔公社所属的杨林地区医院，从此开始了我的中医临床工作生涯。宽甸县是辽宁省东部的边远山区，报到后的第一天，我就被分到大西岔公社管辖的杨树林地区医院，这个医院是新建的战备医院，有30张床，一个手术室，内、外、妇、儿科医生都是由县医院下派的，医护人员是清一色的知识分子，由沈阳医学院、大连医学院、大连检验学校、丹东卫校的毕业生组成，中医唯我一人。这个医院距离朝鲜只有十几公里，当地领导非常重视中医，院长是一位参与了四保临江、三下江南、解放海南岛的四野卫生员。医院为我开设了中医诊室，从县城医药公司进了 100 余种常用的中草药，又配了一名当地的草医做助手，中医门诊就开始了。宽东地区大山里缺医少药，农民非常相信中医，医院地处三个公社的交汇处，所以几十里以外的老乡都赶来看病。当地胆道蛔虫症、胆囊炎、胃溃疡、气管炎、肺气肿、肺心病、小儿肺炎的发病率特别高，特别是春秋两季，流脑、乙脑、出血热、钩体病、麻疹等防疫工作任务很重。虽然"文革"使我们晚毕业了一年，但多了临床实习的时间，我临诊时并不感到手忙脚乱。

　　我接触的第一个患者，症状是感冒 3 天左右，仍然高热不退，口苦咽干，不爱吃东西，便干，舌质是红的，苔黄，脉浮弦。这正是太阳经病邪入侵少阳，我用了小柴胡汤加味，3 剂就热退身凉。山区里患蛔虫症的人特别多，甚至从口中吐虫，在校时郑统魁老师给我们讲过乌梅丸的临床应用，我在这里用乌梅丸加使君子等药，治好了不少胆道蛔虫症患者，患者服药后胁痛、腹痛缓解，排下大量蛔虫。我用麻杏石甘汤加鱼腥草治疗小儿肺炎，用小青龙汤治疗支气管咳喘，用少腹逐瘀汤治疗痛经，用完带汤治疗脾虚带下症，都取得了很好的疗效。遇到疑难病时，只好向书本请教。我下乡的时候带了好多医书，除了四大经典，还有《辨证奇闻》《医宗必读》《寿世保元》《医学衷中参西录》《景岳全书》《傅青主女科》等，同时还得益于大学二年级时订阅的《中医杂志》《上海中医药杂志》，我受益匪浅。10 年的农村基层工作锻炼了我，我帮助公社的每个大队建立了合作医疗站，培训了 20 多名赤脚医生，大办中草药房，采药、制药，还自制了黄连注射剂、板蓝根注射剂、金银花注射剂、苦参注射剂等，为农民解决了看病难的问题。我们这些知识分子，当时被视为"臭老九"，是被改造的对象，是到广阔农村接受贫下中农再教育的。我很幸运，经过党组织对我的考验，我在 1976 年 9 月 14 日光荣地加入了中国共产党。大山养育了我、培养了我，农民朴实、忠厚、勤劳的感情和作风，教育我老老实实做人，踏踏实实工作。

　　1978 年，中央下发了"56 号文件"，为了发展中医事业，决定在沈阳、武汉、西安三座城市成立省级中医研究院。当年 10 月，我被省卫生厅抽调回沈阳，协助史常永院长筹建辽宁省中医研究院，办公地点设在辽宁中医学院附属医院四楼。我参与了早期的选址、调人、基建工作，同时也开始了医史文献研究工作。1982 年，研究院基本建成，成立了三个部：基础理论研究部、中药研究部、临床研究部。史院长是国内知名的医史文献理论研究专家，在史院长领导下,我们边搞基本建设,边做学术研究。首先成立了"医史文献研究室",接着成立了"中华医史学会辽宁医史分会",史院长为主任委员,我当了秘书。我们还创办了《医史理论文献丛刊》,在国内医史文献研究领域产生了很大的影响。1982年,卫生部下发了"中医古籍整理与编辑"十年规划,我参加了《刘纯医学全集》的校勘工作。在史院长的指导下,我学了很多校勘学、训诂学、目录学、版本学知识。尤其是文献研究,在史院长身边耳濡目染,我阅读了大量古医籍,基本掌握了从金元四大家到明清各家的主要学术思想。理论的充实,大大提高了我临床辨证、认证、识病的水平,有是证则用是药,治疗效果有了显著的提升。

职业认同——良医救人,勤学善思

1. 作为一名优秀中医应该具备的素质

张静生: 一名优秀的医生要有"大医精诚"的精神,要将这种精神铭记于心,要牢记为患者谋幸福的宗旨并时刻提醒自己,不要做庸医,庸医害人,良医救人。一名优秀的中医要饱读经书、博览群书,而且要勤于临床。同时还要善于思考,对古往今来的各学派兼收并蓄。临床上许多病证,不经过实践是难以认识和掌握的。

2. 对国内公共卫生事件的看法

张静生: 2020年,新冠疫情发生后,作为辽宁省新冠肺炎中医药防治组顾问,我带领抗疫团队研制出"三方一囊",作为新冠的治疗和预防用药,起到了很好的效果。当时辽宁省委、省政府一直心系前线医护人员的生命安全和身体健康,听说我根据目前疫情组方制定了适合辽宁人体质的预防用药,旨在提高医护人员抵抗力,指示医院连夜赶制做,将原有预防方"扶正解毒合剂"调整剂型,制成方便运输、适宜保存、服用方便的颗粒"预感颗粒"。这个方子以《医方类聚》里的"玉屏风散"为底方,这么多年来,我在提高机体免疫能力、益气固表的治疗中,都是采用的这个方子。玉屏风者,即玉制或以玉为装饰的屏风摆件,它像一个屏障,把外感风邪挡住了。对于年老体弱者,玉屏风散的加入,可提高免疫力;用一周至半月,对于虚人提高正气有良好的作用,达到"正气存内,邪不可干"的目的。此外,我还加入了藿香、金银花、连翘等芳香化湿、清热解毒的药,这样配合起来,对易感人群的预防是非常好的。就这样，近六千盒"预感颗粒"连夜赶制完成，紧急送达辽宁支援湖北医疗队的医护人员手中，成了医疗队员的"防疫屏障"。

3. 一路走来已经实现和待实现的梦想

张静生：我曾经的梦想，是做一名为老百姓服务的好医生。现在的梦想，是能带出来更多优秀的中医学生，希望我的学生们能把我的诊疗思路传承下去，把中医发扬下去，在未来个个都要超过我，这样我就算成功了。

学成中医——循序渐进，下学上达

1. 学习和从事中医过程中的阶段划分

张静生：院校教育将我引进中医的殿堂。课堂上老师教了我理论知识，临床老师又传授了看病的技术，让我懂得如何接诊、如何看病，为独立行医打下了基础。

在农村基层 10 年的医疗工作，锻炼了我，使我学有所成。随着时间的推移，我在常见病、多发病的处理和诊治方面，积累了不少经验，虽然对复杂的疑难病有些力不从心，但作为一个农村的全科医生，还是完全可以胜任的。

在辽宁省中医研究院工作的 17 年，是我在中医基础理论、科研方法、临床诊疗上收获最大、进步最快的时期。在理论上，史常永院长将我带入医史文献研究的领域；在临床上，受益于恩师查玉明的传承与教诲。这段时间为我以后的基础理论研究、临床研究，以及培养博士、硕士研究生打下了坚实的基础。

到大学附属医院工作的 20 余年来，我的研究方向更为明确，学术思想也更为成熟了。在临床、科研、培养学生各个方面，都取得了满意的成果。这期间，我完成了神经系统难治病重症肌无力和心血管系统冠心病的基础与临床研究，并获得多项国家级、省级科技进步奖，还培养了一批优秀的中医人才。

2. 中医经典在中医学习过程中起到的作用及学习方法

张静生：经典是学好中医的根，《黄帝内经》《难经》《伤寒杂病论》《神农本草经》是中医的四大经典。《黄帝内经》创立了中医学的理论体系，为中医奠定了坚实的理论基础，两千多年的实践证明它的理论是正确的，在天人相应的整体观念指导下的阴阳五行学说、脏腑经络学说、五运六气学说，都贯穿于中医生理、病理、诊法、治则等各个环节，这是古人实践的结晶。中医的精华"辨证论治"就是以阴阳五行学说为基础的，阴阳五行学说是中医理论的核心和纲领，具体体现在脏腑、经络、诊法、辨证、治则与方药等各个方面，是指导中医辨证思想的纲领。

《伤寒杂病论》是中医的临床基础，可以说，《伤寒杂病论》是在《黄帝内经》理论的指导下形成的，同时又发展了《黄帝内经》理论，是理论与实践相结合产生的辨证治疗学。其六经辨证不仅适用于外感病，同时也适用于内伤杂病。它的核心是辨阴阳、辨邪与正的斗争，其辨证立法是八纲的具体应用，因此可以说是中医辨证治疗学。总之，经典是中医的根，也是提高中医水平的钥匙。

善治疾病——注重舌脉，洞察标本

1. 对疾病的诊察判断

张静生：中医肯定都是四诊合参，其中我比较看重的是舌诊和脉诊。比如舌苔光滑的就是阴虚了，属于阴不足；舌苔腻的，属于寒湿；舌苔发黄，属于化热。还有脉象，就六部脉本身来说，左寸弱了，说明心气不足了，可以用桂枝汤，严重的用红参、红景天之类的药；右侧尺脉弱了，就是肾阳不足，一般都会脚凉；当然还得看浮沉、迟数。问诊也是很关键，一定要抓住主证，围绕着主证以及兼证作初步的判断，再根据舌诊、脉诊对患者进行辨证分析，最后得出一个完整的治疗方案。

2. 对重症肌无力和冠心病的核心病机、常见证候、治疗方法、核心方药的见解

张静生：我治疗重症肌无力重视脾肾学说，认为重症肌无力根在脾、肾。人以正气为本，肾为先天之本，脾胃为后天之本，二者皆为人体生命活动的动力、生命的源泉。脾气虚则无力运化，肾气虚则精虚不能灌溉，此谓"脾阳根于肾阳"。重症肌无力的临床表现，皆源于脾肾不足，而脾肾不足又可致五脏六腑功能失调，继发相应症状。因此，脾肾虚损是贯穿重症肌无力病程始终的基本病机，而补脾益肾是治疗重症肌无力的根本大法。我常用基础方辨证化裁，往往能取得显著的效果。

再谈一谈我对冠心病的看法。20世纪八九十年代，国内治疗冠心病或心绞痛，多以活血化瘀为重要手段。我认为，冠心病、心肌缺血的基本病机是气虚、阴虚。心气虚、心阴不足，是冠心病、心肌缺血的始动因素，并贯穿于冠心病发生发展的全过程。人以气血为本，气血不调则百病丛生。《黄帝内经》曰："心痹者，脉不通。"又曰："年过四十，阴气自半。"由此可知，若心气虚、心阳不振，则血流不畅，轻者气滞血瘀，重则血脉闭塞；阴阳互根，阴损及阳，阳损及阴；由此导致的痰浊、血瘀等病理产物，是心脉瘀阻的病机，又是贯穿于冠心病全过程的病理基础。气虚、阴虚是"本"，气滞、痰浊、血瘀是"标"，因此，益气养阴兼活血化瘀、祛痰除湿是本病的治疗大法。我常以自拟"丹参生脉饮"为基础方，进行加减化裁，治疗本病效果显著。

医患交流——安神定志，耐心疏导

1. 对待患者的方式

张静生：对待患者，要不分贫富，无论职务高低、年龄长幼，一视同仁。要像对自己的亲人一样，耐心细致认真地对待每一位患者。医生的态度要好，应该体谅患者的内心感受，同情患者、关怀患者、耐心疏导、温暖体贴，帮助患者树立战胜疾病的信心、解除患者的疑虑和恐惧，使患者心神安定，激发机体的抗病能力、对疾病的调控能力，这胜过良药。

2. 良好医患关系的建立

张静生：良好的医患关系，是建立在互相信任的基础上的。医生在看病的同时，也要与患者多沟通。在交流病情的同时，关注患者的家庭情况，设身处地为病患着想，这是建立医患和谐关系的前提。我在临床上，会尽量避免开一些比较贵的药，在能保证疗效的前提下，尽量让老百姓少花钱。大家都没多少钱，能帮着省点就帮着省点。

我有一个抑郁症的患者，是个16岁的小姑娘。她跟妈妈不说话，有自杀倾向。前几次来的时候，我屋里的学生都得回避，旁边有人她就不说话。我就跟她聊天，耐心疏导她内心的恐惧，又开了些养心祛痰的药。二诊时跟我有笑脸了，她妈妈跟我说，患者之前抗拒去任何地方，上次来了之后，一说去中医院找张爷爷，她很快就同意了，我就这样取得了患者的信任。再后来，这个孩子能接受旁边有跟诊的学生了，又经过一段时间的治疗，最后能正常上学了。

传承发展——熟诵经典，绍续医道

1.选拔弟子的标准及培养弟子的方式

张静生：对于那些热爱中医、为人正直的人，我都愿意教。我对他们的要求，就是要背经典，要熟记经典，只有这样才能学好中医。要做"明医"，不要想着做"名医"。

2.对后学的寄语

张静生：为天地立心，为生民立命，为往圣继绝学，为万世开太平。大医精诚，为人民服务！

名医寄语

做苍生大医，为人民服务。

第四章 ○ 王晞星

王晞星，男，1959 年生，中共党员。主任医师，博士研究生导师，第四届国医大师，享受国务院政府特殊津贴专家。

王晞星于 1976 年参加工作，1985 年毕业于山西医学院中医大学班中医内科专业，2000 年被授予山西省"五一劳动"奖章，2007 年被中华中医药学会授予全国首届中医药传承高徒奖，第四、五、六批全国老中医药专家学术经验继承工作指导老师，2008 年被国家中医药管理局授予有突出贡献中青年专家，2014 年被中华全国总工会授予全国五一劳动奖章，2017 年被选为首届全国名中医，2022 年被授予第四届国医大师称号。

20 世纪 90 年代初，王晞星率先倡导从肝论治功能性消化不良和胃食管反流病，主持研制开发调节胃肠动力的新药"胃逆康胶囊"，开辟了纯中药治疗胃动力疾病的新途径，获国家药品监督管理总局新药证书，分别获山西省科技进步奖一等奖及全国中医药科技进步奖三等奖。21 世纪初，他提出"和法"治疗肿瘤及疑难杂症的新观点，运用"和法"理念结合现代研究成果治疗肿瘤，形成了较为系统的学术思想，以肿瘤相关并发症为研究方向，研发相关院内制剂 8 种，其中治疗放射性直肠炎的中药新药肠瑞灌肠剂、治疗放化疗副作用的芪精升白颗粒，获国家中药新药临床批件、获国家专利 3 项。近年来，与之相关的科研成果，分别获得山西省科技进步奖一等奖 1 项、二等奖 2 项、三等奖 2 项，形成放射性直肠炎中医药诊治专家共识 1 项。2014 年门诊量 12041 人次，2015 年门诊量 10079 人次，2016 年门诊量 12882 人次。

名医之路——心向往之，笃行不懈

1. 从医之路的起源

王晞星： 这个问题说来话长。我 1976 年高中毕业，毕业后就回家务农。当年 8 月，我们稷山县城关大队的卫生所正好缺一名司药，就是抓药的人员，我就到卫生所上班了。当时在卫生所工作，类似咱们现在说的"赤脚医生"，一边负责抓药，一边也可以打针、输液。这个卫生所比较大，里边有中医，也有西医。当时的所长是张仁荣医生，他系统地参加过中医学习。张仁荣医生的老师也姓张，是位老中医。我在卫生所工作期间，受到中医的影响，目睹了中医治病救人的特殊疗效，可以说一根针、一把药，就能救活一个人的命。从那时起，我发自内心喜欢上了中医。后来国家恢复了高考，我有幸能进入大学学习，就选择报考了中医院校，从此真正走上了中医这条道路。

2. 成长为名中医的过程中具有重要影响的人

王晞星： 刚才讲到，带领我走上中医道路的人，是当年城关大队卫生所的张仁荣所长。第一位对我影响比较深远的老师，则是申全宇教授。我是 1980 年入校，1985 年毕业的。在学期间，申全宇教授担任我的内科学老师，他有很好的临床基础。当时老师在教学工作中，要做很多表格和资料，这些材料都是我协助他完成的。在这种机缘下，他的学术思想、治病方法深刻影响了我。我走上临床之后，继承了申老师的一些思想和方法，并在其基础上进行了发挥，取得了很好的疗效。所以说，申老师是第一位对我影响比较大的老师。

大学毕业后，我进入山西省中医研究所附属医院工作，后来单位更名为山西省中医药研究院、山西省中医院。工作多年之后，我在消化科任职期间，荣幸地遇到了我的恩师，也是我人生的重要导师——萧汉玺主任。萧主任是山西四大名医萧通吾老先生的继承人。我有幸正式拜师，从此跟随萧老师学习。经过 3 年跟师学习，我成为国家认可的继承人，当年还获得了国家评定的"优秀继承人"称号。这是我人生的一个转折点——在学院教育的基础上，再遵循中医传统的教育方法，学习传承老师的思想和学术，通过老师的带教，将中医理论知识真正地融入临床。这段经历为我后来的发展奠定了非常好的基础。

职业认同——回归经典，继往开来

1. 作为一名优秀中医应该具备的素质

王晞星： 我认为，作为一名优秀的中医人才，应该具备以下三方面素质。

第一，打好临床基础、理论基础。临床基础很重要，理论基础也是中医人才必须具备的。有理论的不一定会看病，但没有理论基础，就做不了全面的、优秀的中医医生。

第二，认真读好经典。在从医的早期，我认为经典固然需要学习，但随着时代的发展、时间的推移，后人总该胜过前人，因此那时我用时方、用后人的处方更多，用经典中的处方比较少。经过这么多年，我才真正深刻地体会到，真正要成为理论与临床都出类拔萃的人，就一定要认真读好经典。经典为什么叫经典？因为它是金字塔的尖峰，无论《黄帝内经》还是《伤寒论》《金匮要略》，都是两千多年来指导人们行医的灯塔。我们一直在攀登，但是没有最好，只有更好，因此经典对我们每个人来说，都是非常重要的。时至今日，我每每遇到问题的时候，仍然要返回到经典中，从经典中找理论、找体会、找处理问题的方法。对于学习中医的人来说，这一点非常重要。

第三，要想成为优秀的中医，除了勤奋，也要有悟性，还要对中医事业充满热爱。同样学中医，有的人很勤奋，但不一定能达到顶峰；有的人除了勤奋，还有悟性，同时真心热爱中医，他就可能成为一名中医大家，而不是一个只会看病的医生。

2. 对国内公共卫生事件的看法

王晞星： 2020 年新年伊始，我们国家发生了一场大的劫难，就是众所周知的新冠肺炎疫情。对人类而言，新冠肺炎是一种新的疾病，也是一种烈性传染性疾病，我们人类历史上虽然遭遇过很多种传染病，但新冠肺炎又是一次新的挑战。疫情最初在武汉暴发时，一方面传播力强、蔓延迅速，另一方面死亡率偏高，病毒会令人体免疫功能紊乱，当时引起人们巨大的恐慌。我们都知道，一种新病毒刚出现时，西医往往没有好的治疗手段，然而，经过非典、禽流感，实践证明我们的中医药在抗击新病毒的过程中，可以发挥有力的作用。2003 年，我们积极参与了非典的防治。禽流感疫情的时候，我还带领大家做了一种预防、治疗禽流感的中药制剂，叫"金荞除瘟颗粒"。正是由于这些经验的积累，新冠疫情发生后，我就从海南赶回太原，积极参与到抗击新冠的工作之中。我们对于武汉前线的临床资料、山西省新冠病例的资料，进行了认真收集、细致分析，在此基础上，结合治疗非典病毒、禽流感病毒的经验，以及多年来在临床上治疗相关疾病的经验，制定了《山西省中医院新冠肺炎防治方案》，其中包括预防方、早期方、中期方、恢复期方。其后，根据新冠肺炎发生发展的规律，我们意识到，新冠肺炎之所以引起人们的恐慌，主要来自重症肺炎引起的死亡。因此，我们医院与太原市第四医院范梦柏主任的救助团队，共同对新冠肺炎的病机进行了认真探讨，发现导致新冠肺炎死亡的最主要原因，是炎症因子引起的炎症风暴，肺中大量的炎性物渗出，导致呼吸困难、呼吸衰竭。基于对病机的重新认识，结合出现的并发症，借鉴古人葶苈大枣泻肺汤的思路，我们专门制定了一个救治重症新冠肺炎的处方——葶苈泻肺汤。主要思路包括三个方面：第一，通过泻肺利水的方法，将肺部多余的水分清利出来，改善肺部水肿；第二，通过凉血清热的方法，减少肺部的炎性渗出物，同时抑制免疫反应，也可以减少炎性渗出；第三，考虑到大量炎性物渗出，可能对心脏、肝脏等多脏器造成损害，因此我们在处方里还加了保肝、养心的药物。经过临床验证，服用两三剂以后，重症患者的肺水肿明显减轻，同时该方能加速对炎性渗出物的吸收。由实践证明可知，中医药对于新冠肺炎防治是有确切疗效的。

随后，我们又制定了一个益气祛毒的制剂。在疫情工作中我们发现，有两类患者比较特殊：一类是无症状感染者，也就是我们说的阴性感染者，他们虽然感染了新冠病毒，但是没有发病，是潜在的传染源；还有一类是经过我们积极治疗后，症状已经消除了，经过 X 线、CT 检查，证明炎症也明显消退了，但是核酸未能转阴。针对这些情况，我们制定了这个益气祛毒的制剂，适用于免疫功能低下或是体质比较好，能抵抗病毒，但无法消除病毒的患者，也取得了很好的效果。在新冠肺炎的防治过程中，我们不但继承了古人对传染病的治疗思路与方法，而且在其机制上进行了创新和发展，在这个过程中发扬了中医的精神，体现了我们中医药守正创新的宗旨。

学成中医——发奋向学，乐以忘忧

学习和从事中医过程中的阶段划分及各个阶段学习和研究中医的方法

王晞星：我最初接触中医，是在稷山县城关大队卫生所，有幸在所长张仁荣的指导下，开始背诵《药性赋》《汤头歌诀》等中医典籍，背诵典籍为我后来学习中医打下了扎实基础。令我切身体会到中医药神奇的是，我用大黄牡丹皮汤加减，治好了亲戚的急性阑尾炎，由此学习中医的热情和信心陡增。此后，我主动请所长讲一些诊治疑难病症的实例，留心记录有效的验案。在这个过程中我意识到，中药既便宜，又能解决患者的病痛，能真正帮到老百姓。"兴趣"是我坚持中医、研究中医的重要原因。

恢复高考后的第三年，我考上了山西医学院中医大学班，开始系统学习中医理论知识。由于有先前在药房学习和工作的经历，我更清楚自己需要学什么——精研中医经典、博览群书，在理论中实践、在实践中巩固理论。

毕业后，我被分配至山西省中医药研究所工作，从住院医师开始干起。其间，我被派往山西医科大学第二医院内科进修班，学习西医基础知识，归来后进入山西省中医院脾胃科，跟随当时的科主任萧汉玺开始临床诊疗工作。从此跟名师、学名方，在名师的带领下精研方药，建立自己的临床思维。

善治疾病——切中机要，擅用和法

1. 对肿瘤类疾病核心病机的见解

王晞星：从中医学对疾病的认识出发，《黄帝内经》中有两句话，一句是"阴平阳秘，精神乃治"，还有一句是"正气存内，邪不可干"。对应这两句话，一方面，我们机体的平衡失调，是导致肿瘤形成的主要原因；另一方面，无虚不成疾，人体的虚损也是导致肿瘤发生的主要原因。

我从事中医临床已经40多年了。2000年，我开始由消化科转入肿瘤科进行科研及临床。我个人体会到，中医治疗肿瘤应该以"和法"为基础。具体反映在治疗上，包括三个方面：第一，恢复人体的阴阳平衡；第二，通过中医药的治疗，帮助患者活得更好、生存时间更长，也就是我们讲的"带瘤生存"，人体与肿瘤达到共存的状态，这也体现了"和法"的另一个内涵；第三，到目前为止，治肿瘤最好的方法叫"综合治疗"，不但是中医药参与或以中医药为主治疗，还要运用其他现代治疗方法，也可以说是真正地中西融合进行治疗，这样才能真正提高疗效，让患者活得更长、更好。

2. 对肿瘤类疾病治疗方法、核心方药的见解

王晞星：我认为人体全身的肿瘤，都可以运用和法来进行治疗。我简单举几个例子，从最高处讲，第一个是鼻咽癌。我们都知道，鼻咽癌的发生与

外感病毒是有关系的，跟吸烟也是有关系的。它的发生，最主要是与我们的呼吸道相关，所以在临床上，可以通过"和解清热"的办法来治疗，比如柴胡、半夏、黄芩、金银花、山豆根、皂角刺、白芷、辛夷这些药物，再加上放射治疗，就可以取得很好的效果。这是一个和解的方法。

　　第二个，从上往下走，可以说说甲状腺癌。相对而言，甲状腺癌是一种发展比较缓慢的疾病，我们也叫"惰性癌"或"懒癌"，中药治疗效果也比较好。我们有一个患者，是个老太太，今年已经70多岁了，每个月都要来门诊一次。她在甲状腺癌手术以后，出现了肺转移，到现在肺转移已经有6年时间了，我们一直在用中药控制，肿瘤没有进一步发展，这就是一个非常好的带瘤生存案例。她的生活质量很好，没有症状，我们现在每个月都为她进行一次中药治疗，坚持了6年时间。所以，中医药对于稳定肿瘤、减小肿瘤，是有确切疗效的。我们用的是什么方法呢？用的是"和解散结"这个方法，最主要的就是"和解"。主要用柴胡汤清热化痰，再加上散结的药，像三棱、莪术、白芷、皂角刺、山慈菇、夏枯草这六味药，治疗甲状腺癌效果非常好。

　　第三个，再下来就讲乳腺癌。因为乳腺属肝经所走之处，所以可以从调肝入手进行治疗。这些疾病的发生发展，一般与情志改变密切相关，所以治疗这些疾病的时候，都要从肝进行论治，我们在治疗乳腺疾病的时候，也多用调肝的方法。早期可以调和肝脾，用逍遥散加减进行治疗；到后期可以滋肾调肝，因为它最容易发生骨转移，如果发生骨转移，或者是化疗以后骨髓抑制，我们就可以用补肾调肝、滋水调肝的方法进行治疗。这些方法，都是通过调和脏腑阴阳平衡，使得脏腑功能协调，进而治疗疾病的，这就又体现了我们在肿瘤治疗中的另一种"和法"。通过"和法"治疗乳腺癌，也会取得比较好的效果。

　　第四个，对于胃肠道肿瘤，显然就是刚才我讲的"无虚不成疾"。因为肿瘤是有形之块，所以它必然是一个虚实夹杂、寒热并存的疾病。刚才我们讲到，一种是和解的办法，一种是调和脏腑的办法，那么具体到胃肠道肿瘤的治疗上，我们常用调和寒热虚实的办法，代表处方就是半夏泻心汤，或者黄连汤，还有乌梅丸。这些都是张仲景用于治疗消化道疾病的方法，现在我们把它借鉴过来治疗消化道肿瘤，疗效也是值得肯定的。

医患交流——心怀悲悯，心意相通

1. 对待患者的方式

王晞星：从历史上看，医生是一个高尚的职业，受到人们的尊崇，医患关系是在这样的基础上建立起来的。但是由于社会环境和主导思想的变化，今天的医患关系走到了紧张的局面。近两年，虽已经有了很好的改变，但无论是患者对医务人员的尊重，还是医患之间的融洽程度，仍然没有恢复到以往。要改变这种局面，还需要我们长期的努力。我们都提倡"视患者如亲人"，但是真正要做到，还是很难的。"大医者，必有大德"，这是从根本上讲。因此，应当教育所有的医务工作者，从我们当医生的那一天起，首先要培养自己良好的医德。医者仁心，我们所有的医务工作者，都应该从仁心出发对待每一位患者，我想这样才能构建医患之间的融洽关系。医生的工作非常辛苦，在社会上应该形成尊重医务人员的良好氛围；反过来，对于我们医务人员而言，应该积极践行自己的历史使命，不但要救治疾病，还要适当容忍患者的一些行为、情绪，这样才能形成更好的医疗环境。

2. 良好医患关系的建立

王晞星：中医学是宏观医学，不仅关心"人的病"，更关心"病的人"。在临床中，肿瘤患者越来越多，承受着难以想象的痛苦和折磨，不少中晚期患者更是抱着最后一丝希望来求助中医，那些托付生命的眼神让我深受触动，唯有心怀悲悯，才能和患者心意相通。同时，技术是保障，只有"看好"病，才能让患者有信心。

传承发展——名师引领，努力向前

1. 选拔弟子的标准及培养弟子的方式

王晞星：我对学生的培养和要求，主要有以下几个方面：第一，培养中医的优秀人才。优秀人才应该具备的素质，前面我已经讲过了，必须要热爱中医，热爱这个事业。第二，要有坚实的中医理论基础。本科生、研究生教育阶段，是打好理论基础最主要、最关键的阶段。第三，要多读经典，多临床，多实践。这既是对弟子的要求，也是我们培养人才的宗旨。第四，要把院校教育和传承教育结合起来，进行临床的培养，我觉得这是很重要的。"多临床、多实践"包含两个方面：一方面是学生自己要多临床，但是光靠自己的努力，相对来说临床收获还是比较小的；另一方面，一定要跟从一个名师，在临床上发现了问题，可以在跟师过程中，不断寻找解决的方法，这是有效提高临床水平的一条捷径。

有些人靠自己也可以做得很好，但是相对而言，我们的人才成熟得比较晚，现在大家都比较着急，希望在临床上快速成长为一名中医，成为比较好的医生。要达到这个目标，就要先打好理论基础，多读经典，然后多临床、多实践，同时还要拜一个好老师，找到有效解决临床问题的办法。

2. 对后学的寄语

王晞星：人生没有白走的路，每一段路都有其存在的意义，脚踏实地，努力向前，就会距离目标更近。

名医寄语

> 成良医者，必先有德，后勤奋，加之悟。

第五章 ◇ 刘宝厚

刘宝厚，男，1932年生，甘肃兰州人。中共党员，本科学历，兰州大学第二医院主任医师、教授。中国中医科学院博士研究生导师，甘肃中医药大学终身教授。首届全国名中医，首届甘肃省名中医。

刘宝厚教授提出"中西医双重诊断，中西药有机结合"的临床医学模式；创立"病位病性辨证"法，提高了临床辨证的准确性、规范统一性及可操作性，是中医诊断学的一大创新与发展。提出了"标本兼治，祛邪安正；湿热不除，蛋白难消；瘀血不去，肾气难复"三大肾脏病治疗原则，对提高疗效起到了指导作用。主持完成多项科研课题，获得国家级和省级科技进步奖6项。发表核心期刊论文70余篇，其中"慢性肾小球肾炎中医辨证分型的研究"于1985年被中华中医药学会肾病分会采纳为全国试行方案，1993年由卫生部收入《中药新药临床研究指导原则》。他在国内率先将血液流变学检测运用于肾脏病血瘀证的辨证及疗效评估上，为肾脏病血瘀证提供了一种简便的检测方法及微观辨证指标。

名医之路——穷源择要，博古通今

1. 从医之路的起源

刘宝厚：在我童年时代，家里不管是老人还是小孩，有了病都是看中医、吃中药的。记得在我 14 岁那年，因高热不退，家人请来中医，说我得了"伤寒"，于是天天吃中药，两三天热退了，但身体很虚弱，又经过一段时间的调理，身体完全康复了。为我诊治的这位医生，正是我日后的中医老师——柯与参。经过这件事，我的心中对中医产生了一种信任感和神秘感，这也是我日后学医的缘由。

1957 年，我从西安医学院毕业，被分配到兰州医学院工作。一年后，正值党中央要求各省市举办西医脱产学习中医班，组织西医系统学习中医。1959 年年初，甘肃省卫生厅受卫生部委托，开办了第一届"西医离职学习中医班"，院党委决定派我去学习，这正圆了我渴望学习中医的梦。

2. 成长为名中医的过程中具有重要影响的人

刘宝厚：通过 3 年的系统学习，我对中医学有了一个全面的认识。我认为，中医药不仅是中华民族优秀文化瑰宝的组成部分，也是世界传统医学中的一枝奇葩。它有两千多年的历史，有一套完整的理论体系和独特的诊疗方法，在防治疾病方面有很好的疗效。在西医传入中国以前，人们全靠中医药防治疾病。可以说，中医药对中华民族的繁衍昌盛作出了不可磨灭的贡献。

毕业后，我回到兰州医学院第二附属医院，改行作了中医，并拜甘肃省著名中医柯与参研究员为师学习。我每周跟老师上门诊两次，认真学习柯老如何运用中医的望、闻、问、切四诊方法进行辨证，确立理、法、方、药的思路和方法。柯老早年曾遍访当代名医，汲取各家之长，在中医学理论和诊疗疾病方面造诣颇深。他常说："学习中医要有虎穴探子的精神，万卷虽多必择要，一方有效即穷源，只有穷源择要、知常达变，才可领悟其中之奥秘于万一。"他非常注重中医与西医结合，熔各方于一炉，所以说柯老是我走向中西医结合之路的启蒙老师。这样的临证学习持续了 3 年，令我受益匪浅。从此，我与中医结下了不解之缘，走上了中西医结合之路。

张仲景是我最崇敬的医圣，他在《伤寒杂病论》自序中说："勤求古训，博采众方，撰用《素问》《九卷》《八十一难》《阴阳大论》《胎胪药录》，并平脉辨证，为《伤寒杂病论》，合十六卷。虽未能尽愈诸病，庶可以见病知源。"我认为其意有三：一是树立了继承与创新的典范；二是创立了六经辨证理论体系；三是"见病知源"，这个"源"就是病变部位与病变性质，简称病位与病性。

职业认同——德立道生，与时俱进

1. 作为一名优秀中医应该具备的素质

刘宝厚：高尚的品德、精湛的医术，是一名优秀中医工作者应具备的素质。唐代孙思邈提出的《大医精诚》，是千百年来中医奉行的道德准则。现代中医要在此基础上，确立为人民服务的思想，全心全意为患者考虑。良好的品德，是成为一名优秀中医的基础，德立而道生。同时，还应"勤求古训，博采众方"，踏实认真、孜孜不倦、坚持不懈地提高自己的专业修养；"传承精华，守正创新"，深入学习中医经典，积极吸收最新研究成果，掌握专业动向，与时俱进，这也是一名优秀中医应该具备的素质。

2. 对医生这个职业的态度和看法

刘宝厚：假如我是一名患者，我对医生的希望和要求，就是医生的职责和追求。自古以来，医生被认为是救死扶伤的伟大职业，受人尊重。今天，医生仍然是备受尊敬的职业。患者将自己的生命托付给我们，是对我们最大的信任。作为医生，生命所托，职责所系，对本职工作认真负责、对专业技术精益求精，是我们对患者信任的最好回报。医生这个职业无疑是高尚的，作为一名从业 60 余年的医生，我很高兴通过我的努力，救治了很多的患者；我也很欣慰培养了多名医生，他们都在临床一线帮助着更多的患者。

3. 对国内公共卫生事件的看法

刘宝厚：这次新冠肺炎在全球范围传播，是一个重大的公共卫生事件。在疫情进程中，中医药治疗发挥了积极的作用：能显著降低轻症发展为重症的概率，对发热、咳嗽、乏力等症状有很好的疗效，对肺部炎症的吸收、病毒转阴也有明显效果。清肺排毒汤、化湿败毒方、宣肺败毒方、金花清感颗粒、连花清瘟胶囊、血必净注射液等，是众多院士、专家推荐的"三方三药"。在《新型冠状病毒肺炎诊疗方案（试行第七版）》中，"清肺排毒汤"被列入中医临床治疗的首选。截至 2020 年 3 月 13 日，全国共有 10 个省份，1261 例新冠肺炎患者服用"清肺排毒汤"，总有效率达到 97.78%。

4. 一路走来已经实现和待实现的梦想

刘宝厚： 我已年逾 90 岁，行医也有 65 年。在中西医结合方面，我提出的 "中西医双重诊断，中西药有机结合" 的临床医学模式，得到了学术界的广泛认可；创立的 "病位病性辨证" 法，提高了中医临床辨证的精准性、规范性及可操作性，是中医诊断学的一大创新与发展。我的专著《病位病性辨证精解：刘宝厚临证辨治挈要》，在 2013 年出版发行。近年来，我又相继完成了 3 部专著：《杏林耕耘拾珍——病位病性辨证精要》《病位病性辨治心法——内科常见病症诊治经验》《〈伤寒论〉与病位病性辨证》。在肾脏病诊治方面，我提出了 "标本兼治，祛邪安正" "瘀血不去，肾气难复" "湿热不除，蛋白难消" 三大治疗原则，对提高临床疗效起到了指导作用，得到了同行的广泛认可。相关专著《刘宝厚肾脏病诊断与治疗》于 2021 年 4 月出版发行，据此研制出的清热健肾胶囊、益气健肾胶囊、补阳健肾胶囊、通淋健肾胶囊、蛭龙通络胶囊、活血止血胶囊、温阳泄浊胶囊等 7 种制剂（甘肃中医药大学附属医院院内制剂），在临床应用 20 多年，疗效显著，无不良反应，服用方便，深受广大患者的欢迎。在我步入耄耋之年，能实现我的夙愿，我心足矣！

学成中医——善用经典，与时俱进

1. 学习和从事中医过程中的阶段划分及各个阶段学习和研究中医的方法

刘宝厚： 60 多年前，毛主席就提出 "中国医药学是一个伟大的宝库，应当努力发掘，加以提高"，我正是在这个时期参加 "西学中" 班学习中医的。通过 3 年的系统学习，我认为要成为一名合格的中医，首先要认真学习中医经典著作和历代著名医家的学术思想；其次是理论联系实际，通过临床实践，弄清中医理论的精髓和防病治病的思路与方法；最后是在继承的基础上不断创新与发展，与时俱进，走中西医结合的道路。

《伤寒论》第 316 条云："少阴病，二三日不已，至四五日，腹痛，小便不利，四肢沉重疼痛，自下利者，此为有水气。其人或咳，或小便利，或下利，或呕者，真武汤主之。"此条方证，其病位在脾、肾，病性属阳虚水泛；其病机是阳虚不能制水，水气内动。真武汤能壮肾中之阳以散水气，起温阳化水之功效，正符合肾脏病水肿证的治疗。

举例来说：患者冯某，男，45岁，干部，初诊日期2009年3月10日。患者颜面及下肢浮肿，时轻时重已有3年多，尿化验蛋白（+++），潜血（++）。在某省级医院住院，经检查诊断为慢性肾炎。2008年6月二次住院，做肾穿刺检查，病理诊断：系膜增生性肾小球肾炎。因病情无好转，就诊于我门诊，要求中医治疗。

初诊：颜面及下肢轻度浮肿，疲乏纳差，脘腹胀满，畏寒肢冷，夜尿多于白昼，平日易感冒。检查：血压150/90mmHg，面色萎黄，舌淡而暗，舌体胖大，边有齿痕，苔白根厚，脉弦微数。化验检查：尿蛋白（+++），潜血（++）；镜下红细胞3~5/HP，24小时尿蛋白2.38g，血红蛋白108g/L（↓），尿素8.85mmol/L（↑），肌酐138.2μmol/L（↑），血浆总蛋白60.9mmol/L，白蛋白39.4mmol/L（↓），球蛋白21.5mmol/L，白/球1.42，总胆固醇5.17mmol/L，甘油三酯1.52mmol/L，高密度脂蛋白1.41mmol/L，低密度脂蛋白2.99mmol/L。临床诊断：慢性肾小球肾炎CKD 2期。中医辨证分析：病位在脾、肾，病性属阳虚、水湿。

辨证：脾肾阳虚，水湿内停证。

治法：补肾健脾，温阳利水。

选方：真武汤合玉屏风散加味。

用药：黄芪60g，当归15g，黑附片20g（先煎），茯苓30g，炒白术30g，桂枝15g，杭白芍15g，干姜15g，益母草15g，莪术15g，防风15g。

水煎两次兑匀，分3次服，14剂。予蛭龙通络胶囊6粒/次，1日3次；贝那普利10 mg，1日1次。

二诊（2009年3月26日）：浮肿明显减轻，精神、食欲俱增，无腹胀。检查：血压140/85mmHg，面色萎黄，舌淡而暗，舌体稍胖，边有齿痕，苔白根厚，脉弦微数。化验检查：尿蛋白（++），潜血（++），镜下红细胞0~3/HP。原方加减，继续治疗。

复诊（2009年7月13日）：患者经过4个月的治疗，精神、食欲俱增，水肿全消，体质明显增强，上班工作不感到劳累。血压、尿检均正常，24小时尿蛋白定量0.08g，复查肾功能亦正常，予补阳健肾胶囊，6粒/次，1日3次，巩固治疗半年。

2. 中医经典在中医学习过程中起到的作用及学习方法

刘宝厚：《伤寒论》是中医四大经典之一，是学习中医理论和临床的主要著作。《伤寒论》在"辨太阳病脉证并治"中就有"观其脉证，知犯何逆，随证治之"的记载，后世医家便公认《伤寒论》开创了辨证论治之先河。由于外感之邪侵入机体后，其传变与三阴三阳经脉的功能相关联，后世医家将其总结为"三阴三阳辨证"，简称"六经辨证"。基于"六经"自身所特有的定位特征，我认为《伤寒论》开创的"六经辨证"体系，即蕴含着"病位病性辨证"的内涵。

善治疾病——审症求因，治病求本

1.对患者疾病的诊察判断

刘宝厚：辨证论治是中医诊疗疾病的基本原则和方法，是中医的特色和优势。"证"是中医学术体系中特有的概念，它既不是症状，也不是病名，而是对疾病发生、发展过程中某一阶段的病因、病机、病位、病性的病理学概括。辨证的过程，是以中医的阴阳、五行、藏象、经络、病因、病机等基本理论为指导，通过对四诊所搜集的病史、症状、体征（包括舌象和脉象）等进行综合分析，根据疾病的病因、病变部位、病变性质、邪正双方盛衰状况作出的综合性判断，为治疗提供依据。如慢性肾小球肾炎，是以水肿、蛋白尿、血尿、高血压为基本临床表现的一组肾小球疾病，其起病方式各不相同，病情迁延，病变缓慢进行，可有不同程度的肾功能减退，最终易发展为慢性肾衰竭。从中医辨证来看，它是一种本虚标实的证候：本虚主要指肺、脾、肾三脏功能的失调，以及气、血、阴、阳的亏损；标实主要指风寒、风热、血瘀、水湿、湿热、水毒湿浊等，它们可以诱发或加重病情，导致疾病迁延不愈。这些因素在疾病演变过程中可以单独出现，也可以夹杂出现，因此，诊疗时务必审症求因、治病求本。

2.对肾小球疾病核心病机、常见证候、治疗方法、核心方药的见解

刘宝厚：中医认为，肾小球疾病的核心病机是本虚标实。如前面所说，本虚主要表现在肺、脾、肾三脏的功能失调，以及气、血、阴、阳的亏损；标实主要指风寒、风热、水湿、血瘀、湿热、浊毒等，这些因素既可导致患者水肿、蛋白尿持续难消，又可使病情加重。因此，我在临床上常采取标本兼治的方法。

举例来说，原发性肾病综合征的治疗，依据改善全球肾脏病预后组织（KDIGO）指南用药，糖皮质激素（GC）是西医首选药物，但其不良

反应较大。为减轻、减少其不良反应，我常采取"激素＋中药"的中西医结合一体化治疗，它既能提高缓解率、降低复发率，又能缩短激素的疗程，减少其不良反应。具体方法如下。

（1）糖皮质激素初始治疗阶段 [成人 1mg/（kg·d）]：患者服用大剂量糖皮质激素治疗后，常会出现感染、多毛、痤疮、库欣综合征（满月脸、水牛背）、兴奋失眠、怕热多汗、骨质疏松、血压升高、舌红少津、脉数等证候，中医认为这是阴虚火旺的表现。治疗应采取滋阴降火的药物，如生地黄、玄参、知母、黄柏、牡丹皮、地骨皮等，既能减轻和减少激素的不良反应，又能提高患者对激素的耐受性。

（2）糖皮质激素减量治疗阶段 [1mg → 0.5mg/（kg·d）]：由于长时间服用大剂量糖皮质激素，壮火食气，患者常由阴虚火旺证逐渐转变为气阴两虚证，表现为疲乏无力、腰酸腿软、头晕耳鸣、手足心热、口干咽燥、舌红少苔、脉细数等。治疗应采用益气养阴法，如黄芪、太子参、生地黄、玄参、当归、女贞子、旱莲草等，以扶助正气，减轻症状，减少复发。

（3）糖皮质激素维持治疗阶段 [0.5mg → 0.25mg/（kg·d）]：此阶段激素用量逐渐接近人体生理水平，患者逐渐出现脾肾气虚乃至阳虚的证候，如疲乏无力、腰膝酸软、少气懒言、食欲欠佳、小便频数、畏寒肢冷、舌质淡胖、边有齿痕、苔白、脉沉细等，证型由气阴两虚证转变为脾肾气虚证或脾肾阳虚证。治疗应用温肾健脾的中药，如黄芪、党参、锁阳、淫羊藿、黑附片、茯苓、炒白术等，以巩固疗效，防止复发。

医患交流——同心协力，交治无嫌

1. 对待患者的方式

刘宝厚：医生的职责是救死扶伤，服务的对象是患者，因此对待患者必须要有一颗炽热的心。慢性肾脏病属于慢性病、疑难病，需要长期服药，导致很多患者经济负担重、心理压力大。在治疗过程中，我们不但要关注患者的病情，更需要疏导患者，注意心理治疗，使患者坚定信心、坚持治疗，以达到延缓病情进展的目的。

2. 良好医患关系的建立

刘宝厚：医患关系是彼此信任、共同对抗疾病的关系。只要医生一心一意地为患者精心诊治，鼓励患者树立战胜疾病的信心，医患关系也就成了友谊关系。我在行医生涯中，和患者保持了良好的关系。我记得 30 年前治疗的一个患者，当时她 6 岁，得了过敏性紫癜性肾炎，经过我的治疗，患者临床痊愈。后来她怀孕的时候，肾病又复发了，她再次来找我，经过一段时间的治疗，肾病控制，她也顺利生产。前年她怀二胎，尿蛋白又出现了，又来找我看病，经过治疗，蛋白转阴，24 小时尿蛋白定量也正常了，后来顺利产下宝宝。患者很感激我，说我保护了她 30 多年，我也感到很高兴。

传承发展——书山有路，学海无涯

1. 选拔弟子的标准及培养弟子的方式

刘宝厚：第一是人品要好，第二是学习要勤奋。我要求弟子精读《黄帝内经》《难经》《伤寒杂病论》《神农本草经》四大经典，要做好读书笔记，每月要写经典学习心得。肾病专业的学习要掌握研究动态，查阅文献，书写文献笔记。我也会定期为弟子授课，讲述内容主要以《伤寒杂病论》为主，并定期召集弟子讨论临床疑难病例。我要求弟子按时跟诊，在临床过程中学习我的学术思想和诊疗技术，提高临床疗效。

令我欣慰的是，在我众多的弟子中，戴恩来为医学博士，教授、主任医师，博士研究生导师，担任全国第七批老中医药专家学术经验继承工作指导老师，被评为甘肃省名中医；甘培尚为全国第七批老中医药专家学术经验继承工作指导老师，甘肃省名中医；徐筠、马鸿斌、薛国忠为硕士研究生导师，甘肃省名中医；薛国忠、张杰为医学博士。

2. 对后学的寄语

刘宝厚：书山有路勤为径，学海无涯苦作舟。

名医寄语

中医学的发展要与时俱进，在传承精华的基础上，要关注、学习医学科学的新进展，运用中医理论将其融会贯通，达到继承和发展中医理论、提高临床疗效的目的。

第六章 ◯ 米子良

米子良，男，1939 年生。内蒙古医科大学教授、主任医师。第六批、第七批全国老中医药专家学术经验继承工作指导老师，国家中医药管理局"十二五"中医药重点学科伤寒学全国学术带头人，2014 年全国老中医药专家传承工作室建设项目专家，2017 年被评为首届全国名中医，2018 年当选第三届国医大师。

米子良工作之初就涉足中医领域。1957 年当学徒，1963 年于内蒙古医学院本科毕业后，被分配到内蒙古自治区卓资山县医院从事中医临床工作。1972 年 4 月，因工作需要，调至乌兰察布盟医院（现乌兰察布市中心医院）中医科，从事中医临床工作。为进一步提高自己的专业水平，米子良于 1980 年 10 月至 1982 年 10 月参加内蒙古自治区卫生厅举办的"中医研究生班"学习。毕业后，内蒙古自治区卫生厅为发展内蒙古自治区中医教育事业，培养更多高级中医专业人才，特将米子良调至内蒙古医学院中蒙医系执鞭任教，米子良欣然接受任务，一干就是几十年，为内蒙古中医药事业作出了不可磨灭的贡献。

米老从医 60 余载，为内蒙古地区的中医事业作出了杰出的贡献。擅长诊治内科、妇科、皮肤科等疾病，特别是对胃脘痛（慢性浅表性胃炎、慢性萎缩性胃炎及伴肠化生或异型性增生、消化性溃疡）、久泻（慢性肠炎、胃肠功能紊乱）等病证的治疗具有独到的见解。米老十分强调"和"的思想，不仅在其临证治疗用药中处处有所体现，亦反映在其疾病诊治过程中，面对复杂疾病每每从容不迫、执简驭繁。米老多遵"脾者土也，治中央""上下交损，当治其中"之意，不治上下，但治其中，从中焦入手，以调和脾胃为突破。主审《米子良教授临证经验集要》，主编《内蒙古食疗药》，参与编写《中华临床药膳食疗学》《黄帝内经类编》等著作，发表论文 30 余篇。

名医之路——因缘际会，渐入佳境

1. 从医之路的起源

米子良：我走上中医之路，只是巧合。当时我中学毕业以后，回到村里待了几天后，乡长通知我，"教育局给你安排了工作"。我问乡长安排了什么工作，乡长跟我说"他们安排你去当学徒"。其实我不想当学徒，想去当个教员。后来我去教育局问这事，教育局的人说不行，让我去卫生科。于是，我就去了卫生科。卫生科就给我开了一封介绍信，让我去当学徒。当学徒是干什么呢？就是去那儿跟随老中医学习。我的母亲，还有本家的这些亲戚就跟我说，你学医挺好，中医越老越吃香，村里老百姓看病也方便。我想，那我就学医好了，于是就开始学习中医。我当时有一本号脉的书叫《濒湖脉诀》，是李时珍撰写的，我就开始自己背书。这时就算得上有老师指导了。

1958 年，我得到消息，当时的内蒙古医学院招生，我寻思这是个学医的机会。我已经走上中医路了，但这学中医不是光背就行的，也得有正经的老师指导，不然自己光看书、背书，理论和实践结合不起来，也是无用之功，这样我就报名了。当时卫生局不同意，因为我走了那儿就没有学徒了，我说没学徒我也要考。卫生局那边的人说，要是考不上，回来也不要我了。我跟他们说："不要我，那就再说，我反正是要考。"结果 1958 年我就考上了。正式学医以后，我对中医更感兴趣了，我也继续背书，背《汤头歌诀》里那些常用的方剂。

在学校期间，受到老师们的影响，我的观念就由理论向临床转变了。学习中医，为的就是给人治病。我就想着怎样能够让患者好得快点，一直到现在也是如此。患者来看病，是为了把病治好、好得快些。当然了，有的病比较重，有的病比较轻，这就需要我们多学，多研究病情，问诊详细些，诊断就准确点，用药就恰当些。用药以后，还要观察疗效怎么样。我年轻的时候就经常随访患者，尤其是重病号，了解病情，恢复到什么程度了，吃药有什么样的感觉。我就这样逐渐地积累经验。

2. 成长为名中医的过程中具有重要影响的人

米子良：我出生于内蒙古自治区呼和浩特市郊区的一个普通农民家庭。父亲喜欢读书，不论在家族中还是在村中，都称得上是有文化的人。我自幼受父亲的影响，喜爱读书、喜爱学习。记得家里有很多书，像《百家姓》《千字文》

《三字经》《中庸》《大学》《论语》《孟子》等。也是受父亲影响，我从小总想多学点东西，多学点知识。后来父亲得病，由于家庭生活条件困难，社会上缺医少药，没有得到及时、合适的治疗，以致延误了治疗时机去世了。我虽然当时年幼，但却记在心里，这也是促使我学习医学的一种内在原动力。

职业认同——智圆行方，诚挚无私

1. 作为一名优秀中医应该具备的素质

米子良：中医讲"仁医"，"仁"就是讲道德，首先得有高尚的道德。医者父母心，治病救人，要有一颗仁爱之心，将患者的病痛感同身受，竭尽全力为患者解除病痛，还要少花钱。

问病切忌不全。年轻人的病相对单纯点，老年人，尤其是五六十岁以上的患者，得的病往往不止一种，在临床上要注意观察，不能头疼治头、脚疼治脚。到这个科说是胃病，到那个科说是心脏病，到呼吸科又有咳嗽的病。一个人有好几种病，治疗都要兼顾到。中医治疗要有整体观念，全面审察。当然，治病要全面考虑，也要抓住重点，比如患者好几种病，有的发病时间长，有的发病时间短。要看哪种病重，就以它为主来治疗；对于不重的病，患者吃的药，不能妨碍主病的治疗，这就是整体观念。

2. 对医生这个职业的态度和看法

米子良：前边我说到，中医讲"仁医"，讲"医者仁心"。"仁"就是讲道德。学医就是为了给人治病，治病就得有耐心、有决心、要认真，这就叫仁心，这样的医生就叫仁医。为患者服务就得认真点，越认真、越细致，诊断就越准确，用药疗效可能就越好。另外当医生，不能说这个患者花钱了就好好看，不花钱的就不好好看。有的人经济条件好，想看病直接就看了；有的人可能经济困难，他想看病但有时候排不上队，就看不了病。不能说有钱就能插队，医生就认真看，没钱医生就不认真，那不行。

3. 对国内公共卫生事件的看法

米子良：新冠肺炎最主要的表现是肺部的病变，它是病毒感染。目前用于治疗的方子，都是《伤寒论》中的方子合起来的。合起来的目的，是为了针对新冠肺炎的变证。所谓合起来，不是把几个方子单纯地堆砌到一起，而是从几个方子里挑选药物，组成方子。根据新冠肺炎的具体症状，用药有加有减。这个方子所用的药，是根据症状、病情，通过辨证制定的。

4. 一路走来已经实现的梦想

米子良：我小时候想当教员，毕业后被分配当了中医学徒，学了医。从基层医院到大学，我从事临床也有 60 多年了，为老百姓服务，也算是治病救人了吧。后来到大学执教，也圆了我当老师的梦。

5. 现如今的梦想

米子良：多活几年，给更多的患者看病，就只有这一个目的。对我来说，看病实际上就是保养，是养生。我看书，既看医疗方面的书，有时候也看保健的书。老年人养生怎么养呢？首先要心情乐观。想要长寿，心情乐观是第一位的。其次，我给患者看病既是工作，也是任务，更是我的责任，当医生的责任就是为人治病。同时，我钻研医疗又是一种保健，不然无所事事，一天在家待着，又不出去活动，吃饭又不规律，那肯定会得病。所以要养生，心情乐观点，饮食规律点，适当地活动，这样就没什么病了，想延年益寿，这是最主要的。

学成中医——临证为要，经典作舟

1. 学习和从事中医过程中的阶段划分及各个阶段学习和研究中医的方法

米子良：首先，一定要打好中医理论基础。要学习一些经典著作，不仅要粗读、泛读，还要精读，体会其深刻道理，打下扎实的基础。除了经典著作，当临床医生还要多读三种书：一是医案医话，二是药书，三是方书，这些才是治病的书。医案医话是古今医家治病的实录，当然也有部分医案，是为了做文章而撰写的，但总归是少数。不管其理论上如何表述，其医案中可窥见医家治病的思路和法度。当然，医案也有不少问题：有些是后人整理的，走了样；有些古代医案陈述过于简要；有些缺少连续随访，或是没有记录治病的全过程；还有些今人的医案，可能存在有意避讳西药，或是夸大疗效、过于笼统等问题，这些在读书时应当注意。此外，药书应当多读，可以了解古人各种识见，有助于开拓思路，尤其不为今人讲义所囿。方书也应多读，方书为各家经验之荟萃，是学习方剂的基础。

其次，要多临证，多思考学习。不然自己光看书、背理论，但是与实践结合不起来，也是无用之功。临证要重视四诊、综合分析、三因制宜，在反复的临床历练和体会总结中，不断提高、不断进步。同时，要带着问题去思考，多请教老师，领悟老师的思路，将其融入自己的临证思维当中。

总之，不管在哪一阶段，都要读经典、背经典、反复体会经典，还要联系实践，活学活用。老一代的中医，很多都是通过拜师、家传、自学成才的。新一代院校培养出来的年轻人要学好中医，就要多读经典、勤临证、拜名师。其中临证是核心，经典是不会说话的老师，拜师是捷径。在没有遇到合适的老师时，经典是最好的老师；即使遇到合适的老师，经典也不可不读。

2. 中医经典在中医学习过程中起到的作用及学习方法

米子良：中医经典的学习，在中医整个学习过程中占有非常重要的地位。读经典，就是把古代医家理论的精华先掌握到手。例如，《黄帝内经》讲中医基本理论，包括阴阳五行、脏腑经络、人与天地相参等；《伤寒杂病论》教我们怎样分析病机，治疗疾病；《温病学》是中医临床的进一步发展，产生了一些新的认识。中医临床的发展，又促进了理论的不断丰富。所以我认为，中医四大经典是根，各家学说是本，临床实践是生命线，仁心仁术是医之灵魂。

善治疾病——整体论治，主次分明

1. 对患者病因病机、辨证方法的认识

米子良：就我个人来说，从 1963 年大学毕业参加工作，到现在也 60 年了。我还当过中医学徒，算上学徒的这段时间，我从医就 60 多年了。一开始学医，家里头说学中医越老越吃香，通过这 60 多年的临床，我现在确实有这个体会。所谓的"吃香"，就是来找我看病的患者越来越多了。很多患者都是头一天就来了，有的在车里睡觉等待，有的是到中医院那边的走廊里躺着。看到患者这么辛苦，我就得认真治病。

要认真治病，想给他治好，就得详细检查。既要按照中医的方法检查，也要要用西医的办法。中医讲四诊八纲，四诊检查就是望、闻、问、切。"望"就是看面色，来辨别病情的程度。"闻"就是听声音，比如有的老年患者咳嗽、气短，一进来，不用看，就知道他有呼吸系统的病。还有肺气肿的患者，严

重的都走不了路了，一听就知道是肺气肿，必须得让患者去做 X 线检查，看病情到什么程度了。问诊很重要，要问整个病情的过程。检查结果有哪些病变，得全面考虑，通过辨证才能知道哪些病是最重要的。患者往往先说他最重点的病情，其他病后说。比如一个高血压、糖尿病患者，这些病虽然表现不重，对于病来说还挺大，但是这些病，患者有时候不先说，他就说他现在最难受的症状，那最难受的症状，当然是得先解决。所以医生得先问诊，问了以后切脉，看他的脉象。中医还要看舌苔，像胃病，大部分一看舌象，就大概知道他是什么病，而且大概能判断这种病多少年了。中医要对病有全面了解，尤其是老年人，现在老年人还挺多，女同志们还有妇科病，这都得结合起来考虑。比如治妇科病，但患者有别的病，那治这种病的同时，能兼顾治其他疾病是最好的，如果治不好，也不能影响其他病的发展。患者有好几种病，医生要治主要的那种，治次要的病不能影响到主病治疗，因为每一味药都有好几个功效，有的是治这种病，但可能会影响到那种病。药物也有不良反应，医生掌握这味药的不良反应，注意其不良反应不能使其他病加重，也就是说，这种病治了，那种病也不能让它发展。这叫辨证论治，医生得全面掌握，检查越详细，掌握得就越全面。

中医辨证论治，讲阴阳、虚实和寒热。不像西医内科，要是胃病，比如反酸，给点止酸药；疼的话，加点止疼的药；查出来有幽门螺杆菌了，加点杀菌药，三联、四联用药就是这么加的。总的来说，中医这个诊病辨证是变化的，就是治病讲阴阳、虚实和寒热，但病情往往不只一种病证。辨寒热、虚实，而且不是说看到寒证就一直用热药，全都用热药堆上去，往往需要在方里加上别的药，因为一个方子三五味药是解决不了问题的，有些病重的，一个方子解决不了，还得合并别的方子。合并的方子是有量的，量多量少，哪个药量大、哪个药量少，这需要根据病情来定。所以，有的患者看一次，拿一个方子吃好几个月，这样是不行的，病情是有变化的，用药也是有变化的。患者吃了药有反应，病情是轻了还是重了，对医生具有参考作用。病轻了，就说明这方子效果好；要是病情加重了，那说明用药有用错的地方，有时不能说是错，就是不恰当，就像这个药应该用 20g，医生用了 30g，药用量重了，这也有不良反应，所以得全面辨证来治疗。头疼了，吃个止疼片，那只是治了一种病，如果患者头疼还有胃病，所有止疼药都刺激胃，这就加重了胃的病情。这样是不行的，所以治疗要全面，就算不治胃病，也不能影响到胃病，是整体观念。

　　我当学徒 1 年多，上大学 5 年，毕业以后就工作了。那时候医生什么病都得治。急性坏死性病毒性肝炎，这在中医里叫"急黄"，患者全身都黄了，这种坏死性的病很严重。当时在中蒙医医院，我学中医，工作期间有时也会到西医那边看看。中医为什么要学西医呢？是为了学先进的办法，学来用在患者身上。中医有些病不好诊断，诊断不准确，比如给患者看舌苔、看面色，包括四诊，这些都是看外表。现在西医有方法可以内诊，比如说用胃镜看胃病，化验看指标，看病情发展到了什么程度，这就是西学中用。当时有个患者 30 多岁，来住院，他腹胀、恶心呕吐、昏迷不醒。有昏迷不醒，还有抽搐，病情就比较重。后来说让我给开点中药，我看了患者以后，确认是急性黄疸。这黄疸有慢性的、有急性的，这还是我第一次看到急黄的患者。这种病是有一个过程的，他是前几天骨折了，骨折以后腿不能动了，30 多岁正年轻，不能动了，心里不痛快。中医特别讲究喜、怒、忧、思、悲、恐、惊七情，他又忧愁又郁闷，郁闷就生气，生气是会伤肝的，就导致了这个病。像这种急黄患者，自中蒙医医院建院以来，一共就收了 8 个还是 10 个患者，全部去世了，救不回来。后来说要我给患者加点中药，中西结合治疗，所以我就大胆地用中药，用的是茵陈蒿汤加味。茵陈蒿汤是《伤寒论》的方子，加味的药来自清营汤，我选了清营汤的一部分药，两方结合起来治疗。中西医结合治疗，患者用完别的药以后，就把中药通过鼻饲管灌到胃里边。我开一剂药，一天 24 小时，间断地把这一剂中药灌到胃里。在医院我不止一次去看患者，观察他的病情。吃了一剂药以后，有效果；吃了两剂药以后，患者就有时嗜睡有时清醒，问话能回答了，而且二便通利；三诊的时候，患者精神尚可。在第三诊，我又开了两剂药。到了第四诊的时候，患者之前表现的腹胀、呕吐、头晕、头疼这些症状就消失了。我当时还让患者注射了安宫牛黄注射液，这是急性病之后的抢救。在第五诊的时候，患者基本都正常了，一共吃了十几剂药。十几剂药吃下去，就有这么大的作用。这个患者是被送来抢救的，像这样的患者，以前的都去世了，而这个患者抢救过来了。最后，我又给他开了 5 剂药，吃完后他就出院了。治疗时间加起来也就半个月，这么重的病，半个月就好了。因为这样的重病患者，治一例就是经验，治一例就有印象，我永远忘不了。

　　这是在医院里治疗的，我下乡治疗的病例也很多。

　　那时候国家提出"巡回医疗"，巡回医疗时我治疗的重病患者也挺多。有一次我去武川巡回医疗，有个患者病情很重，是一个老太太，60 多岁了，患有阑尾炎。老百姓一是没钱，二是对待疾病不够重视，因为基层穷，村里的医疗条件比较差，所以就自己硬扛着，有的病扛着扛着就养好了，有的病硬扛着就加重了。这个老太太的阑尾炎就严重了，后来又穿了孔，穿孔以后，形成腹膜炎。腹膜炎的表现，一个是疼，一个是憋，一个是吐，一个是不拉，上下不通，这个时候就很难治了。像这个老太太，是担架抬着来的，我到现在还有印象。当时是四五个人抬来的，有她儿子，还有几个亲戚。这种急性病，先去西医看了，西医一检查，就是阑尾穿孔形成的腹膜炎，满腹都是气体，痛、憋、胀、疼、吐，吃不进去饭，也拉不出来大便，有五六天了。西医说只能手术，还要输液。输液以后，老太太说肚子里凉得不行，不输液。做手术又得输血，一化验，老太太的血型和跟着来的这四五个人的血型都配不上，就没法做手术，那就得医院的医生配血型。医生在医院里工作，经常干这种事。我在县医院工作的时候，输过好几回血了，医生输血就是为了治病抢救，结果医生的血型也都配不上，这就没办法手术，只能保守治疗，实际上也是治不了，就只能用药养着。我当时胆子很大，我想得尽量治我们的患者，不管病大病小，身为医生的任务就是治病。我就用中药，两剂并一剂用药，一天一剂。熬出药来喂她，因为她吐，所以就一勺一勺地喂，吐就停下来，不吐再喂，连夜让她把药喝了。这两剂药服进去后，不吐了。第二天下午再熬药，还是两剂并一剂地熬，又用了两剂药以后，她排了很多大便。能拉出来，说明阑尾穿孔的地方好了，同时肚子疼的程度也逐渐减轻了。患者开始能喝水了，也可以吃点稀粥和米汤。大概过了八九天，患者好多了，能站起来自己上厕所了，这个患者一共治了十几天。一般情况下，这种病，就算是病情比她轻的，做了手术，到拆线也得八九天才能下地，而我们这位患者不仅不用缝，还完全好了。第二年我们下乡，又去那个地方，我先去访问了这个老太太。问她说："你的药都吃完了？"当时老太太出院带了盒丸药，她说都吃完了。看着老太太完全好了，我感觉挺高兴的。

2. 对慢性萎缩性胃炎核心病机、常见证候、治疗方法、核心方药的见解

米子良： 慢性萎缩性胃炎是西医的病名。中医一般是以主要症状来定病名，比如胃脘痛，中医有这个病名，以胃脘疼痛为主要症状。萎缩性胃炎这个病名，出现时间不长。后来这几年，又出现了肠上皮化生和黏膜萎缩，这两个加起来叫癌前病变。癌前病变是西医的说法，诊断也是西医的手段，是根据病理报告检查出来的。咱们中医就学习这些，在治疗过程中总结经验，看用哪些手段疗效好，这就是西学中用、传承创新，结合中医观点来治疗。

临床当中，萎缩性胃炎患者现在比较多，我每天接收的二三十个患者当中，至少有三分之一是脾胃病，萎缩性胃炎的患者每天都有。我对萎缩性胃炎的治疗，就是根据整体观念来辨证论治，通过中医望、闻、问、切诊断的结果，参考西医的病理检查和胃镜检查，然后结合中医的四诊八纲，辨证论治。辨证的核心，在于这种病往往是虚实夹杂、寒热错杂的，我们要确定以哪个方向为主来定病机。

从现在的报道来看，对于慢性萎缩性胃炎，单纯用西医手段治疗，就是诊断后常规治疗；按中医分型来治疗，每年我有十几个患者是完全可以治好。什么叫治好、治愈呢？就是感觉没有症状了。有的患者我让他们做胃镜，检查结果说好了；有的患者没做胃镜，我估计也没什么问题。就我的体会来说，纯粹用中药治疗单纯萎缩性胃炎，大概得5个月治好；对于伴肠上皮化生和胃黏膜增生，就是癌前病变的治疗，患者需要连续吃药6个月治疗才能明显改善。对于萎缩性胃炎，现在的中医分型有七八种，就我个人体会来说，临床中最常见的，大概有5种类型。

第一型是脾胃虚弱型，一般就是脾胃虚寒或者脾气虚为主，常用的处方是黄芪建中汤加减。比如治癌前病变，就用这个方子加蜂房，或者加白花蛇舌草，还有时候加半枝莲、石见穿、冬凌草。有时还加薏苡仁，薏苡仁是针对湿邪重的，能消结节。

第二型就是寒热错杂型，处方用半夏泻心汤加减。半夏泻心汤里，也能加类似的抗肿瘤药，比如蜂房、白花蛇舌草这两味药。其他的，比如冬凌草治疗食管癌效果挺好，肺癌也应用，薏苡仁治肺癌也可以，这就要看具体部位了。如果有大息肉，还要加活血药，像莪术。

第三型就是脾胃湿热型，用的是几个方子合起来的"胃和Ⅲ号"。这个方子里，我有时候加蜈蚣、薏苡仁、白花蛇舌草、半枝莲、蜂房。

第四型就是胃络瘀阻型，处方是几个方子组起来的"胃和Ⅳ号"。胃络瘀阻就是血瘀滞了，治疗就得活血。瘀阻有的是实证，有的是虚证，就要分清虚实。在用药方面，可以根据病情加蜂房、皂角刺、莪术、蒲黄、穿山甲。

第五型就是肝胃不和型，常用的方子是四逆散，有时加上和胃的方子，比如二陈汤。再根据病情，加蜂房、白花蛇舌草、佛手、厚朴等。

对于这五种类型的萎缩性胃炎，我感觉用这些方药疗效是可以的。每年我的门诊有很多患者，根据他们的病情程度不同，药量也有变化。

医患交流——杏林春暖，仁心为先

良好医患关系的建立

米子良：我是这么想的，不管从哪来的患者，都是来看病的。那当医生的，就得尽量治好他们的病，为人们服务。治病就得诚心。刚才我提到了全面辨证、全面治疗，提到中医的整体观念，医生也应该学习一些中西医结合的知识，西学中用，更好地发展中医。中医临床比较早的记录就是汉代的《伤寒论》《金匮要略》，早期典籍里有理论也有方子。比如《黄帝内经》的方子就更早了，大概是春秋战国时期就有了，但不太多。中医治病的经验很多，咱们作为医生，在治疗方面应该尽量地把经验继承下来。

行医的时间长了，有人来看了 10 年病，有人来看了 20 来年病，有的人一家都过来看病。我从来没有跟患者生过气，因为患者患病，心情本来就不好，所以对患者就更应该和蔼点，对患者发脾气，还怎么给患者治病？医生要"医者仁心"，是"仁义"这个"仁"，医生就要以正确的观念、正确的态度来给患者治病，不要说花钱的就好好看，不花钱的就不好好看。无论患者贫富贵贱、权位高低，都应一视同仁，认真对待仔细研究病情。

传承发展——勤奋博学，努力实践

1. 选拔弟子的标准及培养弟子的方式

米子良：被选拔来学习的弟子，大部分都有扎实的中医理论基础，只要肯认真努力学习，诚恳地对待患者，我都愿意带他们。最重要的是有良好的医德医风。我要求弟子熟读经典，鼓励他们多临床、多思考、多学习。要深刻掌握中医基本理论，熟背一定数量的方歌；还要深研经典，能够引经据典。在培养方面，我会定期组织师承小组开展经典条文讨论学习小讲堂，以及疑难病例分析讨论，促进临证思维能力的提升。

2. 对后学的寄语

米子良：勤奋博学，努力实践。中医最终要用临床效果来说话，万病从健康论治，治疗就是使人体恢复和保持健康状态，医学应该围绕着"以人为本，长治久安"来进行。作为一名医生，应当时刻意识到，还有那么多疾病无药可医，时刻提醒自己绝不能懈怠。每个医师奋斗的过程都是艰苦的，但是患者痊愈的笑容永远是最甜的。

在抗击新冠肺炎疫情的过程中，中医药在国内外多个国家的生命救援过程中，发挥了其为巨大的作用，成为疫情防控的最大亮点之一。中西医结合、中西药并用，是这次疫情防控的一大特点，也是中医药传承精华、守正创新的生动实践。我们要让全中国、全世界了解中医学的仁心仁术，使中医学更好地为人类健康服务。所以我们中医人要自信，要发展中医药，让世界更多的人知道、了解中医药！

名医寄语

"中西汇通疗苍生，修德勤学探杏林。"中西汇通疗苍生——掌握好、运用好中西医知识，为人民大众服务；修德勤学探杏林——修炼医德，勤学多临证，探究杏林之妙。

第七章 ◯ 田维柱

田维柱，男，1942 年生。辽宁中医药大学教授，主任医师，博士研究生导师，全国名中医，辽宁中医大师，第三、四、五批全国老中医药专家学术经验继承工作指导老师。

1967 年毕业于辽宁中医学院医疗系，1990 年根据人事部、卫生部和国家中医药管理局的安排，拜全国名医彭静山教授为师，全面继承彭教授的学术思想和医疗专长，成为彭静山教授的学术继承人，并荣获国家中医药管理局高徒奖。

田老擅长中医内科和针灸，以及灵活应用眼针进行临床治疗。他从医几十年间，得名师真传，历经从实践到理论，再以理论指导实践的反复历练，最终探寻真理，在前人的基础上开拓创新，发展眼针。田老把眼针的基础理论研究，眼针治疗中风、抗衰老及治未病的研究作为研究方向；改进充实发扬了眼针技术，首次提出眼针的"八区八穴"理论，并制定《眼针技术操作规范国家标准》，使眼针理论得到了创新和提高；组建了世界中医药学会联合会眼针专业委员会，以便把眼针疗法推广到全世界，为人类的健康作贡献。田老著有《中华眼针》等五部专著，发表学术论文 30 余篇，任科技部"973"课题"眼针疗法的基础理论研究"的总技术指导，获辽宁省科技进步奖 3 项，沈阳市科技进步奖 2 项。田老切实将科研成果应用于临床，用眼针联合体针，治疗神经内科疾病及中医内科疾病，多年来在临床诊疗实践中取得良好的效果，每次出诊都有全国各地的患者慕名而来。

名医之路——审己度人，折肱成医

1. 从医之路的起源

田维柱：谈起如何走上中医之路，还要回溯到我的童年。我在六七岁时患了疟疾，几乎每天十点准时发作，一冷一热，痛苦不堪。农村的郎中告诉我，十点以前到麻地，这样即使发作也比较轻。经过一个多月的中医治疗，我的病情竟然逐渐好转了。这段经历，令幼年的我对中医产生了不一样的情愫——这是可以治病救人的职业。

初中快毕业的时候，我又开始呕血，病情非常危重，同样是医生把我从死亡线上救回。经过这两次遭遇，我暗自下决心：今天是医生将我救了回来，将来我也应该挽救别人的生命，从此就有了学医的念头。中学毕业，我被辽宁中医学院录取，就这样与中医正式结缘，此后一直从事中医相关的工作。

2. 成长为名中医的过程中具有重要影响的人

田维柱：在校期间的每一位老师，都在不同方面对我产生过巨大影响，尤其是彭静山教授。1990 年，根据国家中医药管理局九号文件，为全国知名的老中医招收弟子，我正式拜彭老为师，跟随老师学习。彭老生于 1909 年，15 岁开始学徒，认真钻研中医经典；1951 年，彭老被中国医科大学聘为讲师，开办了西医院校第一个针灸教研室；1956 年，辽宁省中医院成立，彭老被聘为副院长，将《大医精诚》作为行医准则，被选为中医四大针灸家之首，一生著作 14 部，论文 130 余篇，发明了"观眼识病"和"眼针疗法"。

职业认同——心怀梦想，砥砺前行

1. 作为一名优秀中医应该具备的素质

田维柱：爱党、爱祖国、爱中医。我认为，这"三爱"是优秀中医的基本素质。在此基础上，要如《大医精诚》所说，视患者如亲人一般，这样才能搞好中医工作。

2. 对医生这个职业的态度和看法

田维柱：医生是一门很特殊的职业，要全心全意为患者服务，发扬革命的人道主义精神。人道主义不是对某个人的，而是对所有人的。要把患者的痛苦当作自己的痛苦，尊重患者，关心患者。医生还要不断学习，提高自己的业务水平，将毕生精力奉献给医疗事业。

3. 对国内公共卫生事件的看法

田维柱：对于国内的公共卫生事件，从流感开始我就比较重视。2019年12月，我到广东讲学，正逢流感盛行，于是被请去提供一些治疗思路和方案。通过与几名经验丰富的名医共同探讨，我们制定了诊治流感的方药，这些方药在当时预防流感、治疗流感的过程中，发挥了很大的作用。为此，当地卫生健康委员会表了一篇名为《名山名医出妙招》的文章，用名山代表我们，其中用长白山来代表我。2020年1月，新冠疫情暴发，我虽然没有条件到第一线去，但当时我写了一篇文章，名为《眼针在预防和治疗冠状肺炎中的应用》，这篇文章刊登在《辽宁老年报》上，随后我又写了《按压眼周穴位治疗冠状肺炎》《按压眼眶预防疾病》两篇文章，这些方法由辽宁中医药大学附属医院医疗队带到武汉，并应用于临床，取得了很好的效果。

4. 一路走来已经实现和待实现的梦想

田维柱：这些年来，特别是近几年，我确实实现了一些梦想。

第一个梦想，提出了眼针"八区八穴"的新理论。彭静山教授以眼与脏腑经络的密切关系为依据，运用八廓学说，结合八卦思想，将眼睛分为八区、十三穴，开创了眼针疗法，对临床具有重要意义，并且实现了国家的标准化。在临床实践中，我又查阅了大量资料，提出"八区八穴"理论，使眼针分区更简单、更准确、更方便，治疗效果更好。"八区八穴"是眼针理论的升华，也是眼针技术的创新和发展。

第二个梦想，经过我们的不懈努力，2019年7月，国家已经认证了眼针"八区八穴"理论。

第三个梦想，把眼针带到全世界。2013年，我们在美国成立了世界眼针医学研究中心；2017年，成立了世界中医药学会联合会眼针专业委员会。我们把眼针疗法带到了全世界，现在全球已经有40多个国家和地区来向我们学习眼针技术。

我还有一个尚未实现的梦想，就是通过世界针灸学会联合会的鉴定，实现眼针的国际标准化。这是我最大的梦想！

学成中医——根深柢固，笃信好学

1. 学习和从事中医过程中的阶段划分及各个阶段学习和研究中医的方法

田维柱： 一路走来，可以分为三个阶段：第一个阶段是毕业以后，我们全都被分配到农村，像赤脚医生一样，哪里需要就到哪里去。这段时间，我们开始将中医经典融于诊治过程中，一路走，一路反复练习、积累经验。第二个阶段，我被分配到医院的中医科，做一名全科医生，内、外、妇、儿、五官等各个科室的病都看，围绕每天遇到的患者，不断学习和实践。第三个阶段，我调到辽宁中医药大学附属医院，这期间认真钻研中医理论，有重点地进行学习。特别是跟随彭老学习后，再次深入学习四大经典，巩固学习到的东西，进而更好地指导临床实践。

2. 中医经典在中医学习过程中起到的作用及学习方法

田维柱： 要想学好中医，必须学习中医四大经典；要把中医搞好，使中医腾飞，必须有坚实的基础。《黄帝内经》是基础中的基础，相当于地基，决定着盖楼的高度，基础打得特别牢，就可以盖摩天大楼。《伤寒论》《金匮要略》《温病学》都是直接指导临床的，里面对各种病都有论述，甚至直接用其条文就可以治病。我在念书的时候，老师要求非常严格，对于四大经典的条文，要从头到尾要一字不落地背下来，所以基础打得比较好。后来到临床上，继续一边学习、一边巩固，把四大经典运用到实践中去。

善治疾病——秉轴持钧，匠心独具

1. 对患者病因病机的诊察判断

田维柱： 采集患者信息，主要通过我们的四诊，望、闻、问、切。只靠四诊还不够，最重要的一点是，必须得有一条"红线"，我们掌握的这些信息，就像铜钱一样，必须要用一条红线将它们串联起来，这条"红线"就是病机。只有掌握病机，我们才能正确用药。

2. 对中风病核心病机、常见证候、治疗方法、核心方药、特色疗法的见解

田维柱： 中风，是由于气血逆乱，导致脑脉痹阻，以突然昏倒、不省人事、舌强语謇、肢体麻木为主要症状的一种疾病。中风的发病非常快，就像

风一样，善行而数变。中风发生的主要因素，在于患者平素气血亏虚，心、肝、肾三脏阴阳失调，加之忧思恼怒、饮酒饱食、房事过度等诱因，导致气血运行不畅、经脉失去濡养，进而引发本病。其中病情较轻者称为"中经络"；若阴亏于下、肝阳暴亢、阳化风动、夹痰夹火、上蒙清窍，就形成了上盛下虚、阴阳不相维系的危重症，也就是"中脏腑"。本病的病理特点是本虚标实，"本虚"主要指肝肾阴虚、气血亏虚；"标实"指肝阳暴亢、气血上冲，亦即邪实。初期，本虚标实的情况很显著；到了后期，正气愈发虚弱，邪气也逐渐衰弱，则"邪气独留"而成为后遗症。

我们常见的中风证候类型，包括肝阳暴亢、风痰阻络、痰热腑实、气虚血瘀、阴虚风动等。肝阳暴亢，多用天麻钩藤饮；风痰阻络，多用半夏白术天麻汤；痰热腑实，多用大承气汤；气虚血瘀，多用补阳还五汤。在临床上，我自己拟了一个桃红四物汤，根据不同证型进行加减，疗效还是不错的。

说到特色疗法，辽宁中医药大学附属医院有一个眼针疗法，治疗中风疗效特别神奇。急性期的患者三分之一以上，针灸后就可以下床走路，效果非常显著，深受患者的欢迎。

医患交流——摩顶放踵，鞠躬尽瘁

良好医患关系的建立

田维柱：我把患者当作朋友，全心全意地为患者服务。曾经有一位重症肌无力眼肌麻痹的患儿，不能吃东西，体重不足20kg，随时都可能停止呼吸。为了挽救他的生命，我一个多月没有回家，先后抢救了七次，也是在这个时候，我学会了气管插管。最后用我们的中药治好了，现在这个孩子已经结婚生子了。

我认为，医生一定要为患者着想，要考虑患者的经济承受能力，多考虑患者的困难。有一段时间，我得了眩晕症，但那时还有很多从外地来治疗的人，他们等不起。考虑到他们的费用问题，我就得想办法，在短期内把他们治好。于是，我让他们早上8点到下午3点这段时间，到我的病房来进行治疗，每天针灸两次。因为我当时患眩晕症，恶心的时候是不敢动弹的，但是吐出去以后的一段时间内就像健康人一样。所以每天早上8点以前，我就用筷子压舌头，强行催吐，状态好了再给患者治疗，最后将这些患者健康地送离医院。

传承发展——严师高徒，守正创新

1.选拔弟子的标准及培养弟子的方式

田维柱：我选拔师承弟子，要求必须是副主任医师以上，而且一定要热爱中医。很多人都想被收为徒弟，一方面是因为名声比较好，另一方面，现阶段还有政策，硕士出师以后就是博士，所以很多人抢着要来。在这种情况下，我选择弟子的标准就比较严格——热爱中医、工作认真、上进好学，并且要有一定的科研能力。像我的弟子车戬教授，毕业以后就获得了"中医药传承高徒奖"。

我带学生有几个方法：第一，亲身传授；第二，通过网络布置任务；第三，上大课。此外，每周检查一次，每月小总结一次，年终还要大总结。

2.对后学的寄语

田维柱：希望大家牢记习近平总书记的讲话，遵循中医药发展规律，传承精华，守正创新。做中医人，扎中医根，借时代的东风，在中医腾飞的道路上，作出自己的贡献！

名医寄语

> 德高技精乃为医。

第八章 ◯ 黄永生

黄永生，男，1942 年生。全国名中医，长春中医药大学终身教授，博士研究生导师，享受国务院政府特殊津贴专家，全国第三至第七批老中医药专家学术经验继承工作指导老师，校级中医学学术带头人。

黄永生 1963 年考入长春中医学院，得到陈玉峰、陈绍恩等名师指点，毕业后分配到吉林省集安市太王乡卫生院从事临床工作。

黄永生从医 50 余年，提出"先天伏寒""瘀能化水"理论，应用于冠心病等多种疾病，疗效显著。研制"芪冬颐心口服液"治疗病毒性心肌炎，提出急性心肌梗死（非溶栓者）中医药抢救常规新方案，"以通为主，兼调整肝肾以治心"的治法，研制出新药"复律保心平口服液"。研制的"伏寒颗粒"获国家药品监督管理局批准，开展Ⅱ期临床研究；"杞地养阴止痛颗粒"已在长春中医药大学附属医院院内使用；目前正在研制新药"散结通脉颗粒"。他主攻心系疾病，并擅内科疑难急症，研制"止血散""止呃通幽汤联合益胃通阻散""紫癜胶囊""降浊散"等，用于抢救了许多急性出血性疾病、重症梗阻性疾病、血小板减少性紫癜、尿毒症等患者；提出了"割治法"治疗顽固性偏头痛。开展了"肺宁冲剂治疗急慢性呼吸道感染""肝炎春冲剂治疗病毒性肝炎""抑亢丸治疗甲亢""保苓丹治疗病窦综合征""蜂胶总黄酮治疗冠心病心绞痛"等研究。

培养博士、硕士百余人，培养学术经验继承人、高徒、优秀中医临床人才等 18 人，将科室发展成为国家中医药管理局重点专科。

承担国家"85 攻关课题""973 课题""十二五国家科技重大专项课题"等。曾获卫生部中医药重大科技成果乙级奖 1 项，国家专利 2 项，吉林省教学成果奖二等奖 1 项，吉林省科技进步奖二等奖 3 项、三等奖 2 项，吉林省自然科学学术成果奖一等奖 1 项；参编教材获全国优秀教材奖一等奖。主编多部国家级教材及著作，发表论文百余篇，主要事迹被载入《民族脊梁——华夏功勋人物志》等书。

名医之路——药到病除，心向往之

1. 从医之路的起源

黄永生：记得那时候我正上高一，当时我爸在电业局工作，我在六中读书，从我家到六中有 4 公里，得走 45 分钟，每天来回将近两个小时。有一次，我晚上走回去，吃了凉饭以后，出现过敏性哮喘。当时上课我总戴着口罩，还时不时地咳嗽，非常痛苦，有时候严重到上不了课的程度。后来，有个亲属告诉我一个中医的偏方，我吃后彻底治好了。以前我是理科生，物理、化学都是班上前几名，老师对我考中医感到很不理解，我说我就考中医，我相信中医。我觉得中医真的非常神奇，所以我想进一步学习它，希望帮助更多的人。

2. 成长为名中医的过程中具有重要影响的人

黄永生：对我影响非常大的老师，一位是陈玉峰老师。我在念书的时候，跟他实习了很长时间，他给我们讲了一年半的《黄帝内经》，还给我们讲了很多有效的方子。后来我在集安工作的时候，将这些方子运用于临床实践，效果非常明显。

另外一位对我影响非常大的老师，是程绍恩老师。当时程老师是我们内经教研室的主任，他告诉我们，通过割治背部的俞穴、埋羊肠线，来解决咳嗽、喘、慢性支气管炎，我记住了。在公社卫生院，我就为这类患者割治肺俞、膈俞，割治后埋羊肠线，割完缝一针，一周左右就痊愈了。这个方法对咳喘等慢性疾病有非常好的疗效。

职业认同——浩然正气，自强不息

1. 对医生和教师这两个职业的态度和看法

黄永生：在我的心里，身兼医生与教师之职，不仅仅是谋生的手段，更是毫无私心杂念地投身其中，以教书育人、治病救人为崇高的职责，并能从中享受人生的乐趣。这两个职业的魅力来源于需要渊博的学识、教书育人的能力、高尚的医德和一身的浩然正气。几十年来，党和人民赋予我多项荣誉，我多次被评为优秀共产党员、优秀教师。诸多荣誉的获得，是党和人民对我的鞭策，激励我更加努力地工作。

2. 一路走来已经实现和待实现的梦想

　　黄永生：如今我虽已过古稀之年，但仍坚持工作在教学、科研、临床的第一线，诲人不倦，笔耕不辍，希望以自己的人格之光照亮后学者的心灵，吸引、鼓舞、激励他们继承先辈的事业，为振兴中医药事业自强不息，奋发图强。

学成中医——古为今用，励精更始

中医经典在中医学习过程中起到的作用及学习方法

　　黄永生：学习中医经典，应当师古而不泥古。我在多年临床实践中，提出"先天伏寒"理论，以此为多种疾病的共性平台，异病同治，提高了临床疗效。此外，我在临床上运用"紫癜胶囊"治疗血小板减少性紫癜，"止血散"抢救急性出血性疾病，"降浊散"降低尿毒症患者血肌酐，"止呃通幽汤联合益胃通阻散"治疗重症梗阻性疾病，用"割治法"治疗顽固性偏头痛，用中药治疗葡萄膜炎、视盘血管炎等激素依赖型难治病……这些多年来摸索出的简、便、廉的治疗方法，疗效显著。

善治疾病——明察病机，以一持万

1. 对冠心病的核心病机、常见证候、辨证治疗的认识，以及常用方、核心方药

　　黄永生：我提出"瘀能化水"理论，为中药治疗冠心病及心脏搭桥术后综合征提供了新思路。急性心肌梗死属内科急危重病，《灵枢》云"真心痛，手足清至节，心痛甚，旦发夕死，夕发旦死"，属于中医禁地。我经过多年临床实践，提出了"以通为主，调整肝肾以治心"的理论，指导临床。冠心病是临床常见病、多发病。对于冠心病心绞痛的治疗，我在临床上不拘泥于以往"国标""行标"所规定之辨证标准。我认为在当前的动态时空，肝气郁滞为疾病的共性，贯穿于疾病的始终。在此基础上，总结出"阴虚气滞""气虚气滞""气血两虚，肝气郁结""肝郁气滞，痰瘀互结"四证，创立了相应的"稳心"1—4号用于临床，解决了无数患者的病痛。冠心病心律失常是心血管科的疑难病，经潜心研究，推出了"心悸宁"1—3号，分别治疗心律失常属"阴虚""阳虚""气血两虚"之证；对于兼有胃部疾病的患者，提倡"从胃治心"的理论，指导临床每获效验。

2.在难治病方面的创新性观点

黄永生：我在对高血压病的治疗中，提出"肝肾失调，毒伤血络"的发病机理，研制了"降压1号"，通过调整肝肾阴阳、化瘀通络，达到降压的目的。近年来，病毒性心肌炎的发病率逐年上升，临床实践中，我提出"毒邪侵犯咽喉或胃肠，繁衍聚毒，渗入营血，直犯心体"为其病机关键，为病毒性心肌炎的治疗提供了新思路。

医患交流——光明磊落，亲力亲为

良好医患的建立

黄永生：现在我每周在长春中医药大学附属医院国医堂出诊，每次门诊求治者众多，但我从不以医谋私，对患者不分贫富贵贱，都一视同仁，悉心诊治，从不假手于人。遇到经济困难的患者，常常解囊相助，或助之以诊，或资之以药。担任科室主任期间，我严格把关，注意科室中药使用率，并告诫大家——为医之道，生死攸关，绝不可草率从事、半点马虎。对待医院的发展建设，我敢于提出意见，直言不讳。

传承发展——言传身教，为人师表

1.选拔弟子的标准及培养弟子的方式

黄永生：我注重理论与临床的结合。在担任长春中医药大学中医内科学科带头人、中医内科教研室主任期间，我传承恩师任继学教授的治学理念，提出"三点一线"式教学法，即重点、难点、疑点、临床一线。根据多年临床教学经验，我总结了4条教学思想——"坚定中医药与人类共存的信念""读经典，做临床""古为今用，西为中用""打造具有中国特色的中国医学"，使中医内科学授课重点突出。这种教学方法效果比较理想。

作为研究生导师、全国老中医药专家经验继承工作指导教师，我毫无保留地将自己的临床经验和学术体会传授给学生，言传身教，以自己的临床疗效，为学生们树立"中医药与人类共存"的坚定信念，指导学生认真研读经典，深入研究经典方，反复临床验证，提高疗效。

2. 对后学的寄语

黄永生：我们要坚持"中医药与人类共存"。中医学的发展在学术，学术的基础是临床，临床的关键是疗效，我们应当古为今用、西为中用，打造具有中国特色的中医学！

 名医寄语

> 希望大家古为今用，西为中用，打造一条具有中国特色的中医之路。

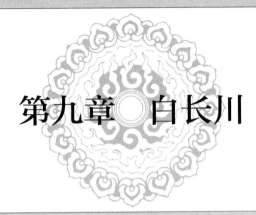

第九章 ● 白长川

白长川，男，1944 年生。辽宁中医药大学教授、中医经典临床研究所所长、博士研究生导师，"全国中医药杰出贡献奖"获得者，首届全国名中医，辽宁中医大师，全国第三、四、六、七批老中医药专家学术经验继承工作指导老师，国家中医药管理局"优秀中医临床人才研修项目"授课及临床指导专家，全国名中医传承工作室建设项目专家。

白长川 1961 年就读于大连中医学校，同年拜师辽南名医张惠民，跟师苦读七年。1968 年被分配到庄河，从事内、外、妇、儿多科疾病的诊疗。1980 年被调到大连市中医医院，从事教学、临床工作，后拜师全国名中医李寿山，侍诊 20 余年。

白老从医 60 余年，得名师真传，熟谙经典，学贯中西，中医理论功底深厚。提出"滞伤脾胃，百病由生"的疾病观；提出"三纲脏腑定位，二化气血定性，四期虚实定势"寒温融合治疗热性病的辨证体系；总结出《伤寒论》中的方证辨证体系；提出"脂浊""引经方"概念，结合西医学理论，总结出中医"部位用方"规律，形成自己独特的引经方体系；提出"阳生血长、温肾助孕"理论，治疗黄体功能不全性不孕症。擅长治疗消化系统疾病、发热性疾病、急危重症、不孕症等疑难杂症。主编、参编医学著作近 20 部，发表论文 180 余篇。《脾胃新论》《外感热病发微》《神经外科危重症中西医结合治疗》《伤寒论古今研究》《伤寒论纲要》《伤寒论方证证治准绳》《金匮要略表解》《消化疾病药膳治疗学》《实用功能性胃肠病诊治》等是其代表作。

名医之路——勤习经典，笃志经方

1. 从医之路的起源

白长川：1961年，我以优异的成绩高中毕业，本有机会保送进京读书，却阴差阳错地错过了机会。幸运的是，命运让我选择了中医之路。

2. 成长为名中医的过程中具有重要影响的人

白长川：我的中医启蒙老师，是当时关东公署中医考试的第一名——张惠民先生。我跟随张老师侍诊7年余，系统地学习了中医院校第一、二版教材。在老师的指导下，学习了南京中医学院编著的《伤寒论译释》《金匮要略译释》《黄帝内经译释》《难经译释》等经典著作。更重要的是，在临床中读经典、用经方，每天数十位患者的实践，验证诠释了经典的有效性。经典理论是中医的魂，是中医的大道，正如《素问·著至教论》所说："医道论篇，可传后世，可以为宝。"

第二位对我有重要影响的是李寿山先生。我在1980年调到大连市中医医院，侍诊李老20余年。在综合性医院工作期间，从门诊到急诊，从内科病房到其他各科病房查房，极大地培养、锻炼了我。中西医结合诊疗能力较快地得到提高。

职业认同——博览善疑，以恒作舟

1. 作为一名优秀中医应该具备的素质

白长川：治学精神，当如《礼记·中庸》所言："博学之，审问之，慎思之，明辨之，笃行之。"《素问·著至教论》云："子知医之道乎？""而道上知天文，下知地理，中知人事，可以长久，以教众庶，亦不疑殆，医道论篇，可传后世，可以为宝。"作为一名中医，若想登堂入室，探赜索微，必须具备广博的知识。现代中医更应掌握西医和现代生物技术的基本理论，辨病与识证相结合，诊治患者的身与心。大学课程是走入中医的门径，必须扎实地学好。同时，还要背诵《汤头歌诀》《医宗金鉴》等临床实用的书籍，在实践中加深理解，进而做到胸中有方有药，"医必有方"，此之谓也。仅此还远不足，方药乃兵器，驾驭兵器者为医生——医生倘无立方之理法，又岂能做到"医不执方"？因此，四大经典必须慎思、明辨、笃学，以恒作舟，锲而不舍。多临床、多实践、多总结。

孟子云："尽信书，则不如无书。"读书不疑，难成大医。生命科学疑点重重，要有质疑精神，更要有析疑能力。唯有上下求索，方能获得真知灼见，真正不负古人的用心良苦，不负古人的微言大义。

2. 对医生这个职业的态度和看法

白长川：医生应该秉持"大医精诚"的职业态度，"人命至重，有贵千金"。我本人的座右铭是"爱心融于工作，健康融于生活"。作为医生，我们的爱心应该体现在两个方面：其一，是对患者的关心、耐心和细心，真心实意去对待患者。其二，是在业务上精益求精，博极医源，精勤不倦，努力提升治疗疾病的能力。

健康是人类文明的永恒主题。健康不但是无疾病状态，更是大生态、小生态、微生态的三态平衡以及时间、空间、人间三间的和合。医生本人应该把大健康观融入日常生活中，面对患者，不能单纯治疗疾病，更要全方位地改善患者的生活方式。根据患者的病情，在生活方式和锻炼方法方面给予指导，譬如心肺疾病的呼吸操、太极拳站桩等中医养生方法。所谓"养生"，就是"养成良好的生活方式"。

3. 对国内公共卫生事件的看法

白长川：2003 年"非典"我是直接参与的，当时担任大连市中医治疗组的组长。对于新冠疫情，我曾认真研究学习，在《中华中医药学刊》发表论文《新型冠状病毒感染的肺炎（COVID-19）与风寒湿疫》，并以此思路参与制订辽宁省和大连市的新冠肺炎防治方案，指导大连医科大学附属第一医院发热门诊的中医诊治。此外，我还帮助大连雷神山医院、辽宁中医药大学赴襄阳医疗队，以及四川、黑龙江等坚守在抗击疫情一线的弟子们远程会诊，交流及病例讨论，指导治疗。在"中医文化润疆行"活动中，我收下 12 名中医弟子，并指导弟子运用中医药治疗新冠肺炎。

4. 一路走来已经实现和待实现的梦想

白长川：清人王国维在《人间词话》中提出了"治学三境界"。我尚在第二境界——"衣带渐宽终不悔，为伊消得人憔悴"。我的中医梦想是"众里寻他千百度，蓦然回首，那人却在，灯火阑珊处"，也就是运用现代科学、现代语言，说明中医的真谛及其存在价值。

学成中医——经典思维，融汇中西

1. 学习和从事中医过程中的阶段划分及各个阶段学习和研究中医的方法

白长川：第一阶段，背经典，结合教材学好基本功。第二阶段，用经典，博览各家学说，探索哲学思维及科学方法论。第三阶段，融汇中西，能进ICU（重症监护室），发挥中医长处。

2. 中医经典在中医学习过程中起到的作用及学习方法

白长川：经典是中医的灵魂，是中医的根本和源泉。学经典，并非单纯为了应用经方，最根本的是要牢固树立经典思维——用《黄帝内经》《难经》的医理说明疾病的病理，将《神农本草经》的药理与张仲景辨证论治体系的方证经验思维、逻辑思维相结合，发挥中医整体化和个体化的精准治疗特色。

中医思维的实质就是经典思维。中医的理论思维模式就是《黄帝内经》《难经》论述的基本观点，以及传统文化中相关的知识；中医的临床思维模式，是以《伤寒论》《金匮要略》《温病条辨》为主干的理、法、方、药体系，同时兼顾不同时代名医、名著、名方的临床经验和研究，以及各家学说的精华采撷。最重要的是"在临床中读书、思考、运用"，最终将理论转化为自己的治病能力。举例而言，《伤寒论》小青龙汤的病机是外寒内饮，而其在《金匮要略》则主治支饮、溢饮等证，并无外寒表现，同时增加了禁忌证、兼变证、或然证的治疗法则。后世叶天士医案对运用仲景方药之变化更有新意，足见各家见解应充分参考吸收。总言之，读书要活学串解，验证于临床。

善治疾病——明辨机要，精准治疗

1. 对患者疾病的诊察判断及影响疗效的因素

白长川：以主诉、主证展开四诊，把握证候七要点：主证、兼证、喜恶、食眠、二便、舌象、脉象。经过医生大脑的黑箱思辨，输出病机五要素，即病因与发病、病理与生理、病位与藏象、病性与量化、病势与转归。在辨证过程中，应寻找特殊的症状组合以鉴别诊断，进而选择相契合的方药。此外，社会心理、生活方式等因素都会影响疗效，因此临证时应与患者耐心交流，精准医嘱。

刚刚谈到，临床中要善于寻找特殊的症状组合，进行鉴别诊断和治疗。举一个病例：赵某，男，68岁，阵发性胸骨后疼痛20余年，加重3小时入院。20年前曾诊断为急性心肌梗死，给予静脉溶栓治疗；平时口服阿司匹林，其间多次住院治疗。近1年出现心衰，伴随阵发性房颤。近日感冒，3小时前出现胸骨后疼痛，伴气短喘促、心悸恶心、纳食差等表现。经全面检查，诊断：冠心病，陈旧性广泛性前壁心梗，溶栓术后；急性非ST段抬高型心梗Killip Ⅱ级；心律失常，阵发性房颤；慢性心功能不全，心功能Ⅳ级。中医诊断：真心痛（心阳虚衰，心脉闭阻证）。

经过治疗，第6天突然胸痛加重，喘促短气，大汗淋漓，血压下降。用升压药后，血压波动在（90~80）/（60~50）mmHg，升压药依赖。补充诊断：心源性休克Killip Ⅳ，室性恶性心律失常。四诊见症：神情淡漠，面色苍白，时有躁扰不宁，形体消瘦。胸痛持续不解，喘促不能平卧，动则尤甚，心悸肢冷，大汗淋漓，触手湿冷，纳差恶心，尿少，便秘，3~4天一行，质干不畅。舌质暗红，少苔少津，脉微细而结代。

中医诊断：厥脱（阴阳俱脱），真心痛（心肾阳虚）。

治法：回阳救逆，益阴固脱。

方药：人参10g，炮附子15g，炮姜5g，枳实15g，薤白15g，桂枝25g，山茱萸30g，生龙骨50g，生牡蛎50g，五味子5g，麦冬25g，茯苓25g，生白术50g，黄芪50g，炙甘草15g。

服用4天后，诸症好转。上方加炮附子30g，炙甘草20g，水煎服。服用8天后，病情稳定出院。

该患者阳衰厥证显而易见。《素问·阴阳别论》云"阳加于阴谓之汗"，大汗伤阳必损阴津，在危重症中要把握孰轻孰重、标本缓急。本病例"特殊的症状"为心阳暴脱而兼见尿少便秘，舌暗红、少苔、少津，此为典型的阴津亏损征象，应考虑《温病条辨》救逆汤证。基于以上考虑，治则方药应阴阳标本兼顾，故以四逆加人参汤、救逆汤、枳实薤白桂枝汤、生脉散、苓桂术甘汤、芪附汤、桂甘龙牡汤诸方和合治之。

2. 对脾胃病核心病机、常见证候、治疗方法、核心方药的见解

白长川：由于生活水平的提高，"饮食自倍，肠胃乃伤"已成为当代脾胃病的主要病因。因此，我认为脾胃病的核心病机为"滞伤脾胃，百病由生"。"滞"，涵括食滞、酒滞、气滞、毒滞、瘀滞，以及寒化、热化之滞。病久则"因滞而虚"，脾胃既滞且虚，虚实夹杂，寒热错杂，甚至影响其他脏腑功能。

《灵枢·五味》云："五脏六腑皆禀气于胃。"《景岳全书·论治脾胃》云："脾为土脏，灌溉四傍，是以五脏中皆有脾气，而脾胃中亦皆有五脏之气。"治疗五脏六腑之病变，皆应遵循"运脾调五脏，和胃畅六腑"的治养观。脾主运化，当以健运、通运、升运、疏运、温运、滋运、和运为大法；胃主纳化，传化物而不藏，故实而不能满，承顺胃气以通为用，胃腑通畅消化方可纳食，故以"通畅传化"为治之大法。

临床所用核心方药，以六君子汤为主，常加厚朴、枳实、木香、鸡内金等。脾恶湿而忌滞，治宜消滞运脾。我常以二陈汤消湿滞以运脾，四君子汤健运脾之虚滞，小承气汤去大黄以承顺胃气。木香乃全胃肠之气分动力药，鸡内金消食滞，可化一切积滞。

医患交流——精诚为一，听问结合

1. 对待患者的方式

白长川：医生的职业素养、职业价值观，是追求精湛医术、悬壶济世、成为名医的动力。作为医生，必须具有爱心、耐心、责任心，才能将"精""诚"融为一体，以平等、服务的心态对待患者。

2. 良好医患关系的建立

白长川：有些患者比较焦虑，对待他们更要耐心地倾听，细心了解他们的病情，耐心倾听也是给予患者安慰的方式。针对叙述病史时逻辑性不强、来回重复、讲不清主要问题的患者，认真倾听的同时，要抓住重点问题，对患者未详尽的病情、发病过程、心理因素等，加以严谨翔实的追问。

传承发展——哲眼习医，慧悟临床

1. 选拔弟子的标准及培养弟子的方式

白长川：人品好是第一位的，还要热爱中医，虚心好学。我培养弟子的目标和要求：拥有自强不息、厚德载物、中正包容的人文精神，孜孜不倦、传承创新的学习精神，把爱心融于工作、大爱无疆、大医精诚的中医精神。

2. 对后学的寄语

白长川：哲眼学中医，慧根悟临床，临床读经典，中西医统一。

所谓中西医统一，是在系统科学的理论指导下，把还原论与整体论的思维方法，融合多学科的科研成果，运用到中医的学术研究与医疗实践中。尤其是在医疗实践中，需要构建辩证逻辑思维与形式逻辑思维相结合的临床思维模式，形成辨病与辨证、标准化与个体化有机结合的诊治方案。

名医寄语

学习中医需要"哲眼学中医，慧根悟临床，临床读经典"。哲眼学中医——中医学是受哲学思想指导的实践性医学，蕴藏着丰富的哲学智慧和思想方法；慧根悟临床——中医蕴含大量隐性知识，需要在学习中心悟、实践中体悟；临床读经典——患者的病证复杂多变，各家学说的治疗方法也不尽相同，很难标准化。只有运用经典思维、经典方药，多临床、早临床，才能做好临床。

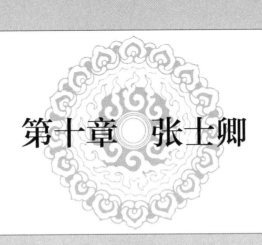

第十章 ◯ 张士卿

张士卿，男，1945年生。甘肃中医药大学教授，主任医师，博士研究生导师。中华中医药学会儿科分会副会长，中华中医药学会内经专业委员会委员，全国中医药高等教育学会副理事长，甘肃省中医药学会副会长，甘肃省中医药学会儿科委员会主任委员，《中医儿科杂志》主编，真气运行法研究会理事、顾问。全国第三、四、五、六、七批老中医药专家学术经验继承工作指导老师，张士卿名中医工作室负责人，享受国务院政府特殊津贴专家。1988年获"全国卫生文明建设先进工作者"称号，1998年被评为"全国'三育人'先进个人"，2006年，获"中医药传承特别贡献奖"，2017年当选首批全国名中医，2019年荣获"全国中医药杰出贡献奖"。

张士卿1970年8月毕业于北京中医学院中医专业，大学毕业后，来到大西北，为陇原父老乡亲医病除疾。后调入平凉地区卫生学校任教，并从事中医医疗工作。1978年10月考入中医研究院中医研究生班，1980年10月毕业，获中医硕士学位，并留在中医研究院北京西苑医院从事儿科临床工作，其间幸拜全国著名儿科专家王伯岳老中医为师，耳濡目染，尽得其真传。1984年8月调到甘肃中医学院任教，历任基础部副主任、主任。1991年，被人事部、卫生部、国家中医药管理局选为全国名老中医学术继承人，拜甘肃省名老中医、原甘肃中医学院院长于己百教授为师，正式以继承人的身份侍诊3年，全面继承和整理于老的学术思想与临床经验，深得其传，并有所发挥。1992年至1995年先后任甘肃中医学院附属医院常务副院长、院长兼党委书记，甘肃中医学院副院长、院长。在此期间，先后承担《黄帝内经》《中医基础理论》《伤寒论》《中医儿科学》等课程的教学任务。2002年，主动请辞院长职务，专心致力于专业研究，现主要从事教学、临床及科研工作。

张士卿从事中医临床、教学及科研工作50余年，情系中医，不忘初心。曾多次参与甘肃省中医药事业发展相关规划、政策的制定、咨询工作，并为之积极建言献策。先后拜师名老中医王伯岳、江育仁、于己百，全面继承诸老的学术思想和临床经验。精研经典，法宗仲景，学尚各家，博采古今，自成体系；临床广涉诸科，尤擅治儿科疑难杂症，用药平淡中和、方活药精；虽逾古稀之年，依然坚守临床一线，年门诊量达15000余人次；先后主持开发"开胃增食合剂"等16种疗效确切的院内制剂。历任近10个专业学会副主委或顾问，多次参与中医药事业发展相关规划、政策的制定、咨询工作；创办国内第一份《中医儿科杂志》并担任主编；主持筹建敦煌中医药馆；先后发表学术论文60余篇，主编、参编《中医儿科学》《黄帝内经研究大成》《中医基础学》等著作10余部，主持完成"双龙雪莲酒的开发研究"等10余项科研成果，并先后荣获省部级科技奖励8项。

名医之路——博学众家，耳濡目染

1. 从医之路的起源

张士卿：我本来是喜欢学工科的，但因从小身体比较弱，高中的班主任建议我学中医，她认为中医既能养生保健，对自己身体素质的提高有好处，又能为患者解除疾苦。我采纳了班主任的建议，第一志愿报考了北京中医学院，从此与中医结下了不解之缘。

2. 成长为名中医的过程中具有重要影响的人

张士卿：我是1964年进入北京中医学院的。在校学习期间，程士德老师给我们讲《黄帝内经》，刘渡舟老师讲《伤寒论》，濮秉铨、王永炎老师讲《金匮要略》，印会河、戈敬恒老师讲《温病学》，席与民老师讲《中药学》，王绵之老师讲《方剂学》，这些老师诲人不倦的教学态度和一丝不苟的治学精神对我影响很深，使我在校期间打下了中医学基本理论的坚实基础。

1969年上半年，我们到河南商丘地区的永城县医院进行毕业实习。我们的带教老师有教务长祝谌予老师、内科的殷凤礼老师、妇科的王子喻老师等，他们精湛的中医医术和热情的服务态度，也使我终身难忘。

1978年，我考入了中医研究院研究生班，攻读中医硕士研究生。在此期间，我聆听了上海凌耀星、金寿山、姜春华、王玉润，浙江潘澄濂，南京孟澍江，江西万友生，湖北李今庸等专家关于四部经典以及临床经验的讲解。特别是任应秋老师给我们通讲了《黄帝内经》的《素问》《灵枢》162篇，方药中老师讲了《黄帝内经》关于五运六气学说的"七篇大论"以及他的"辨证论治七步法"等，对我影响很深。

在读研的第2年，研究生班为我确定的指导老师是祖传儿科医家王伯岳研究员，他精专中医儿科，兼擅临床各科，我跟师学习兼侍诊身旁，耳濡目染、受益匪浅，从此奠定了我从事中医儿科医、教、研的方向。

研究生毕业后，我留在北京西苑医院儿科工作4年，后因工作和家庭的需要，调回甘肃中医学院，开始在内经教研室任教。其间又受到西北内经泰斗、也是响应毛主席"六二六"指示到甘肃的北京中医学院原内经教研室周信有教授的影响。周老在《黄帝内经》"病机十九条"的理解与应用方面有很深的造诣。1990年，国家中医药管理局开展全国500名老中医药工作者学术经验传承工作，即"师带徒"，我又跟师于甘肃中医学院老院长、甘肃伤寒学名家于己百教授。这段时间里，周信有老师对疑难杂症"复方多法、综合运用、整体调节"的治疗原则以及于己百老师"经方为头、时方为尾"的临证辨治思路和处方特色对我从医的影响，也是一生难忘的。

职业认同——*严谨治学，弘扬国粹*

1. 作为一名优秀中医应该具备的素质

张士卿：一是要有高尚的医德医风，二是要有精湛的医技医术。

2. 对医生这个职业的态度和看法

张士卿：医者，仁心。作为一名优秀的中医，首先要有一颗仁爱之心，要急患者之所急，痛患者之所痛，把患者当亲人，不论男女老幼，贫富贵贱，普同一等，一视同仁。其次，医术是仁术，要精勤不倦、严谨治学、精益求精，不断提高自己的中医辨证水平，要多读经典、勤临证，要有一颗"弘扬国粹济苍生"的心，以及大医精诚的胸怀和医术。

3. 对国内公共卫生事件的看法

张士卿：关注国内公共卫生事件，是一名医生义不容辞的责任。2003年"非典"流行期间，我积极参加到防治第一线，到定西市人民医院，为从外地输入甘肃省的"非典"患者当面诊治，开具中医治疗处方，还积极参与制订我省防治"非典"的中医治疗方案。同年10月，我还参加了中华医学会在北京召开的"防治'非典'经验交流会"，发表了《透视"非典"全程，话说中医治疗特色》的文章。2009年甲流流行时，我也积极运用中医药参与治疗，取得很好的疗效。2010年10月，我参加了在北京召开的"全国手足口病防治经验交流会"，并发表了《小儿手足口病中医辨治思路之我见》的文章。新冠疫情流入甘肃后，我拟定了"祛毒防疫方"以发挥"未病先防"的作用。历代中医先贤在防治瘟疫方面积累了丰富的、宝贵的经验，从汉代《伤寒论》到明、清温病学的兴起，就是一部中医与瘟疫的斗争史。我们现代中医更应该在关键时刻挺身而出，为防控疫情、挽救生命、维护健康作出自己应有的贡献。

4. 一路走来已经实现和待实现的梦想

张士卿：我在防治小儿常见病、多发病方面，摸索、积累了一些防治经验，取得了一些疗效，也培养了一些学生与弟子，但还远远不够。我将继续遵循习近平总书记所说的"传承精华，守正创新"的原则，做好中医药的传承工作，让我们的国粹之一——中医药学在"防治疾病、保障儿童健康及全民健康、打造健康中国、提高民族素质"方面发挥更大的作用。

学成中医——圆机活法，妙用在心

1. 学习和从事中医过程中的阶段划分及各个阶段学习和研究中医的方法

张士卿：我学习中医和从事中医的过程，可分为基础入门、跟师临床、经典深化、反复实践四个阶段。我1964年考入北京中医学院，在校期间主要学习了中医的一些基本理论，包括《黄帝内经》《伤寒论》《金匮要略》《温病学》和中药、方剂等。临床各科还没学到，就直接下去实习了，所以很多都是靠自学或跟师侍诊，记读书笔记，写跟师心得。然后就是下乡，我回家后，大胆、主动为乡亲治病，在实践中摸索。

1970年毕业后，我被分配到甘肃省平凉地区卫校任教。我认真备课，包括自编中医士班中专教材，认真讲授、查阅各种资料，上门诊带教，在理论和实践两方面都得到很大提高。教学相长，特别是给"西学中"班学员讲课，使自己的中医基础理论和临证辨治水平得到相当大的提高。

1978年，我考入中医研究院研究生班，对四部经典进行了深入学习。尤其在跟我的导师、家传儿科专家王伯岳学习期间，又重点针对中医儿科学，包括历代儿科医家名著进行了深入学习，并侍诊于恩师身旁近5年时间，受益匪浅。恩师指导我深入学习金元四大家的主要著作及学术思想，运用于儿科临床，很有体会。

1984年，我调回兰州，仍然从事医、教、研工作。在甘肃中医学院本科和经典班的教学中，先后承担过《黄帝内经》《伤寒论》《中医基础理论》《中医儿科学》等课程的教学。同时，从事中医门诊，理论与实践两相促进，使我的中医辨治水平有了更大提高。

我的体会：多读经典，包括历代医家名著；勤于临证，在实践中学习，包括认真跟师学习，如跟随周信有老师教研《黄帝内经》，跟随于己百老师活用经方治疗各科常见病、疑难病等；勤于笔耕，不断总结心得体会，撰写论文、论著，做到能讲、能写、能治病。

2. 中医经典在中医学习过程中起到的作用及学习方法

张士卿： 我认为中医经典是中医文化的代表，是中医理论的渊源，是构建中医理论体系的重要支柱，是中医临证的指导，是传承中医理论体系和临床经验的重要载体。学好经典能够拥有中医功底的根基。不学好中医经典，中医理论功底就是肤浅的，在临床实际中的辨治思路就不开阔，中医诊治水平提高、发展的后劲就不足。

学习经典的方法可以分两步：第一步是"博极医源"，泛读、通读一些经典医著，然后再结合临床，由博返约、精读熟记一些临证实用的经典内容，包括熟读或背诵。第二步是"由约返博"，即再度博采众长，泛读一些经典医家的名著，以加深拓展对经典医著的理解和运用，并能做到活学活用，圆机活法，妙用在心。

善治疾病——用药精准，诊治合参

1. 对患者疾病的诊察判断及影响疗效的因素

张士卿： 要注意门诊患者最痛苦的症状，急需医生解决或解除的临床表现，如发热、头痛、咳嗽，或胸闷、气短，或失眠、焦虑，或胃痛、腰腿痛等。这些症状因患者的不同情况，其病因病机有别，我们就按照中医的望、闻、问、切，结合西医的各种检查方法来认真分析。例如，小儿发热，若舌淡、苔薄白，咽不红，口不渴，即可诊断为风寒外感；若舌边尖红，舌苔薄白或黄，咽红，或口干、口渴，即可诊断为风热外感；若舌红、苔厚或黄厚，大便偏干，则属积食化热。

尤其3岁以内的小儿，脉象不足为凭，而更应重视望苗窍、看指纹、切肌肤以判断病情，亦可结合西医的实验室检查为参考。

对疗效影响的因素很多，但主要是病家能否认真服药，能否调整生活习惯、饮食结构，能否遵守医嘱、禁忌。俗云"吃药不忌口，坏了大夫手"，即是明证。药物是否对症、药物质量是否有保证等，也是影响疗效的重要因素。所以，我们应该首先提高自己的诊治水平，用药要精准，医嘱要讲明。

2. 对小儿多发性抽动症核心病机、常见证候、治疗方法、核心方药的见解

张士卿： 我在临床中，常运用"调肝理脾法"治疗小儿多发性抽动症，疗效较为理想。我认为小儿多发性抽动症的核心病机是肝脾不调，以脾虚肝旺为本，风痰阻络为标。小儿之体，脾常不足，肝常有余，脾主困，肝主风。各种内外因素都可能影响小儿肝脾功能，导致肝脾不调，因而出现脾失健运而聚湿生痰，肝气偏旺而痰随风动。小儿多发性抽动症的临床表现，是以慢性、波动性、多发性运动肌（头、面、肩、肢体、躯干等肌肉）的快速抽动，并伴有不自主发声或语言障碍为主要表现，是一种复杂的、慢性的心理行为异常，或神经精神障碍性疾病，故西医又称为"抽动－秽语综合征"。

本病的临床常见证候有"气郁化火，肝风内扰""脾虚痰聚，肝脉失调""肝肾阴亏，虚风内动"等。我在临床治疗本病时，具体治则治法采用调肝理脾、息风化痰、清离定巽等法。方药选用仲景"柴胡加龙骨牡蛎汤"为主，配合"天麻钩藤饮"等合方化裁，并随证加减。如抽动明显，常以蝉蜕、僵蚕、全蝎等虫类药息风镇痉；如眨眼为主，加桑叶、杭菊等；擤鼻者，加苍耳子、辛夷等；喉间发言、口出秽语者，加射干、山豆根、木蝴蝶、青果等；摇头耸肩者，加葛根、川芎、羌活、姜黄等；四肢抽动者，加伸筋草、鸡血藤、地龙、桂枝、桑枝等。

医患交流——济世为心，热忱待人

1. 对待患者的方式

张士卿： 明代裴一中在《言医》中曾指出："医以活人为心，视人之病，犹己之病。"唐代医家孙思邈在其《备急千金要方》中指出："若有疾厄来求救者，不得问其贵贱贫富，长幼妍蚩，怨亲善友，华夷愚智，普同一等，皆如至亲之想。"我在临床中遵此原则，不论男女老幼、富贵贫贱，不论是一般百姓还是行政领导，都是我的患者，都是一视同仁、用心一等，同样用心、认真去治疗。

2. 良好医患关系的建立

张士卿： 我一贯是把患者当亲人，急患者之所急，痛患者之所痛。给患者诊病仔细认真，与患者交谈态度热忱，遣方用药谨慎周密。尤其对小儿态

度温和，使之不产生恐惧，能很好地配合诊断。每次门诊，我都是提前到、延迟走，特别是对远道而来的，或急症患者，我都是适当给予照顾。

例如，十多年前，一 10 个月大的小儿，因早产，体质弱，反复腹泻，迁延不愈近 3 个月，骨瘦如柴，曾赴北京儿童医院住院治疗半月余，仍未能控制病情。在返回兰州的飞机上，同机人建议家长到兰州找我调治。我接诊后，慢慢调理，运脾和胃，调肝温肾。经治半月，泻止纳增，体重增加。现身体强健，发育良好，学习也名列前茅。

还有一小儿，现 8 岁，1 岁左右时发现有癫痫小发作，因家长是康复医院的工作人员，出现这种情况，不想给孩子服用西药，遂来就诊。经用中药调治，发作得到控制，身体很好，性格活泼可爱，智力发育也很好，学习优秀。据家长说，孩子从小就把中药汤当饮料喝。至今已有七八年，我们就像亲戚一样，经常走动。

传承发展——道本岐黄，精专博采

1. 选拔弟子的标准及培养弟子的方式

张士卿：一为"德"，要有一颗仁爱之心，对患者和蔼可亲，服务热忱，无私奉献，一视同仁；要有一颗敬畏之心，能尊师重道，虚心求教，勤学好问。二为"悟性"，要善于思考，善于总结。三为"韧性"，要刻苦钻研，持之以恒。

我要求弟子多读经典，多做临床，多写文章，多看前贤名医之医论、医话、医案。

2. 对后学的寄语

张士卿：赠送后学——中华医道本岐黄，理贯三才法阴阳。学须兼通儒释道，业贵精专采众长。多读经典勤临证，尊师重道要发扬。济世仁人为己任，精诚大医是方向。

名医寄语

> 学成中医需要"熟谙经典、博采众长"。

第十一章　廖志峰

廖志峰，男，1946 年生，甘肃省永登县人。甘肃省中医院首席专家，教授，博士研究生导师。甘肃省中医药学会内科专业委员会名誉主任委员，甘肃省政协第八、九、十届委员会委员。第二、三、四、五、六批全国老中医药专家继承工作指导老师，2008 年获"全国卫生系统先进工作者"荣誉称号，同年当选甘肃省名中医；2022 年当选全国名中医。参编《中医胃肠病学》《中医风湿病学》，主编《糖尿病中西医治疗进展》《肝胆胰疾病中西医诊治新进展》，合著《实用中医处方手册》等著作，发表学术论文 30 余篇。

廖志峰的启蒙老师为陈光石，他还曾师从于己百、王自立、焦树德、祝谌予、席梁丞等名医，私淑刘渡舟、董建华等名家。他从事教学、临床一线工作 50 余年。2001 年，他带领甘肃省中医院消化科发展为国家级重点学科；他还主持研发了"健胃系列"院内制剂。廖志峰擅长治疗脾胃疾病、肝胆疾病、肺系疾病，在糖尿病等其他内科疾病方面亦有所建树，在妇科、儿科、外科、疑难杂症治疗方面具有独到见解。

名医之路——医路之始，良师益友

1. 从医之路的起源

廖志峰：我从事中医临床工作有 55 年了，我的老伯父是个名中医，在当地很有名气，求治的患者很多，当地人对他也很尊重、感激，给我留下了深刻的印象。当时我想，作为一个医生，能够治病救人，能解决患者的痛苦，给他们带来幸福，是一件很有意义的事。所以到中学的时候，在伯父的影响下，我就有了学习中医的理想。当时我伯父说："你们正是年轻的时候，记忆力强，如果有心学中医的话，从现在起必须要打好中医的基本功。"我说："中医的基本功是什么？"伯父说："中医基本功就是中药，你必须把中药药性背下来，方剂要背下来，再者就是王叔和的《脉经》。"当时他说了以后，我们不理解，就是死记硬背，他有时候来提问我们就背。因为那时年轻，正在上学的时候，背了以后记得很深，忘不了，到现在那些歌诀都记忆犹新，因为一般在年轻上学时记的东西比较牢固。就在这个阶段，我踏上了学医之路。

有闲余的时间就背书。背方剂、药性、《濒湖脉学》。背《濒湖脉学》的时候，不理解是什么意思，像"浮脉惟从肉上行，如循榆荚似毛轻。三秋得令知无恙，久病逢之却可惊"，根本不懂。后来慢慢在临床中体验到，确实是有一定的道理。

2. 成长为名医过程中具有重要影响的人

廖志峰：开始学医就是受到我伯父的影响，感觉学医是很好的事。因为伯父的医术比较高明，周围找他的人很多，都很感激他，到处夸赞他，我就觉得做一个医生也很不错，因此在我还没行医的时候，就先背诵了《伤寒论》歌诀，也掌握了基本知识。

记得当时我们村上有一个老年妇女，她得了很重的病，呕吐不能吃饭。当时我伯父不在，家里人跟我说："你不是也行吗？"他的家属来问，能不能来看一下。我犹豫了一下，想着那就去看一下。到了以后，我详细询问症状，一看脉象、舌苔、症状，呕吐不能进食，一阵发冷、一阵发热，同时眩晕、呕吐、胸闷，这不是和《伤寒论》的小柴胡汤证很相似吗？"伤寒五六日中风，往来寒热，胸胁苦满，默默不欲饮食，心烦喜呕。"就开了小柴胡汤加味。因为没有临床经验，当时只开了两剂药。晚上也睡不着觉了，第二天早早起来，我就跑他们家门口，想看看这个老太太怎么样。去了以后，当时进都不敢进，因为我第一次开处方，心中没底，我就在人家家门口徘徊。结果老太太出来上厕所了，一看见我就问："你干啥来了？"我还不敢直接说实话，就说顺便过来看看您。她说很好，今天也不发冷，不发热，能吃饭了，能下地走了。这件事对我启发很大，我想中医确实厉害，学好中医的话，能治病救人，解除患者的痛苦，这是很好的职业。从此我就坚定了学习中医的信念。

我高中毕业的时间是 1964 年。那时候高考分一类、二类、三类，一类是工科，二类是文史，三类是师范，我当时考取了西北师范大学。我的大伯知道后对我说："考师范、当老师不适合你，你记忆力强，以后学中医吧。"所以我就没去上大学，在家里学习中医基本知识，准备第二年考中医学院。后来"文革"发生，高考停止了，我的大学没上成，但是该学中医还继续学中医。那时候，我们县卫生局办了个医师班，我参加了学习。我的启蒙老师，第一位是我的伯父，第二位就是陈光石老师。陈光石是位中西医结合的老师，他是北京大学医学院的第一批学生，在日本留过学，后来又在成都学了中医，当时鼓励西医立志学习中医，他虽然是个西医，但对中医还是非常擅长的。陈老师技术很高，当时县里对他很重视，于是经卫生局同意，就选了我们几个人跟他学习。我跟随陈光石老师一共学了 3 年。

后来我又到甘肃中医院进修。我在这里进修了两年多，带我的老师是于己百先生。他是甘肃中医学院的院长，于老师对我的影响很深。还有中医院的席梁丞老师、窦伯清老师，我跟席老师、窦老师抄过方，这两位老中医对我的影响都很深；还有我们中医院的王自立主任。席老和窦老都是甘肃的名中医，属于河西派，这两位老中医医德都很高，医术又精湛。当时他们年龄也比较大了，但患者来诊病，从来都不推辞，再累都要看。我跟着窦老出上午的门诊的时候，经常要中午一点钟、一点半才下班，但是这位老先生从来不着急，而且不像我们有时候看得快。他就是慢慢地、详详细细地询问，对待患者从来没一点包袱，哪怕牺牲些自己的时间，都认真去对待，这对我的影响和启发很大。我跟他们上门诊的时候，就没按时下过班。记得那时下班后，主任们回家了，我们就跟学生一起吃食堂，好几次到食堂都吃不上饭了。所以到后来，我们跟窦老、席老出门诊的时候，就提前一天买好馒头，万一吃不上饭，我们就啃馒头解决午饭。

1978 年，我到北京参加了全国的名老中医讲习班，重点跟师刘渡舟。

他是伤寒大家，用方很特别。还有董建华，他讲一口上海话，当时我听不懂人家讲话，但人家临床经验极其丰富，方子比较严谨。当时我们上午上课，下午基本都是跟着老中医上临床。还有个南方人叫焦树德焦老，讲过中药药性，焦老这个人很搞笑，一般的北京西医院请他会诊的时候，他去看诊后，把中药一开，然后说："你把西药统统地给我停掉，就吃我的中药。"

我在兰州进修中医出师以后，县上把我分配到一个中心卫生院工作，我在那儿也救治了很多患者。1979 年，邓小平签署了"56 号文件"，在全国选一批中医师，补充到国家公立医院，我报了名，参加了第一次考试。我的考试成绩很不错，在甘肃名列第一，全省中医院共选了两人，有我一个。后来我就直接到中医院工作。

职业认同——牢记初心，临证体悟

作为一名优秀中医应该具备的素质

廖志峰：我对中医还是比较坚信的。我在兰州进修的时候，对西医也有些认识，因为来兰州以前，我在总院进修过 1 年西医，对西医的基本理论也比较熟悉。西医和中医两个理论体系不相同，但它们的目的是一样的——都是治病救人。不过中医从整体的辨证出发，而西医主要讲的是局部解剖、病理生理知识，它必须找到病原菌，一有炎症就要局部消炎，因此中医和西医各有特长。

举个例子，我到中医院上班的时候，才 30 多岁。那时，甘肃省第六批西医学习中医班学员正好在我们这儿实习。当时有个管医生，实习时他就跟着我："廖医生，我跟着你抄处方，我跟着你学。"我说："你跟我学什么，老大夫那么多，你跟着老大夫总结经验。"他说："我们两个年龄差不多，我敢问。跟老大夫有时候我问又不敢问，说也不敢说。说句老实话，我虽然学了 3 年的中医，对中医还是不感兴趣，什么是经脉？看又看不到，摸又摸不准。"因为他是西医，是西医大学毕业的，他说："我就是不怎么明白，只是单位派出来了，必须得学，但是我对中医很不理解，什么四气五味，什么归经，我们谁都看不见。西医呢，我能看得见白细胞多高，治疗就用抗生素。"我说："我给你讲中医，你也不太能明白，必须通过临床验证有效果，你才能对中医有正确的认识。"

正好那时候来了个患者，患者穿着个大棉袄，被家属扶进来看病。那时候门诊不像现在点名挂哪个医生的号，都挂的一种号，来了以后护士分配，患者到一号诊室、二号诊室。因为当时我年轻，上班来得早些，其他医生都还没来，这个患者就进我的诊室来看了，管医生也在场。我问了一下病情，他说："我发高烧3天，呕吐，头痛，不能吃，我在兰州大学第二医院急诊室输了3天液，烧一直退不了，还是呕吐不能吃，人家要给我做腰椎穿刺。我一听要穿出脑髓，就不敢，家属也不同意，所以来这。"那时候是20世纪80年代，甘肃都没有CT，要排除脑部病变就得做腰椎穿刺。我一想病史，这个患者发冷发热已经几天了，他吃过感冒退热的药，吃了药，短时间热退、汗出，一会儿就又发热，这在中医来讲是很典型的外感病。他不是太阳病"脉浮，头项强痛而恶寒"，太阳中风证是"发热，汗出，恶风，脉缓者，名为中风"，伤寒证是"太阳病，或已发热，或未发热，必恶寒，体痛，呕逆，脉阴阳俱紧者，名为伤寒"，他既不是太阳中风，也不是太阳伤寒。他有口苦咽干，脉弦，胸胁苦满，默默不欲饮食，呕吐，这是柴胡汤证；但他同时又有头痛，脖子强。为什么西医要给他做腰椎穿刺？要排除脑炎。脖子僵硬，这是太阳中风证，病邪随太阳经进入，项背强几几。所以他是"太少合病"，太阳和少阳合病，因为有"项背强几几"，我就开了个柴胡桂枝汤，就是小柴胡汤合桂枝加葛根汤。我就开了两剂药，管医生不放心，说："廖医生，这个行吗？"我说："行。"他说："他这不输液体行吗？"我说："已经连输了3天液了不也没用。"患者就走了。结果第3天早上上班，患者第一个来的，他的家属也来了，管医生一看就认出了，管医生就问："患者怎么样了？"那个家属说："现在好了，头也不疼了，跟在后面，我先过来看你们上班了没有。"过一会患者来了，大衣也不穿了。管医生一看就问："你吃什么其他药了没？"患者就说："没有。""你再没打过针吗？"患者说："没打针，就吃了两剂中药，第一剂吃上就不吐了，吃完两剂药，头也不痛了，很不错。"管医生就说："哎呀，这个中医，确实我还没看懂这操作，怎么这么准？"所以中医辨证准确的话，效果挺好的。

学成中医——成医之路，勿离经典

学习和研究中医的方法

廖志峰：要学好中医，首先必须打好基本功，对中医的基本理论、经

113

典著作要详细学习。其次要做临床，在临床中才能很好地理解理论。在读经典、做临床的过程中，不断积累经验，经验对中医来说是很重要的，要在临床中慢慢地提炼。就像刚才我讲的，那个管医生之前对中医很不相信——什么草、什么药，四气五味，这能治什么病？后来通过这个病例，他说这很不错，西医解决不了，中医两剂药就给解决了，中医很深奥，他还得好好学学。

所以在临床中，年轻人要慢慢地总结经验，特别是临床中治疗无效的情况下，我们要进一步分析，不能在治疗无效以后，就对中医灰心。失败的时候，进一步了解分析失败的原因所在，才能提高疗效。喻嘉言的《寓意草》对寓意讲得很详细，分析得很透彻。作为一个医生，必须要有开阔的思路，多看些经典书籍，多看各家学说、名医医案，都会对年轻人有所启发。

刚步入临床的医生，多看一看叶天士的《临证指南医案》。金元四大家的那些著作，比如李杲的《脾胃论》，朱丹溪滋阴派的一些观点，还有张子和的书，都可以多看一看。

王叔和的《脉经》，要在临床中慢慢体验。七表、八里、九道脉，后来归纳成二十八脉。二十八脉中又有重点脉象，有六种是提纲概括——浮、沉、迟、数、虚、实。把这六种大纲脉象掌握住以后，再详细地分，慢慢体验着来。《脉经》将脉象分得很精细，一开始在行医中难以辨别，这就得在临床中慢慢体验。

善治疾病——治病求本，随证治之

对慢性萎缩性胃炎核心病机、常见证候、治疗方法、核心方药的见解

廖志峰：此病可因饮食失节、感受邪气、七情所伤或病理产物等碍伤脾胃，致使脾胃气机失调、运化失常、清浊不分而发病，气机失调是主要病机。我主张"从脾胃本脏论治脾胃病"，以脾胃本脏为根本论治，辅以其他诸脏的治疗，遣方用药，以恢复脾胃之正常功能。在治疗上，应当重视调畅气机，恢复脾胃的正常生理功能，健脾和中、益养胃阴、寒热平调是常用之法。内镜是望诊的延伸，也应重视内镜下诊断、定位活检和病理诊断。临床常用方有半夏泻心汤、藿朴夏苓汤、四君子汤、丹参饮等。在辨证的基础上，反酸较甚者，加乌贼骨、牡蛎、浙贝母；喜呕、痞闷较甚者，加生姜、苏梗等；食积气滞较甚者，加炒莱菔子、神曲、山楂、莪术等。随症治之，灵活加减运用。

医患交流——无分别心，一视同仁

对待患者的方式

廖志峰：孙思邈《大医精诚》有云："若有疾厄来求救者，不得问其贵贱贫富，长幼妍蚩，怨亲善友，华夷愚智，普同一等，皆如至亲之想。"当患者来门诊看病时，我定是急患者之所急，尽量予患者以方便。很多外地的患者大老远赶来，很不容易。在诊治时，定是一视同仁，无分别心，安神定志，随证察之治之。

传承发展——半日临证，半日读书

1. 选拔弟子的标准及培养弟子的方式

廖志峰：选拔学生，人品当是第一位，做学问首先要学会做人。学习中，经典的背诵学习必不可少，中医作为我们中国优秀传统文化的一部分，是需要我们好好继承并大力发扬的。中国优秀传统文化里的其他部分，我也会要求学生们去了解、学习，感受传统文化的魅力，增强文化自信心，像《大学》《中庸》《老子》《庄子》等优秀的传统文化著作，我都会提倡学生们去多读、多感受其中的思想，多角度去看待问题、认识世界。

2. 对后学的寄语

廖志峰：我们作为中医工作者，对中医要坚定信念，要有信心。现在我发现，临床中有些毕业的学生，或者新分来的年轻医生，对中医钻研得很少，大多数抱着西医知识不放。当然，西医知识我们应该了解，不可以排斥，但是我们搞中医的，必须要在中医上下功夫！

名医寄语

> 故学者必须博极医源，精勤不倦，不得道听途说，而言医道已了，深自误哉！

第十二章　田振国

田振国，男，汉族，1950年生。本科学历，中共党员，主任医师。全国名中医，首届辽宁省名中医，首届辽宁中医大师，国家二级教授，博士研究生导师。第四、五、七批全国老中医药专家学术继承工作指导老师，享受国务院政府特殊津贴。2011年经国家中医药管理局批准成立"田振国名医工作室"。国家中医临床重点专科、国家中医药管理局中医肛肠重点学科及重点专科学术及学科带头人，第三届中医药名词审定委员会委员，国家中医药标准化专家技术委员会委员。中华中医药学会肛肠分会第五届、第六届会长，中华中医药学会肛肠分会第七届名誉会长。现任中国中医药研究促进会副会长，中国中医药研究促进会肛肠分会会长。曾荣获全国卫生系统先进工作者、全国优秀科技工作者、全国中医医院优秀院长、全国中医肛肠学科名专家、中华中医药学会先进学会干部、中国中医药研究促进会优秀会长、中国中医药研究促进会杰出贡献奖及五星级特别贡献会长、辽宁省优秀科技工作者、沈阳市劳动模范等荣誉称号。工作室获全国先进工作站（室）。

1983年，前瞻性谋划医院发展方向，他率先提出"学科立本、专科强基、人才强院"的发展理念，倡议成立全国唯一一家公立国家三级甲等中医肛肠专科医院——辽宁省肛肠医院（辽宁中医药大学附属第三医院）。

在从医从教的50余年里，他始终奋斗在中医临床、教学、科研第一线，忠于党，忠于人民，秉承生命至上，患者第一。运用创立的"宣通气血、寒热并用"和"以补治秘"的治疗法则，每年诊治各种疑难杂症患者近万人次。作为一名有着50年党龄的老党员，即使是在疫情最严重的时期，医院安排60岁以上的出诊专家休息，田老仍坚持出诊，他的爱岗敬业、无私奉献精神受到患者的高度赞誉。

"田振国名医工作室"共培养博士8人，硕士68人，指导高徒（学科带头人）29名。多年来，获得国家和省部级科研奖励6项，科研成果22项，完成学术著作11部，发表学术论文60余篇。2006年，田老应邀出席国际第151次炎症性肠病学术会议，为来自33个国家和地区的代表作了关于炎症性肠病的中医药治疗的大会学术报告，会后被赞誉为"将中医肛肠推向世界的人"。

名医之路——有志竟成，常怀初心

从医之路的起源

田振国：不久之前，辽宁大学的老校长刘志超为我写了两句话："五千年文化根系民族济苍生，五十载桃李天使把脉初心情。"他为什么写这两句话？缘于他来找我看病把脉，看完病以后，他回去就写了这两句话赠与我。"五千年文化根系民族济苍生"，指的是我们中华民族的文化源远流长，历经五千年而不衰。"五十载桃李天使把脉初心情"，我行医至今有50多年了，所以称为"五十载"，"桃李"指我搞教育、带学生，"天使"指医生，"把脉"特指他来找我把脉这件事。看到最后，我和他说："你和我们总书记的思想观念融合了。"融合在哪里？正是在"初心情"这三个字上。从医的初心也就是我的"初心"——50年前，我为什么选择学习中医、从事中医这条道路？

我出生在偏远的内蒙古农村。我18岁，也就是高中刚毕业时，开始学做赤脚医生。那时候的培训内容很简单，就是针灸、取穴、诊脉，脉学讲得很肤浅；然后就背着药箱，给老百姓看病，甚至一边参加劳动，一边看病。那时，我有一个极大的困扰——因为没有系统学习中医、没有深入理解中医的内涵，同时缺乏丰富的实践经验，所以只能应付感冒发热、头疼脑热这类病，只能用一点基本的针灸，或是很简单的药。当时农村缺医少药，农民们得了病，多数情况是干着急、治不了，或是治疗后没有效果。举个例子，有个40多岁的农民，还是生产队的干部，当时明确诊断了阑尾炎，结果初期没控制好，后来就化脓了，最终引发中毒性休克而死亡。那时候真的没什么办法，除了吃中药，就是用点土办法，像喝点红糖酒之类的。我去看那个患者的时候，人已经不行了。这件事让我很揪心，深刻体会到学医一定要深入，有高超的技术才能真正帮到患者，从此就开始发奋自学。功夫不负有心人，在自学的基础上，我获得了进入辽宁中医学院参加本科学习的机会。

进入大学，再回顾当赤脚医生的岁月，如果那时有中医理论做指导，有临床各家的治疗方法、经验，我一定能更好地济世活人，为更多百姓治好病。在这种想法的激励下，我不断深入地学习中医，走向临床之后，也一直在学习、积累、总结、提高。这一路走来，学中医越深入，越坚定了中医是我一生的"初心"。后来即便走上行政岗位，我依然不敢松懈，坚定不移地深入学习中医、研究中医，用中医药为人民群众解除疾苦。直到今天，我还在继续践行。

职业认同——立德树人，技以臻道

1. 作为一名优秀中医应该具备的素质

田振国：中医药文化能提高人的修养。我认为，中医教学中的"立德"，不仅是政治上的理论，更是在中医药文化自身的土壤中"修身"。"德"是品质、品德、品行的修养，它是人生的最高学历，也是人生的第一学历。作为优秀的中医，要修养自己的身心，更多地济世活人，发扬"大医精诚"的精神。作为中医药领域的专家学者，在教书育人、培养学生时，也必须坚持以德为先、立德树人。

在这里，我有几句话想对年轻人说："名中医"的"名"，不在其"技"，而在其"道"。道者，进乎技也。欲成名医，当知"道"之所存。欲知医道，除读医书外，还要懂政治、懂人心，博学多闻，与时俱进，先做好人，再做好学问。

2. 对医生这个职业的态度和看法

田振国：医生是对"德"要求最高的职业。常言道"医者父母心"，天下最关心、最在乎你的人，除了父母，应该就是医生。反过来看，这就要求行医的人必须有德，甚至超越对医者技术的要求。为什么呢？首先，有德行的医生会对患者负责；其次，道德会成为医生提升技术的动力，为了更好地治病救人，医生会不断努力。

此外，医生这个职业还需要体力，它是一门高强度的职业，所以医生的身体素质必须过关。以前医学院校都要求学生体育达标，督促大家跑操锻炼、强身健体。还有一点，医生要勤奋，要坚持学习。

3. 对国内公共卫生事件的看法

田振国："非典"、甲流、新冠疫情几大公共卫生事件，确实影响了人民群众的健康，甚至生命。在中国历史上，从春秋战国到现在，两千五百多年中，曾经发生过很多次瘟疫大流行。以 1910 年暴发的鼠疫为例，那一次的暴发地是在哈尔滨，疫情非常猛烈。后来，在一系列严格的防疫措施下，东北用了 67 天，才基本控制住了疫情。

面对近些年的公共卫生事件，我一方面心急如焚，非常着急；另一方面，也在认真地从医理角度去考虑、去研究。2003 年"非典"，短时间内新增病例很多，而且这个病很凶险，死亡率比较高。当时我们中医药人都感觉到，这是尽职尽责的紧要关头。2003 年 3 月 18 日，辽宁沈阳地区开动员大会，号召全民抗击"非典"。我当时是辽宁省中医研究院的院长，3 月 18 日晚上，我就征求了几位国内知名专家的意见，拟定了抗击"非典"的中药处方，一共有五味药，实质上是玉屏风散合金银花、板蓝根。拟定后当晚加工，单位有制剂室，我们又联系了几个药厂，制作成浓煎剂，包装完整，然后无偿发放给群众。当时党员职工积极参与，夜以继日地加工。我们主要是在辽宁地区发放，据统计，那段时间累计近 30 万人用这个药，可以说是供不应求。根据世界卫生组织的统计，"非典"期间，我国确诊病例的总体死亡率是 11%，其中积极应用中医药防治的广东省是 3.8%，而世界确诊病例总体死亡率接近 20%。由此可见，从"治未病"思想出发，中医面对瘟疫有着传统的、丰富的防治经验，包括"未病先防，既病防变"等理念，都是非常实用的。

我们再谈谈新冠疫情。自新冠疫情暴发以来，大家的心情都非常焦急。这期间，我思考了很多，也征求了很多专家的治疗意见，形成了一些方剂。我个人主张，玉屏风散在疫病预防上仍然可以发挥作用，它的药味简单，旨在扶正，增强人体的免疫力。此外，我们还将人参败毒饮、荆防败毒散、麻杏石甘汤等方剂加减组合。

记得在我学医初期，大概是 20 世纪 70 年代，学校老师为我们讲课。那时有一位姓郑的老师，已经八十几岁了，讲课很幽默，他在上课时就谈到了治疗呼吸疾病的临床经验。当时支气管炎、肺气肿、肺心病患者非常多，老师讲完这类疾病，最后加了一句："我的临床经验就是，在胸闷气短、哮喘憋气、咳不出痰、患者憋得脸通红的时候，在药方里加上海浮石 15g。"我到现在也记忆犹新。这一次新冠疫情流行以来，我研究其病理和治疗时，就想到这味海浮石。在典籍记载中，海浮石的功用就是行瘀、化老痰。老痰就是一种肺泡细胞的黏稠渗出物，患者自己咳不出来，西医就动用吸痰器；如果动用医疗仪器还出不来，患者就会憋得缺氧，血压急剧下降，郑老认为这时候就可以用海浮石，说是让痰"漂"上来，同时这味药还能治便秘。我也传承了郑老这个经验，后来长春中医学院的周建华教授跟我说，他用了海浮石，这个药对于咳喘、痰多、痰黏稠很有效，吃上以后痰就自然而然往外排，形象点说就是"漂"上来了。周建华教授谈自己的感受，说临床上肺病患者排便也不痛快，确实像中医说的"肺与大肠相表里"，过去肛肠专业的医生都知道，很多脱肛患者都伴有肺功能减弱。我也有切身体会，我们过去下乡巡回医疗，遇到的呼吸系统病患，比如老年性咳喘、慢性支气管炎咳喘、肺心病的患者，大多伴有痔疮脱垂、直肠脱垂，甚至大便干燥，这就真实地体现了肺与大肠相表里的关系。周建华教授就感慨，海浮石不仅去痰，还能解决便秘的问题。所以中医非常神奇，它来源于实践，来源于传承。郑老师走了很多年了，但他用海浮石的经验，我始终记忆犹新。在研究新冠肺炎时，我就想到，治疗新冠病毒导致的肺部痰瘀互结，可以参照典籍记载的死痰、老痰、黏痰，今天说就是肺病，如果不把这些黏稠物及时清出来，患者就喘不上气，这种情况也可以考虑用海浮石。

因此我认为，新冠病毒不可怕，在我们五千年历史中，中医积累了很多对抗瘟疫的有效经验，我们一定能充分发挥国家体制的优势，发挥中医药的优势，战胜疫情。习近平总书记多次强调，中西医结合、中西药并用在本次疫情防控中发挥了重大作用。国家在新时期提出"传承精华，守正创新""充分发挥中医药防病治病的独特优势和作用""坚持中西医并重"等重要国策，为推动中医药抗疫提供了重要支持，我们要更有信心，勇敢担当。

4. 一路走来已经实现和待实现的梦想

田振国：在我们那个年代，没有"梦想"这个词，但是有想做的事、想干的事业。回想起来，我觉得自己这辈子想做的事，基本都达成。我现在的梦想，就是希望弟子都能超越我，在中医肛肠病诊疗方面、在中医领域有更多创新和突破，将中医肛肠病研究做大做强，不断为百姓造福。

学成中医——沉潜蓄势，研精覃思

1. 学习和从事中医过程中的阶段划分及各个阶段学习和研究中医的方法

田振国：主要有三个阶段。第一阶段是入门，这个阶段就是扎实读书，包括教材和经典，一定要把文字吃透。你看武侠小说里学武功，都是先背下招式，对不对？诊治患者就像上阵打仗，如果脑袋里一片空白，一招半式都没有，肯定是不行的，所以心里得先存那么几招，打下功底。第二阶段就开始练手了，也就是开始实践所学过的招式了。这个阶段，实践的同时还要善于发现、善于查漏补缺，哪个地方没学明白？哪个地方理解不到位？这时问老师也好，问同学也好，不要怕犯错，只有发现问题，才能解决问题。通过这个过程就能知道擅长什么，还有什么不足。第三阶段就是学成毕业，正式进入临床了。这个"学成"不是出师，只是毕业，学业暂时告一个段落。事实上，医生这个行业永远不可能真毕业。现在到了工作中，还有师承，还有继续教育，还有在职研究生，这些都是深造学习的方法。医生必须不断学习，活到老，学到老。到临床就会发现，书本上写的都是规范、凝练、典型的知识点，但是在生活中，不会有患者按教材得病，对不对？人的生命是很复杂的，所以"武功"也要灵活多变，这样才能应对各式各样的"敌人"。

2. 中医经典在中医学习过程中起到的作用及学习方法

田振国：学习中医要学原著、读经典、悟原理，这是我一贯坚持的学习宗旨。经典原著是什么概念？是中医药在几千年历史中，历代医家不断实践、积累、认识、总结的精髓。比如李时珍写《本草纲目》，花了27年时间，我们今天都将它视为经典著作来学习，它是在实践中一点一滴积累而成的，所谓"尝百草"，是要切身体验中医药的功用，才能够形成这样一部经典。由此可知，医学经典是中医药文化发展过程中的结晶，饱含了先贤的经验与智慧，是中医的精髓所在，所以我们一定要学习原著、学习经典。无论是中医的四大经典、四小经典，还是各家的学说与著作，我们都应该将其中精华的内容学懂、学通，这样才能用于实践。我们谈"道术"，强调要行"大道"，中医的"大道"究竟是什么？我认为就是经典，是原著，是其中的理论精华，所以我说要"悟原理"。这是学习的根本，也是中医药自身升华的强大动力，我们不能忽略经典。

至于学习经典的方法，过去都把背诵当作负担，这些年背诵学习的意识和强度就更加缺乏了。以前我念书的时候，学校倡导学中医要有"三上"精神，什么意思？古人有"读书三处"，是马上、枕上、厕上，"三上"精神就是从这儿来的。用今天的话说，走在路上要背，躺在床上要背，蹲在卫生间还要背！当年我们的老院长非常强调"三上"精神，实质上就是抓紧一切时间，进行背诵学习。如前所言，学武功要先背熟口诀心法，学中医也是一样，前人把最精华的内容总结出来了，必须先把它背熟，否则连基础都没有，还练什么？当然，背诵不是最终目的，我们背诵经典、学习经典，根本上是为了学以致用，学了经典还要会用。再进一步说，会用经典还是不够，还要善于总结。治好一个病，怎么好的？用这个方子为什么没效？这个病为什么没有缓解？总结是关键中的关键。毛主席的学习方法就是这样，从理论到实践，在实践中总结，再上升为理论，唯有这样学习，才能真正获得提高。

总之，学经典必须潜下心来。一开始虽不理解，但要熟读成诵，然后再去理解，在实践中体会——原来这句话是这个意思，那句话的奥妙是这样。到那个时候就练成了，将背诵的知识内化成自己的能力了。

善治疾病——辨证精详，内外同治

1. 对疾病的诊察判断及影响疗效的因素

田振国：在临床上，我会详细询问患者的病史、症状，参合脉象、舌象，结合临床辅助检查，为患者制订诊疗方案。我认为了解病史非常重要，这个过程一定要细致全面，有些患者自己不当回事的细节，可能就与辨证治疗有重要关联。

影响疗效的因素有很多，患者的配合度、信任度、是否能如实描述病情、是否遵医嘱用药，都会对疗效产生很大影响。所以，医生要详细、耐心地沟通，取得患者的信任，多少可以避免这些因素的影响。

2. 对炎性肠病和便秘核心病机、常见证候、治疗方法、核心方药、特色疗法的见解

田振国：这两类疾病，实质上属于肛肠疾病的范围。

首先是炎性肠病，其中大肠炎又有四五种，过敏性的、溃疡性的、肉芽肿性的，还有慢性复发性的一些炎症。2010 年，在澳大利亚召开了第 151 次"国际炎症性肠病大会"，这是世界级的疾病研讨学术会议，有 33 个国家参会。在这次会议上，我代表中国中医作了一个学术报告，报告反响非常强烈，会后很多新加坡、印度学者主动来与我交流，后来又到我们医院考察，我与他们共同交流经验、探讨学术，他们还送过我疾病模具。

根据我这些年的治疗经验，中医所称的腹泻、腹痛、休息痢、脓血便、脓血痢等，很多都可归于炎性肠病范畴内。此外，像克罗恩病，现在也列入炎性肠病。总体而言，炎性肠病治疗的关键问题，是要治病求本、追根溯源。我认为此类疾病的发病机理是腑气闭塞。具体而言，气与血在腹部凝滞不通，气血不通则聚积成热，进而热腐成脓，发展为溃疡。临床所称的慢性结肠炎，不是细菌感染，而是一种免疫性疾病。现在认为，其免疫反应的相关因素，有饮食不节，也有西医说的感染，多种原因导致脾胃虚弱，引发

肠道的炎性反应，就成为炎性肠病。我的治疗法则主要是宣通气血，因为六腑以通为用、以通为补。就像我们治疗心疾，有时清心就是补心，用多少枣仁也睡不着，反之用上几克黄连，马上就睡好觉了，所以不能呆补，腑病更是如此，通即是补。治疗炎性肠病，光用补的办法肯定不行，必须要通。通什么呢？这里要注意，不是"通泄"的"通"，像梗阻、腹胀、便秘，可以用泻药通，这里不是那个"通"的意思，而是"宣通"的"通"。这个病的病机是气血闭塞、腑气不通，从而热腐成脓而见脓血便，或者是腹泻，或者是腹泻与便秘交替出现，我们就必须要宣通气血，这是基本的法则。所以说，中医具体的治疗之"法"，实质上是遵循"道"的。

其次就是便秘。在肛肠疾病中，便秘是最常见的病，也是令患者最痛苦的病。无论男女老少都可能便秘。老人便秘，多数是因为脏腑老化、身体功能下降了，或是肠燥津亏，或是肾阳亏虚。妇女便秘，比较常见的有两种情况，一是妊娠，一是肝郁气滞。女同志常常因为男同志发脾气，其实是男同志的错误，结果女同志自己气滞了、肝郁了、心情不好了，最后还便秘了，这气人不气人？

我认为，理解便秘这种疾病，无论是哪一种病机、证候，归根结底都可以落实到一个"气"字。可能是气虚的气，也可能是气滞的气；可能是大肠之气，也可能是其他脏腑之气。便秘的病位在大肠，缘于腑气不通，为什么腑气不通？有可能并非大肠本病，而是其他脏腑阴阳失调影响大肠，导致了便秘。所以要准确辨证，是哪里的气出了问题？是大肠、是肝、是肾，还是其他脏腑？辨证准确才能对症下药。如果是肝气郁滞，考虑用疏肝的方药；如果是肾虚，加一些补肾的药；如果是腑气不通兼有热象，就用一些通腑泄热的药。

关于便秘的方药，其实没有固定的，要根据患者情况临证加减，不能千人一方，否则就失去中医辨证施治的特点了。我有一个自创方剂叫"助阳通便汤"，在临床用了很多年，疗效还不错，我的博士研究生也有运用现代科研方法来研究助阳通便汤的分子水平机制。它的核心方药很简单，就是肉苁蓉、牛膝、肉桂、淫羊藿、白术、山药、郁李仁、厚朴、枳壳、桑椹等。这个方子主要针对慢性功能性便秘，中医辨证为脾肾阳虚型便秘。人体阳气的主要来源为脾肾之阳，一旦阳气虚衰，大肠失去温煦，就没有动力正常排便。这个方子的主要功用是补脾强肾、宽中润肠。肉苁蓉、牛膝、淫羊藿、肉桂合用，旨在强肾益气，助元阳、利二阴、通二便；白术擅补后天，既能健脾止泻，又能治疗便秘，对于脾气有双向调节作用；山药能健脾、补肺、益肾、厚肠胃，与白术同用，可以增强健脾润肠的功效。关于肉苁蓉，我还想多讲一句，现代药理学实验已经证实了肉苁蓉促进排便的功效，在我学生的研究成果中，也发现肉苁蓉具有增强肠蠕动、推进肠管内粪便排出的作用。关于便秘的特色疗法，在应用内服药的同时，还可以配合针灸、耳穴压籽等方法，临床效果都不错。

总之，我认为治疗便秘要五脏同调、宣通气血，灵活运用脏腑辨证与经络辨证。便秘与五脏及其经络都有关系。大家都知道，肺与大肠相表里，脾主运化，肝脉循股阴，肾主二阴。比如中医说的阳虚秘，实际上就是肾气虚弱，虽然大便并不干燥，但就是没有动力、便不下来，治疗要补肾气。同时，要注意宣通气血，气血宣通了，身体各方面功能就趋向正常了。所以对于五脏功能异常导致的便秘，辨证一定要灵活、细致、全面。我有一个经验方叫"养荣润肠舒"，就是针对这一类便秘而设的，临床上用了几十年，效果还是非常好的。

说起特色疗法，对于肛周湿疹、肛周瘙痒症这一类疾病，我也喜欢以内服合外用联合治疗。我给内服药取了一个名字，叫"除湿止痒内服方"，主要功效是利湿、解毒、止痒，核心药物有苍术、黄柏、薏苡仁、土茯苓、白鲜皮、蒺藜、大青叶、连翘、皂角刺、蝉蜕、红花、厚朴、地肤子、赤小豆、全蝎、槟榔、甘草。每天1剂。配合的外治法就是熏洗坐浴，熏洗坐浴是我们肛肠科特色的辅助治疗手段，药力直接到达患处，用现在的话叫"精准治疗"。除湿止痒内服方组成：大枫子、木鳖子、白芷、明矾、地肤子、黄柏、土茯苓、黄芩。每天熏洗坐浴2次，每次20分钟，1剂药洗4次。内外联合治疗的效果非常好，很多症状轻的患者，用两个疗程就基本痊愈了。

医患交流——视患如亲，扶危济困

1. 对待患者的方式

田振国：《大医精诚》讲的是什么？其中有一点很重要，所有学中医、悟中医、走中医道路的人，都必须始终坚守一个理念，就是"视患者如亲人"，这样才能称得上"济世活人"，我们要将这个理念牢牢扎根在心底，时刻不能忘记。

在我几十年的行医经历中，所谓的医患纠纷，或是患者不满意的情况，几乎没有出现过。当然，什么样的患者都有，但凡是到我这里看病的，经过我认真热情地与他们交流，为他们看病、为他们把脉、为他们解释，最后几乎没有患者说不高兴、不满意。我不敢说绝对没有，但绝大多数没有发生这样的情况。我做过一些监管工作、行政工作，大家都知道我的性格急、脾气不好，但无论脾气多不好的时候，一旦坐在患者的对面，一定是和颜悦色、充满同情心的。我发自内心地感觉，面对患者，没有任何理由不热情，没有任何理由去顶撞患者。

我曾诊治过一名老人，他当时78岁，是从江西赣州来的，现在我手里还留存着他的照片。这个老人有两个儿子，一个在海南，另一个在北京，所以他一开始是从赣州到北京去看便秘的。他在北京很多大医院都看过，药也没少吃，但便秘一直治不好，老人很痛苦。偶然有一天，他在报纸上看到了我的介绍，就跟儿子商量要找我看。当时是初秋的天气，他坐火车到沈阳来，老人的儿子在北京忙工作，没时间送他，就给他买了车票、带了点钱。我全面了解了老人的情况，他之前已经做过大量检查了，没查出异常，说明他属于功能性的问题，就是老年习惯性、顽固性便秘。看完病，我让药房给他熬了药，又让食堂给他做了餐。他不适合住院，后来我就找人帮他买了车票，回北京了。他用了我的药方10剂后，很高兴地联系我，说便秘明显见好。我和他说先不要大意，继续服用，又用了10剂。后来他给我写过信，就是手写的信，在信的末尾他写："你救了我的一生。"虽然后来没经常联系，但那封信的最后一句话，我记得很清楚。这种例子其实并不罕见，我在沈阳也诊治过一位患者，就在我们医院附近住。老人住4楼，就因为便秘太痛苦了，她打开窗要跳楼，幸好赶上保姆买菜回来，进门把她拽住了。对于老人来说，这个病很不好说，但确实又非常痛苦。

我还记得一位患者，是从吉林来的，得的是复杂性肛瘘。他在当地医院长期治疗，效果一直都不好，后来工作没了，跟爱人也离婚了，他爱人把两个孩子也带走了。在找到我之前，他已经治了6年，当时是一个老主任推荐他来的。老主任姓李，是朝鲜族人，他写了一封信，让患者带上，到沈阳来找我。但是这个患者当时来不了，因为经济上太困难了，没有工作没经济来源。后来他给我描述，因为有复杂性肛瘘，不能平坐，那吃饭怎么办呢？他自己做了一个四方盒，吃饭就坐在盒子上。后来他的外甥女看不下去了，把工作第1个月的工资都给他了，说："舅，你不能这么待着，家里什么都没有了，我给你钱，你快去治病。"这样他才来到沈阳。那时候我做院长，我和他说："第一，让你入院，我来给你治疗。第二，给你免费治疗，你太苦了。"他又把吉林那位老主任写的信交给我，我一看时间，是 1 年前写的。我跟这个患者说，这是一封迟来的信，你为什么不早点来呢？他工作没了、家没了、孩子走了，妻离子散，就因为这一场病。这个患者住了一个多月院，最后痊愈了。

我讲这些例子是想说明，无论面对什么样的患者，我们都应抱有一颗同情之心。什么叫精诚？什么叫大爱？习近平总书记说的"人民至上，生命至上"是什么意思？我们首先要有这颗心，然后再有医术，才能济世活人、解救老百姓于痛苦危难之中。我始终秉持这样的理念，所以从没发生过与患者吵得没完、闹得没完的情况。同情心不是个人的行为，它是中医药文化在几千年中始终传承的精神。如果医生不能怀着同情心、慈爱心去对待人民群众，不能把老百姓放在心上，那么技术再高，也没有价值、没有意义。

2. 良好医患关系的建立

田振国：主要是真诚，让患者相信医生。有个印象深刻的故事：我有一位顽固性便秘的老患者，一开始找我医治的时候，他对我说的任何话都怀疑，因为他去过很多地方看病，药吃了不少，钱也没少花，结果病情没什么缓解。所以他来找我的时候，是抱着质疑的心态，这可以理解。我就说："你先看一看疗效。"他回去吃了几个月的药，症状缓解了不少，后来没事就来找我聊天，还把有便秘困扰的亲戚朋友都介绍来了。我就开玩笑说："你怎么成'托儿'了？我可不给你发工资。"他笑着说："大夫好不好，真是看疗效就知道了。"遇到这样的患者，不需要他送锦旗、送感谢信，看到他前后的变化，就会感到特别欣慰。从另一个角度看，这说明医生功力到位了，能改变他对医生的看法、对中医院的看法，甚至是对中医行业的看法。这是一种肯定，比什么礼物都更珍贵、更让我高兴。

传承发展——学高为师，身正为范

1. 选拔弟子的标准及培养弟子的方式

田振国：自名老中医工作室建立至今，我培养的硕士研究生有 68 人，在上海、浙江、广东等地都有，当然更多是在东北地区；博士研究生有8人，包括师徒传承的博士研究生。谈到我选拔弟子的标准、培养弟子的理念，综合起来有两条。

第一，我主张德、能、勤三个字。"德"必须放在第一位，这是一个人的第一学历、最高学历。我选拔的学生，必须要品德好，这是不可改变的宗旨。"能"也很重要，如果一个学生品德优秀，但是能力太弱，虽然也可塑、可培养，但基础太薄弱还是影响发展。还有"勤"，不仅是勤奋学习，更要在临床上、行动上体现出来，用现在的话说，要敢负责、敢担当、敢作为。这三点落实在培养学生上，不是单纯说教，而是作为导师要言传身教、身先士卒，学生会不自觉受到老师的影响。如果导师自己都做不到，怎么要求学生去做呢？

对我而言，无论是当医生、当科主任，还是后来当院长，一直都要求自己亲力亲为，每天要走一遍所有病房，所有的患者要看一遍。我当院长的时候，医院四百张床位，有多少住院的患者，有多少急诊室抢救的患者，其中危重的有多少，如果心里没有数的话，我下不了班。有一次，科技厅让我到德国学习3个月，一共90天，我每天晚上都得把电话打到我们医院的病房，跟值班医生沟通，后来都形成习惯了。沟通什么呢？问今天几台手术；入院了几个患者，有没有危重的，有没有并发出血、尿潴留的，这些都得问清楚，要不然我睡不着觉。我在研究院当院长的时候，没有现在的"刷脸"考勤，但是每天第一个上班的医生是谁、最晚的有哪几个、谁是骑车来的，我都心里有数。为什么？因为我是第一个到单位、最后一个下班的，我认为这是作为院长必须做到的。我也在附属医院当过书记、院长，那是20世纪70年代。唐山大地震那一年，当时我作为书记主持工作，派出支援。那时医院接收唐山的伤员，有一位副院长叫范万家，比较年长，我就和他商量工作。我说，一个医院应当以患者为中心，保护人民的生命财产是我们的第一责任，这时候咱们必须要勇于担当。后来范院长一直跟着我的想法走，并把这个想法一代一代往下传。我想，如果考核一个人的业绩，必须要有"担当作为"这一条，它反映了一个人心里有没有老百姓。对于培养弟子，老师的身教有时重于言传。

第二，我主张尊师重教、尊师爱生。这是我在中华中医药学会肛肠分会举行年会的时候提出的观点。我在"尊师重教"后面加了四个字——尊师爱生。学生尊重老师是对的，对于老师来说，爱护学生也很重要，如果学生不继承老师的思想，怎么往下传？所以作为老师，要爱护学生。我对学生、下级的要求非常严格，但是我也很爱护他们。怎么体现爱护？不是说让他放假、让他去玩、让他休息，而是让他多学、多看、多帮、多练，不断地提高工作能力。他能力提高了，就能为老百姓提供更多优质的治疗，处理疾病更快捷有效，工作得心应手，到时候老百姓感激他，患者也多了，收入也增加了，这才是真正爱护他、帮助他！所以很多学生都怕我，但都不恨我，他们知道我是对他好，所以他们发自内心尊重我。做老师不能溺爱学生，不能放任纵容学生，那是害了他们。

2. 对后学的寄语

田振国：第一句话，要做事，首先要做人。我对学生、对同事，包括在各种会议上，都会讲这句话。想做好学问，首先要做个好人，这是我心中牢不可破的观念。学问固然重要，但要以德为先。

第二句话，德能并重。一个人品德好，但不钻研、不刻苦、不学习，那是不行的。要为人民服务，就得有本领、有绝技、有工匠精神。做一行，就要爱一行、钻一行。

第三句话，干到老，学到老。我现在晚上没太多时间学习了，但每天睡前，我还是会常常琢磨：今天我出诊用了这个药，为什么？比如治疗失眠，有人主张用重镇药，像龙骨、牡蛎、龙齿之类，我认为光用这些不够，还要配合菖蒲、远志，为什么？因为心主神明。兼见阴虚盗汗的，再加点什么药？想着这些问题，我就常常半夜起来，有时翻翻大辞典，有时翻翻中医药资料，看看历史上的成方、本草的记载。就像海浮石治老痰，思考后要动手勤查，到底怎么用效果更好？用多大量最合适？再比如卷柏，我在大连学习期间，老师就告诉我："使用超过15g的话，患者就会恶心呕吐，但是用少了就没有效果。我几十年来治肿瘤，像肺癌、肝癌，不用卷柏不行，卷柏功在'破癥瘕而血通'。"这是《药性赋》上说的，就是破肿瘤、通血脉，但是不能超过15g。大连中医院的老师说，用16g或者20g，患者就吐得厉害；用10g就没有效果；但是用15g，不仅不会吐，而且疗效最佳。这就是精准。所以，我说中医要活到老、干到老、学到老，永远不能自我满足，永远要以"治愈疾病、不再复发"为导向，去研究问题、学习问题，这样才能传承，才能创新。

中医药传承创新是我们的国策，习近平总书记对此给予了高度重视。作为中医人，我们要不断学习，传承精华，将其发扬光大，振兴中医药，更好地为人类的健康服务。我认为自己从事的工作很有意义，特别是新冠疫情暴发期间，举国上下都认识到了中医药的重要性，这也是发展中医药事业的大好时机。国家能够重视中医传承，是特别值得高兴的，也是值得中医人骄傲的。我希望我的弟子，以及每一位有志加入中医行业的年轻人，都能不断进步！希望你们相信自己，相信中医。中医是千百年积累下来的宝贵的经验科学，也是中国人智慧的宝藏。希望年轻人有民族自信、文化自信，将我们的国粹薪火相传，相信你们会创造更好的未来！

传承创新，立德树人。

第十三章　赵继福

　　赵继福，男，1955年生。主任医师，中共党员，第二届全国名中医，第五、六、七批全国老中医药专家学术经验继承工作指导老师。曾荣获全国基层优秀名中医、全国卫生系统先进个人、全国文化科技卫生"三下乡"活动服务标兵、吉林省劳动模范、吉林省医德标兵、吉林省中医药管理先进工作者、延边州特等劳动模范、长春市德艺双馨医师等称号。现为长春中医药大学、北京中医药大学特聘专家。

　　赵继福1977年毕业于吉林医科大学。多年来，一直坚持早7点开始门诊。临床中坚持"真中医"原则，中药使用率95%以上。日门诊量70~100人，其中异地患者占比约40%，遍布全国各地。常利用节假日带领学生多地点下基层义诊并建立工作室。他作为长春市防治新冠肺炎专家指导组组长，为医院提供防治新冠病毒的专方，并指导前线弟子抗疫，获得满意疗效。

　　赵继福自幼跟随父亲学习中医，至今从事中医临床50年。在祖传经验的基础上，坚持"以脉定病、以脉定性、方证对应"的辨证理念，实现疾病"早期诊断"，对脑出血、脑梗死、高血压、恶性肿瘤等高风险人群，实行"未病先防""既病防变"的治疗原则，减少重症的发生。独特的腹壁浅层触诊法诊断早期结核性腹膜炎，常常能早于现代仪器发现疾病。创新病机，从肾虚、湿热论治高血压病，从胃肠湿热论治长期发热，以"活血化瘀法"论治肾衰及免疫性疾病等，为难治性疾病提供了新思路。运用纯中药治疗急性阑尾炎、糖尿病足、视网膜裂孔病等，使患者免于手术。为了更好地传承发扬中医，2016年以来，由吉林省中医药管理局联合长春市中医药管理局、长春市中医院共同创办的"赵继福名老中医学术经验传承培训班"已开展四期，培养传承人70人，学员遍布全省各地。建立师承门诊（老师和学生同时出门诊），针对疑难病例开展师生共同诊疗，启发学生的诊疗思路，更好地实现经验的传承。通过临床带教，学生们临床水平明显提高，患者满意度不断提升，门诊量逐年增加，中药使用率持续升高。近年来，受邀面向海外侨胞、本科生、研究生、高校教师、临床医生、离退休老干部等，开展讲座十余场，先后五次受邀参加北京卫视《养生堂》栏目，讲解养生防病知识，传播中医理论，使学术思想辐射全国，延伸海外。发表论文20余篇，支持参与课题30余项，完成著作十余部。

名医之路——门里出身，仁术济众

1. 从医之路的起源

赵继福：我们家祖辈都是中医。尤其我父亲，在当地做医生很有名气，所以从小父亲就教我背《汤头歌》《药性歌括四百味》。开始我跟我父亲学方剂，后来又上了大学学习。走上中医之路，主要是受家庭的影响。

2. 成长为名中医的过程中具有重要影响的人

赵继福：首先是我的父亲。我父亲给患者治病非常辛苦，不管路途远近、病情轻重，都是认认真真地给患者治疗。他让我认识到，作为一名医生，要真正帮患者减轻痛苦、恢复健康，这对我的影响是最深刻的。每次我回家，我父亲还要给我讲，什么时候看过疑难病，这个病是怎么看的，看后效果怎么样。

上大学以后，有几位老师对我影响很大。一位是程绍恩老师，他讲辨证讲得非常好，看病该怎么辨证、怎么治疗。有一次，一名患者在吉林医科大学一附院就诊，考虑是"梅核气"，当时他喝水都呛，西医准备给他做手术。我领他去找了程绍恩老师，老师一看就跟我说："这不是王清任说的瘀血，瘀到这个地方了吗？"我当时还想，怎么瘀血能瘀到脖子上呢？我就问："陈老师，您开个什么方子？"陈老师说："开个血府逐瘀汤。"结果患者吃了3剂，就明显见效了，喝水也不呛了，也能吃饭了。后来，我又领他去找陈老师，老师说效不更方，再开3剂，吃6剂药就好了。这是我印象最深的事。

一位是任继学老师。我在病房跟他实习的时候，遇到1个通辽的患者，是个二十四五岁的小伙子，得了尿毒症，血压低得快到零了，用多巴胺、间羟胺、升压药都不好使。后来任继学老师用了熟地黄、人参、附子三味药。那时候没什么器具煎药，就是用小铝盆倒上水，在电炉上煎，差不多有两个多小时，就给患者喝了，患者喝完之后血压就一个劲地往上升。

还有一位是陈国范老师。他很擅长治疗气管炎，我感觉无论气管炎多严重、无论是怎么引起的，患者只要吃他开的药，效果都特别好。当时我就感觉，中医给老百姓又治病、又省钱，给我留下了很深的印象。

职业认同——心怀使命，薪火相传

1. 作为一名优秀中医应该具备的素质

赵继福：我认为，作为一名优秀的中医，首先要讲医德和医术。

第一是医德，就是对患者必须要有爱心、有耐心。我经常和同志们说，做人要善良，做医生更得善良。我们要想办法给老百姓治好病，体贴患者，忠于党的卫生事业。2020 年，省里通知我担任吉林省长春市新型冠状病毒专家组组长，我听到以后，初二就回到了长春市。我本想报名到武汉去，但由于年龄大没去成，大家都说我年龄太大了，就不要去了。我始终认为，作为一名医生，就要忠于党的卫生事业，要有家国情怀。在党和国家需要我的时候，我要挺身而出。

第二就是医术。做医生就要努力学习、不断学习，医生是一种终身教育。我一生当中有几个阶段：一是在学校里，学了很多基础知识；二是跟老一辈中医学了很多医术，尤其是脉诊方面；三是平时注意吸取其他医生的长处，在社会上也收集了很多民间药方；四是在临床上见了很多疾病，这也是学习的过程，这期间我也自拟了一些方子。在医术方面，我们要不断提升自己，多尝试解决多发病、疑难病，这样才能获得广大患者的认可。

第三就是医生的沟通能力。医生要向患者解释病情，有的患者不太知道自己的病情，我们要经常与患者沟通，让患者了解自己的病是什么情况。有时患者会有急躁、恐惧或其他情绪，这时医生要恪守自己的职业道德，按照职业道德做事。同时，还要具备法律意识，为患者的隐私保密，不该说的话不能多说，不该做的事不要去做。

2. 对医生这个职业的态度和看法

赵继福：对于医生这个职业，我是这样想的，做医生，就是治病救命的，不是谋取利益的。我非常爱这个职业，力求做一名优秀的中医。我工作五十多年了，从公社卫生院开始，然后到长白县医院，又到珲春市中医院当院长。当院长期间，我每周五下午开车到长春中医药大学出门诊，周六一整天，周日一上午，周日下午再开车回去。就这样，既在珲春市中医院当院长，又去长春出门诊，来回跑了 4 年。后来我调到长春市中医院，其间又到北京中医药大学国医堂、东直门医院出门诊，那时每周二晚上坐车到北京去，出完门诊，周三晚上再坐车回来。大家都说我太辛苦了，但我感觉做医生很幸福。

作为医生，我经常想：别人能治的病，你也能治；别人治不了的病，你也要会治。一定要给老百姓治好病，治好疑难病。我的父亲是当地一位很优秀的中医。以前没有汽车，交通也不方便，白天没有时间给人看病，父亲经常晚上走十几、二十里路去给人看病，从来不图什么报酬。我现在也像我父亲一样，大家都知道我经常配一些药，像治疗动脉硬化、降脂减肥的一些药物，往往连药材都搭进去，从来不收一分钱。我炼的丹药治疗梅毒，曾经治愈一例神经性梅毒患者。患者是从北京的医院转来的，病情非常重，我领着学生炼丹，给他治好了病，一分钱没取。我认为，医生就是治病救命的，不应该有其他想法，这样才能做一名好医生，才能获得大家的认可，获得患者的认可。享受治病救人的过程，这是医生最幸福的。

3. 对国内公共卫生事件的看法

赵继福：我对国家疫情也很关注。当年非典的时候，我在珲春市中医院当院长。听到消息以后，我赶紧组方煎药，给老百姓吃，但当时好多老百姓都不认中药，我就不要钱，免费送给他们吃。结果他们几天之内就赶到我们医院，排队去买预防药。我们获得了当地人民和领导的好评。

对于新冠疫情，我在 2020 年春节时看到国家开始发布疫情信息，就马上开了个方子，有 20 多味药，都是常用的药。当时我给长春市中医院的院长发过去，跟院长说："现在疫情很重，咱们急需配备一些药。我写了几个药方，看看配的药对不对？我看这是新型冠状病毒常用的药，咱们应该提前备足，别到时候没有药了。""我出了个方子，请领导们审阅，看看我这个方子好不好，如果好的话，咱们院里就推行，开始应用。"这是一个方面。另一个方面，大家报了志愿去武汉，我也想报名到武汉去，因为医生就是治病救命的，哪里需要就应该到哪去，哪里有患者、有疫情就应该到哪里去。结果大家说"你都 60 多岁了，不能去"，后来我就没去成。

4. 一路走来已经实现和待实现的梦想

赵继福：我非常热爱我的本职工作，我喜欢中医，也成了一名中医，这不光是我个人的梦想，也是我们家祖祖辈辈的梦想。我现在是吉林省名中医，我还想成为全国名中医，在临床上治疗更多疑难病、多发病，给患者带来更多的幸福。

我最大的梦想，就是把我的学术思想和医疗水平发扬光大，传给后人。我从长白走到珲春，又到了长春。虽然在长白和珲春工作的时候没有办过学习班，但是我始终带学生。有的学生在当地很有名气，门诊量很大。到长春以后，吉林省中医药管理局和长春市卫生局为我办了"名老中医经验传承学习班"，我真心实意地将医疗经验都教给了我的学生。现在，我是全国老中医药经验继承工作指导老师，3 年带了两个学生，省里感觉我带的学生太少，给我办了班，第一期大约有 20 人，一年办一期，现在已经是第三期了。我还想以后在吉林省办更多的学习班，让更多的年轻医生受益。别人都说做医生很辛苦，我感觉做医生很幸福。虽然辛苦一点，但能为很多患者治好病，能到北京中医药大学这个平台给全国的患者治病，我感觉非常高兴。尤其是 2020 年，患者量非常多，我在市中医院的患者多，在长春中医药大学的患者更多，在北京的患者也非常多，提前两周，号就挂得满满的。能得到患者的认可，我由衷地感到高兴。但我还要继续学习，吸取别人的优点，弥补自己的不足，带更多的学生，将自己一生所学传授下去——赵继福可能有一天不在了，但赵继福的学术思想和经验可以被传承、被发扬光大，世世代代留在人间，让更多的患者受益。

学成中医——博采众方，勤奋学习

学习和从事中医过程中的阶段划分及各个阶段学习和研究中医的方法

赵继福：第一个阶段是随父亲学医。我父亲是当地很有名的中医，他一开始就在小黑板上教我中药，让我背《药性歌括四百味》，每天学十味。我在家时，就学习父亲怎么看病，还有就是跟着抓药、煎药、做药丸，后来逐渐开始学习诊脉。脉诊主要跟父亲学，工作以后再回家时，父亲经常跟我讲，他现在看的是什么脉，让我赶紧摸一摸这种脉。我经常回去跟父亲学习，像某种疑难病，怎么发病的、怎么治疗的、治疗效果好不好，父亲跟我说。从小跟随父亲学习中医，是我一生最大的幸福。

第二个阶段就是大学学习。我在吉林医科大学中医系正规学习。在学校，主要是打好基础，从理论到实践。程绍恩老师讲辨证讲得非常好，邓明鲁老师讲中药也很深刻。前边我谈到程绍恩老师治疗梅核气的患者，这个病例让我印象很深，感觉中医治疗疑难病非常有效；还有陈国范老师治疗气管炎的神效，任继学老师用中药升压的案例。现在想来，那时候在大学里，只知道上课跟老师认真学，下课好好看书，经验方面的学习还是不够，如果是现在的话，就算不睡觉，也要把老师们的经验全学过来。就是在老师们的言传身教下，我在大学期间愈发坚信中医了。

第三个阶段就是临床。走到临床上，我一边临证，一边看书，不断地积累经验。有时候看疑难病、多发病，经验并不是那么成熟，所以看完病以后就看书，看看别人是怎么论述的，反思自己是怎么想的，别人的论述和自己的思路是不是想到一起去了，患者吃了有没有效果，在临床上经常这样反复地总结。有时候我看完病，发现书里的论述还不够，就自己根据临床的经验开始拟方。举个例子，比如说保和汤，有时候患者兼有打嗝、腹胀、大便干燥，或者伤食特别严重，单纯用保和汤那几味药健胃消食是不够的，必须得加上通腹、理气的中药，通腑排出积滞，效果就更好一些。临床上有些顽固性打嗝的患者，吃一次药就不打嗝了，这是最典型的病例。还有很多疑难病，比如支气管扩张咳血，我在临证之后，翻阅了各种资料，都没有找到疗效非常好的方子，后来我就自拟了个方子，一直用到现在，这么多年效果都是非常好的。再比如自发性气胸，我根据自己的思路和经验，用养心、益气、补肺的方法进行治疗，临床效果也非常好。

医生这个职业，一生都要努力去学习、去提升，这是我的切身体会。我现在每天还要看书。前段时间有个老朋友跟我说："赵院长，您现在都不用看书了，是不是？您都熟了，一看什么病，就知道开什么药，用不着天天看书，费那么大的劲。"我说不行，医生是一个终身学习的职业。如果停止学习，可能会感觉自己治了很多疑难病，这就很高兴、很满足了；但是如果看书学习，越看就越感觉自己的不足很多。有时候白天看的病，可能看得不到位、看得不够好，怎么去解决它？我就查资料，利用别人的长处，弥补自己的不足。努力学习，不断学习，这就是我一生总结的经验。

善治疾病——同病异治，辨证为本

对高血压核心病机、常见证候、治疗方法、核心方药的见解

赵继福：高血压病涉及多种证型。高血压病的病机，首先要定虚实，一个是实证，一个是虚证。其中，实证包括肝阳上亢型、肝郁化火型、胃肠湿热型，还有血瘀型。虚证包括气阴两虚型、肾阳虚型、肾阴虚型。

肝阳上亢型主要表现为头胀、心烦、耳鸣、口干，这些都是肝阳上亢型

的特点。我在临床常用镇肝熄风汤，或是清脑降压汤，配合肝阳上亢方。

肝郁化火型也有头胀痛、眼睛干涩、口苦咽干。同时有胸胁痛，因为肝郁化火是一种郁滞之象。临床用逍遥降压汤加味，疏肝解郁、理气泻火。

胃肠湿热型现在来看挺多的，尤其是年轻人。一般表现为大便后便不净，有湿热下注的情况，同时四肢乏力，舌苔厚腻。化验结果有血脂高、尿酸高的问题。这类在临床上挺多见的。年轻人多，男性多见。女同志也有，相对来说少一些。胃肠湿热证和饮食相关，近几年的发病率越来越高。我在临床常用的是整肠散合利湿散，加一些清热利湿的药。有的患者用一周效果就挺明显，有的患者得用两到三周。

血瘀型，我在临床上基本都是运用脉诊来辨的。这类患者的脉都特别弦，有的是弦而有力，有的是弦细。这种证型大部分和遗传基因有关系。老年人可能多见一些，年轻人常常表现得不明显。我在临床上常用化瘀清散汤，加些活血祛瘀的药。血府逐瘀汤也有效。但这种患者体内有长期的血瘀，郁久而化热，所以我会加清热的药，或者再加一些通腑的药。

气阴两虚型，在临床上也挺多见的，但这种情况不好辨，我们要脉证合参，综合地去判断。它的临床表现主要是乏力，脉沉细无力，还会有脖子僵硬、口淡无味、肢体麻木这些症状，整体反映出一种气血不足的状况。在脏腑辨证上，一般以心肾为主，大多是心阳虚与肾阴虚兼具的情况。我自己拟了个方子，就叫"肾虚型高血压方"，它是以益气养阴为主的。

肾阴虚型的主要表现是口干、心烦，同时脉特别细弱，有时还会出现五心烦热。对于这种证型，我们常用左归饮加减，以滋阴补肾为主。

肾阳虚型，在临床上主要表现为肢体麻木、乏力、头晕，有时会出现尿频、浮肿的症状。浮肿、畏寒是一派阳虚之象，有时候还会出现阳虚水肿，尤其是下肢或者眼皮肿。对于这种证型，我常用济生肾气汤加味。

所以，诊治高血压病时，辨证诊脉非常关键。这个病分得特别细，差异很大。过于求同的话，效果就不会很理想。

医患交流——以德感人，妙术取信

1. 良好医患关系的建立

赵继福：作为一名医生，还是要用医德和医术来解决这个问题。我们首先要虚心倾听患者的讲述，了解他需要什么，想解决什么。然后要认真思考，怎样想办法给他治好病。见到疗效，这是最关键的。打个比方，医生给一位爷爷治好病，以后可能他孙子有病了，他还要来找这个医生，我在临床上看到的好多患者，都是这样来的。

记得我大学刚毕业的时候，走在马路上，有一个患者来找我。那时候麻疹病特别多，我准备下乡到农村去看看，结果在半路上遇到这个患者，跟我说头痛特别严重。当时在路上没有地方摸脉，看见附近有个邮电局，我就领他到邮电局去，摸了脉，给他开了3剂药。后来，他因为其他病又来找我，跟我说就这3剂药，吃了2剂就好了。他这个头痛的毛病有20多年了，有时候犯起来，打镇痛剂都止不住，非常严重。那时他到药店抓药，人家药店是知道我开的方子，说："哎呀！这个赵大夫的儿子开的药量大，你吃药的时候要注意。"结果3剂药吃2剂就好了。这都40多年了，一直到现在，他家的亲戚朋友不舒服了，都来找我看病。所以什么叫中医的医患沟通？就像我刚才说的，给爷爷治好了病，孙子有病还来找，这就是一种信任的维系。

刚才说的是老患者，我们再说说新患者。很多高血压的患者来了，他不说自己有什么病，先让医生摸摸脉。我们就先进行脉诊，一摸脉就是弦而有力，有的患者动脉硬化特别重，脉非常弦，同时血压也高，心肌供血不足，又有脑梗死或脑血栓。我就跟他说，我考虑你现在已经脑梗死了，同时心肌供血不足，得了心脑血管病。我看过好多的患者，有的患者就跟我说："我从来就没有啊，经常检查也没有脑梗死，为什么到你这就得了脑梗死了？"患者就不想做检查，这时我也会跟他们解释："你不想做就不做吧，我给你开点药，先吃着，等有时间再做，做完下次来的时候，把检查结果带过来给我看看。"有的患者就去做了检查，做了以后发现自己确实得了脑梗死，就非常激动，感觉这个医生看得太准了。再比如结核性腹膜炎，2020年有位患者，已经在外院看了好多次。有的医生认为是肠梗阻，就给他通；有的医生认为是腹水，就给他利水、下管，但都没好。后来这位患者打听到我这儿，我一看，这是结核性腹膜炎，给他开点中药，很快就好了。如果医生能把患者想不到的病、没想到那么严重的病给看出来，他们就会非常信任医生。所以，作为一名中医，医德非常重要，同时我们还要通过医术，建立良好的医患关系，让患者真正认可医生，这也是很关键的。

传承发展——言传身教，倾囊相授

1. 选拔弟子的标准及培养弟子的方式

赵继福：我带了很多学生。以前带的学生，都是单位的职工，我就手把手教他们，培养了很多人。到长春以后，作为全国老中医药经验继承工作指导老师，我3年只能带两个学生，省里和我个人都感觉太少了。按照国家要求，吉林省中医药管理局和长春市卫生局为我办了经验传承学习班，一年一批，现在是第三批了。参加这个学习班有一定标准，研究生要求工作5年以上，本科生要求工作8年以上，还要经过考试。

我个人选拔弟子的标准主要有两点：一方面人要善良，作为医生，必须要有人品要求；另一方面，我要看他们是否能学好中医，是不是真爱中医、真想学中医。收了徒弟，我就手把手地教他们，一点也不保留。这些年我大概教出一百多个徒弟了。我还经常这样说，不管在哪个单位，我教的徒弟的门诊量都是前三名。这一点我非常高兴。

2. 对后学的寄语

赵继福：第一，爱中医、信中医，用中医中药治疗常见病和疑难病。第二，做临床，拜名师。第三，工作一生，学习一生！

一心为患者治好病，博采众方，勤奋学习，不断进步。

第十四章　杨积武

　　杨积武，男，汉族，1945 年生，籍贯山东蓬莱，中共党员。曾就读于辽宁中医学院，1968 年毕业后，悬壶桑梓；1970 年入大连医学院附属医院心血管科进修；1971 年作为优秀人才，奉调回到辽宁中医学院附属医院工作。任辽宁中医药大学附属医院心血管科主任医师，博士研究生导师，第二届全国名中医，第四、五、七批全国老中医药专家学术经验继承工作指导老师，国家中医药管理局心血管重点专科学术带头人，国家中医药管理局中医心病重点学科学术带头人，2004 年被评为辽宁省名中医，同年组建心血管介入中心，2016 年被评为辽宁中医大师。先后主持省市级科研课题 5 项，发表相关学术论文 30 余篇，参与 20 余种中药新药的临床研究工作。曾任辽宁省中医药学会心血管专业委员会主任委员、中国中西医结合学会辽宁活血化瘀专业委员会副主任委员、中华医学会辽宁分会心血管病委员等。

　　杨积武教授擅长运用中医药治疗心力衰竭、经皮冠状动脉介入（PCI）术后心绞痛等多种心系病症，对扩张型心肌病所致心力衰竭的治疗有独到之处。坚持中医理论与临床实践相结合，在继承古代医家学术思想的基础上，不断深入研究，根据五脏相生相克关系、天人合一理论，创立了"本于心，精于五脏论治，尤重脾肾阴阳"的中医心病学术思想体系；研制出治疗心衰病的院内制剂"强心宁合剂"，应用于临床已 20 余年，对心力衰竭，尤其是扩张型心肌病引起的心力衰竭收效显著。2012 年，成立全国名中医杨积武专家传承工作室，推动了辽宁省中医、中西医结合心血管专业的发展。杨积武教授专注中医事业 50 余年，咏诵经典，博闻强识，传承古训，不断创新；对待学术研究精益求精，治学态度严谨，强调实事求是，反对华而不实，结合西医学知识，在中医原有的理论基础上，勇于提出新的见解；教导学生循循善诱，诲人不倦，倾囊传授自己的宝贵经验；在临床工作中一丝不苟，详察病情，究其要害，制方严谨，用药精当，虽然求诊者众多，依然审慎为之，不论患者地位高低、亲疏远近，同样认真诊治，深受患者爱戴。

名医之路——学如登山，动而益高

1. 从医之路的起源

杨积武：我小时候身体不好，父母经常带我到医院看病。在医院，医生很辛苦、很认真地为患者治病，给我留下深刻的印象，也令我喜欢上医生这个行业。从小学到高中，我一直在丹东念书，是从丹东市第一中学毕业的。高中毕业以后，大约1962年，我考入辽宁中医学院。那时国家强调"三基三严"，在大学6年的学习期间，我们既接受了经典、中药、方剂、内外妇儿各科的中医基础教育，也接受了西医基础教育，比如微生物学、寄生虫学、解剖学、生物化学等。在大学阶段，学校要求比较严格，经常进行考核，我们也都认真学习，所以基本功比较扎实。当时我的家庭情况比较困难，父母退休没有工作，我是靠助学金完成学业的。我发自内心感谢党和国家，如果没有党，我念不起医学院校，也走不上医疗这条道路。

1968年毕业后，我被分配到庄河一个农村地区医院工作。在工作中，我开始运用在学校学到的医学基础知识和临床知识，结合患者实际情况，展开医疗工作。那段时间，我看了不少病，很受患者的欢迎。特别是有时用西药效果不太理想，使用中药或针灸后，很快解除了患者的病痛，这更加深了我对中医的热爱，激发了我深入学习中医的动力。

1971年，我调回辽宁中医药大学任教。作为中医内科的教师，我们经常带学生到农村实习。那时候的实习和现在不一样，比较深入，我们几个教师带着二三十个学生，到县医院进行临床实习，同学们负责管床，有问题就会找我们，我们来指导、解决他们的问题。过了两三年，我到医院从事临床工作。当时我在内科第三科室，全院的心血管重症、呼吸血液病患者都在我们科，我就抓紧机会，向老中医们学习。在田嘉禾、孙允中、王文彦这些老中医的带领和指导下，我更加坚定了中医信念，他们的言传身教告诉我们，中医是很难学的，但治病效果是非常好的。这些老中医有着非常丰富的临床经验，更具有高尚的医德——他们工资很低，但从来都没有叫过苦，极为认真负责地工作，全心全意为人民服务。

在"内三科"工作五六年后，组织为了培养我，将我调到内科急诊室工作；过了五六年，我成为急诊科的副主任；又过了一两年，医院响应国家号召，成立了"中医急症病房"，我在那里做主任，大约一年半的时间。其后，我调回内科第三科室担任科主任，工作了七八年的时间。后来，医院成立了心内科，负责全院的重症患者，我被调到心内科当主任，在这里一直工作到退休。在心内科，我学到很多新的东西，经常参加学术交流，总结了许多中医药治疗心血管疾病的知识，同时体会到运用中药抢救心血管疾病患者的良好效果。基于理论和实践的总结，我发表了不少文章。

2. 成长为名中医的过程中具有重要影响的人

杨积武：这一路走来，首先要感谢党组织和院领导对我的培养，他们信任我、提拔我，安排我到重要的工作岗位上，不断磨砺自己、提升自己。还有许多我的前辈，比如田嘉禾、孙允中、王文彦等老中医，他们的医德与医术对我影响比较大。在医学的道路上，我一直以这些老中医为榜样，严格要求自己。

职业认同——至公无私，不求回报

1. 作为一名优秀中医应该具备的素质

杨积武：作为一名优秀的中医，首先要热爱党、热爱国家，我们主要是为中国人民服务的，一定要爱党爱国。其次，要有努力上进、勤奋刻苦、不断奋进的精神，才能学好中医。最后，要将中医理论与临床实践相结合，这样才能形成自己的思想，总结出自己的经验。

2. 对医生这个职业的态度和看法

杨积武：医生这门职业很高尚，其根本宗旨是为人民服务，不去索取、不求回报，所以非常受人尊重。正因如此，我们一定要认真完成党和国家对我们的各项要求，要不断丰富医疗知识、提升诊疗能力，要全心全意地为人民服务、为患者服务。

3. 对国内公共卫生事件的看法

杨积武：作为医疗工作者，国家出现了公共卫生事件，我们应当奋勇向前进、挺身而出，这是义不容辞的责任。我参与了"非典"的防治工作，当时是在党委领导下，医院组织老中医班子，研定应对疫情的方剂；再经过会议讨论，筛选比较好的方剂，抓紧制作加工，发放或出售给群众。我认为，积极参与疫情防治工作，是中医人的责任所在。

4. 一路走来已经实现和待实现的梦想

杨积武：这一路走来，我实现了自己的理想——考入中医专业，走上中医之路。在老专家和院领导的培养下，我逐步从一名普通医生走到了科主任的岗位，带领全体医护人员与疾病做斗争。在这个过程中，我总结了不少中医治疗急重症的经验，令我们能更好地为群众服务。

学成中医——跬步千里，返本开新

1. 学习和从事中医过程中的阶段划分及各个阶段学习和研究中医的方法

杨积武：我学习中医经历了四个阶段。第一个阶段是大学期间，考入辽宁中医学院后，学校强调"三基三严"，因此对于中医基础课程、西医基础课程，我都学习得比较完全，为临床工作奠定了比较扎实的基础。完成基础学习和临床学习后，就可以运用中医方法进行辨证施治了。对于同一个病，中西医的认识各有所长，比如中医说的胸痹，我们从中医角度如何认识？从西医角度如何认识？对于中西医知识的全面掌握，有利于我们更好地认识和治疗疾病，进行经验总结。

第二个阶段，是毕业后到基层工作。在农村，百姓对中医非常热爱，运用中医治疗疾病的机会很多。有些病，西医不好解决，中医治疗很快就痊愈了。举个例子，我在基层农村的时候，遇到胆绞痛的患者，西医认为应该手术，患者不愿意，后来采用中医治疗，使用益气活血、清热解毒止痛的方药，患者的病情很快就缓解了，不需要手术了，再根据病情加以调整处方，让患者长期服用，这个病后来就治愈了。这段时间的经历，给我留下了深刻的印象。

第三个阶段，我被调回大学，从事中医内科教学工作。这段时间的工作和学习，加深了我对中医内科的认识。

第四个阶段，我被调到大学附属医院，重新回到临床工作中，后来又担任了主治医生、科主任的工作。这一阶段，我的临床经验、理论认识都获得了很大提升，对许多疾病的诊疗经验更加丰富，也发表了很多文章。总体而言，我学习中医、从事中医的四个阶段，都离不开党和领导的关怀，是组织不断地培养我、锻炼我，我才能获得今天的成绩。

2. 中医经典在中医学习过程中起到的作用及学习方法

杨积武：经典是前人临床经验的汇总。我们学习经典，有助于深入理解中医药，提升临床诊疗效果。经典中的内容都是精辟的，认真学习经典，可以帮助我们在临床上少走弯路，甚至不走弯路。然而，经典不是万能的，我们应当将经典理论与临床实践相结合，形成自己的一套学术体系，甚至从中开拓出新见解、新方法，这样才能更好地提升疗效、为人民服务。

善治疾病——中西结合，病证兼参

1.采集患者信息、全面认识患者的病因病机以及影响疗效的因素

杨积武： 在看病过程中，一方面要详细询问患者的病史，病史可以大致勾勒出疾病的轮廓；另一方面，要运用望、闻、问、切，了解患者刻下的具体病情。这两方面工作可以帮助我们更好地把握疾病，并且一定要在病志中详细记载。同时，西医的诊断检查，对于深刻认识疾病有一定帮助。特别是现在，西医的检查方法非常丰富，我们将这些方法运用起来，可以更好地为中医服务。比如中医的胸痹，其实包罗很多种情况：冠心病、心绞痛属于这个范畴；有的患者胸腔有肿瘤，引发疼痛，也属于胸痹范畴；有的患者神经调节不好，也会引起胸痹。我们怎么区分？这就要求我们掌握更多的中西医知识，将辨病与辨证相结合，才能更好地治疗疾病、总结自己的临床经验。

2.对冠心病和心力衰竭核心病机、常见证候、治疗方法、核心方药的见解

杨积武： 冠心病一般属于中医的胸痹、心悸范畴。一般来说，以胸痹论治比较多，因为这种病多有胸痛；如果没有疼痛，主要表现为脉搏紊乱，就属于心悸范畴，在辨证时一定要注意。冠心病患者以老年人居多，其中大部分患者的核心病机为气血亏虚、血行不畅，我治疗这类患者时，主要采用益气、活血、止痛的方法。

还有一些患者，以心肾阳虚为核心病机，多出现下肢水肿、胸闷气短等症状，一般属于心衰患者。在治疗这类患者时，我们以补心阳、补肾阳的药物为主，辅以利水药，临床上我常用真武汤加减，疗效比较不错。有些患者的心率比较慢，西药的强心药用不了，这种情况下，我们以助阳、益气、利水为基本治疗原则，在临床上效果也很好。

医患交流——鱼水无间，至诚相待

1.对待患者的方式

杨积武： 我认为，医患关系就像是鱼和水的关系。毛主席早就教导我们

要"为人民服务"，我们从事医生这个职业，就是要全心全意为人民服务。老百姓来看病，是他们需要我们，我们不应该摆任何架子。作为医生，要耐心地、温和地询问病史，细致、认真地检查患者，参考舌苔、脉象，确定患者是什么病、什么证，然后施以合适的方剂进行治疗，整个过程医生都应该和颜悦色、一丝不苟。

2. 良好医患关系的建立

杨积武：我认为，为患者治病是医生的天职。我为患者看好了病，有些患者很感激，给我送来礼物，我是绝对不会收的。在心内科时，有些患者心搏骤停，我们奋力抢救了过来，事后患者写感谢信给我们，我和患者说："我们是医务工作者，受到党和国家的培养，这都是应该做的。"这是我的心里话，我们应当全心全意为人民服务，不去索取，不求回报。

传承发展——为国育才，前赴后继

1. 选拔弟子的标准及培养弟子的方式

杨积武：我当了22年科主任，是全院担任科主任时间最长、工作科室最多的主任。在这段时间中，我培养了七八位科主任，有心内科的、针灸科的、风湿科的、干诊科的，等等。时至今日，这些弟子有些都退休了。对我来说，培养人才是义不容辞的责任。

我对弟子的培养非常严格，其中有三条要求：第一，必须忠于党，热爱国家。第二，必须有积极向上的精神，努力学习，好学不厌。第三，必须孝顺父母，热爱家庭。这都是最基本的要求。

2. 对后学的寄语

杨积武：年轻人要热爱党、热爱国家，要努力学习、勇往直前。刻苦学习中医经典，刻苦进行临床实践，这样才能成为有用的人才。

名医寄语

> 人命至重，有贵千金，一方济之，德逾于此，故以为名也。

第十五章　全炳烈

全炳烈，男，朝鲜族。1936 年出生于朝鲜咸北道，1942 年举家迁往吉林省汪清县新兴乡。主任医师，曾任延吉市中医医院院长、中华中医学会延边分会副理事长、延边朝医研究会副理事长、吉林省中医药学会理事、吉林省男科专业委员会理事、延边朝鲜族民族医药研究会副会长、延边朝鲜族自治州科学技术协会委员、延边朝鲜族自治州医疗事故鉴定委员会委员。第二批全国老中医药专家学术经验继承工作指导老师。

1956 年，全炳烈在吉林市朝鲜族高中毕业后，进入吉林省中医高徒班学习中医，师从知名老中医李泰焕。1957 年 9 月至 1961 年 9 月，进入延边中医进修班学习中医，1961 年以优异的成绩出师，后被分配到延边大学附属医院中医科从事中医师工作。曾被任命为延边大学中医教研室主任、延边大学附属医院中医科主任，成为名老中医金明旭的学术传承人，进一步提高了自身的中医理论水平和临床实践经验。从医 60 余年，诊疗患者达 30 万人次。

全老的事迹已被《当代中国朝鲜族人物录》《世界文化名人辞海（华人卷）》《中国当代医药界名人录》收录，其所撰写的《温胆汤的应用》论文也被收入了"国际学术文库"。全老提出了"中医辨证"与"朝医辨象"结合治病的独特治疗手段，将其广泛应用于临床治疗工作，取得显著疗效。

全老在朝医临床实践中，遵循循证医学思想，在辨象中不断摸索新的客观性指标，并提出望诊在辨象中的重要性。他提出望皮肤法、望小腿法、望足跟法等，灵活运用于临床；提出了临证时先辨象、后辨证的观点，并认为朝医辨象与中医辨证为互补性理论，在复杂的临床与辨象诊治过程中勇于创新，形成了自己独特的学术理论体系。

全老已年过八十，仍终日诊病授徒，手不释诊。处于杖朝之年的全老，时刻不忘关心朝医药事业及朝医在国内外的发展动态，积极为国家有关部门领导提出宝贵意见。全老一生以"性存温雅，志必谨慎，动需礼节，无自妄尊，不可矫饰，克尽天职，知欲圆而行欲方"作为自己的人生指南，孜孜不倦地为患者服务，将其一生献给了我国朝医药事业。

名医之路——才清志高，业精于勤

1. 从医之路的起源

全炳烈：我上学那个年代，中国没有著名大学、著名学院。学中医，以前也没有中医大学、中医学院，都是收徒培养或者门徒培养。门徒就是家传，比如扁鹊就是那样培养的。中医很重视对徒弟的培养，以师带徒的形式把徒弟培养起来，将中医传承下去。这些培养的人当中，有热爱中医、热衷于中医工作的，把一生献给中医事业，最后就能有成就；不是这样的人，中间就脱节了。对中医来讲，评价一名医生治病好不好，临床疗效才是关键。就好比"不管黑猫白猫，能抓到耗子就是好猫"一样。记得我花甲生日那年，吉林省中医药管理局局长、中医药学会会长苗红芳亲自题词给我留作纪念，内容是"几千年前有扁鹊，今年全炳烈过花甲"，他的题词是对我最高的评价。

2. 成长为名中医的过程中具有重要影响的人

全炳烈：我师从李泰焕老先生，他是我们村的一个中医大夫。在我们农村，一个部落里边有一百多户，他知道我的家庭，知道我的头脑好使，知道我和别人的不同点，所以劝我学中医，说从我的性格各方面来看，学中医是最好的选择。

我母亲在我七岁的时候因传染病去世了，那时候村里没有医生，没法治这样的传染病。中医也是后来才有的。所以，我自认为学医给人治病、救死扶伤、拯救生命，是能为别人做的最好的事儿。可是学什么医？当时，我们国家的西医技术很弱，加上农村条件差，公社医院根本没有西医，只有中医，所以李老说我最合适学中医。

我跟着他学了两年。跟着他学抓药，抓药的同时，看他怎么接待患者。他对待患者很认真，给每个人辨证施治，看得很细，他关心患者就像关心自己家里人一样。虽然那时我还不知道辨证施治是什么，但是看着这些，我的收获很大。他那个时候开的处方很便宜，让人们能够买得起、吃得起药。

我不是自愿离开他的，我愿意去为他人解决病痛、救治生命，我想协助他、帮助他，跟着他抓药，跟着他学习。但后来延边朝鲜族自治州政府知道了我高中毕业，派我到吉林进修学习。在班级 40 多个人里边，班长是当过医生的人，虽然我最小，但马上就当上了学习委员。

进修了两年以后，我参加了省里的考试，最后我的考试成绩是最好的，他们也看中了我的人品。因为从小我的父母就给我养成了事事为人着想、先替别人打算的好品质。1952 年，我被安排到延边医学院，那里有中医科，也有中医门诊，我高兴极了，我想着李泰焕老师会看到我现在的成绩，我要在这里一心一意地工作学习，不愧对我的启蒙老师。我被安排到延边医学院后，跟着金明旭老师学习。金老师原本是西医，后来又学了中医，之后在中医门诊做中西医结合的医生，是延边医学院的讲师。当时的中医界，讲师是最高级别的，所以我能跟着他学习是非常幸运的事情。其实，当时我是先被安排到卫生学校中医进修班的，是金明旭老师点名要求说"我要全炳烈"，就这样我就被安排到延边医学院，留在了金老师身边学习。

我下定决心，既然做了金老师的徒弟，我就不能让我的老师失望，让旁人笑话。到这里以后，大家都挺关心我，我逐渐地干出了些成绩。

来我们那个中医门诊里学习的人，有的人是"西学中"的，我是一开始就学习中医，其他人是中途来学习中医的，所以他们的思路和我的思路不一样，他们总是西不西、中不中，看病很难抓住主要矛盾，解决不了根本问题。我在这里有了成绩以后，被当时的延吉市政协副主席、延吉市中医院的院长看中，他是我的第三位老师，他考虑到以后的中医院没有当领导的合适人选，特意向常委要求让我到中医院，进行培养。

这就是我的三位老师。三位里面，哪一位最好呢？都很好。他们会看人，这就是辨证施治、辨象施治，里和外一起看，整体观察。

职业认同——医乃仁术，济人为本

1. 对医生这个职业的态度和看法

全炳烈：就像我们医院的院训一样——医乃仁术，济人为本，这也是我追求的价值理念。

2. 对国内公共卫生事件的看法

全炳烈：我现在最重视这个问题。传染病就是过去中医说的温病，不单是伤寒了，温病在那时候被叫作热性病，这个也是热性病，所以中医药应该在新冠疫情防治中发挥重要和积极的作用。

其实对新冠疫情的防治，也在我们几千年传染病防治的进程之中。我们中医就是在跟传染病作斗争当中不断发展壮大的。所以说，我们的国家也应是这样的导向，将来在抗击传染病的战场上，我们中医一定要和西医并肩战斗。

这样的传染病很多，不严重的、自愈的也不少，我看也需要开发预防传染病的中药。开发出预防中药，配合疫苗的话，就再好不过了，希望好好研究这个事情，一定能研究出来。

学成中医——三才合一，推陈出新

学习和从事中医过程中的阶段划分及各个阶段学习和研究中医的方法

全炳烈：刚才说了，中医最重要的是整体观察，辨证施治。我领导医院也是这样，治本、治标结合起来，重视整体观。

中医是把天、地、人三者结合起来。没有天，人活不了；没有人，这个天维持不了；没有土，新芽长不了，不能推陈出新。所以，我非常反对把中医分得很细，中医是全科医生，全科包括"一针、二灸、三药"，里外都有治疗方法。

我为什么研究朝医呢？我们国家是多民族国家，56个民族，每个民族的医学都是在固有的文化基础上吸收了中医的理论，结合地域和民族特点，不断地积累经验而形成的。那么朝医的根据是什么？是阴阳五行。《素问·阴阳应象大论》云："阴阳者，天地之道也，万物之纲纪，变化之父母，生杀之本始，神明之府也，治病必求于本。"治病求本，地是阴，天是阳，阴阳结合起来，才能有人。阴阳是有矛盾的、相反的，可是相斥才能有发展。所以阴阳学说是哲学和医学结合起来的，是最好、最准的东西。朝医的"四象人"学说是朝鲜族发明的，实际上就是在学习了《黄帝内经》的基础上提出的。《黄帝内经》里面有阴阳学说，有"阴阳应象大论"。为什么叫"应象大论"？"象"是什么？每个人对问题的看法不一样，回答也是不一样的。举个例子，几个中医大师看一个患者，几个人分别看，看完了以后一起坐下来讨论，结果是没有一样的。所以"应象大论"，我在"象"字上做文章，将性格、长相等里外现象结合起来。

现在朝医已经收录到《大百科全书》中了，这是我主张的，得到了国家的认可，也是中医一个新的发展。但它的"四象"和中医的体质学说不一样。

体质学说存在于中医的病理过程，人根本的体质是不能变的。人的长相也好、语气也好、性格也好、喜好也好，每个人都不一样，中国十几亿人没有一模一样的，双胞胎也是不一样的。最复杂的是人，这个就是我们需要多研究、多学习的原因。师古而不泥古，向古人学习优秀的东西，但是我们也要推陈出新，不应该停留在以前的水平上，我们要成长起来、要变化、要发展，从这个角度出发，我参与了朝医"四象体质"的研究。我要告诉我的弟子们，怎么整理朝医"四象体质"和中医"体质学说"不同的地方，四象体质是不能变的。这个以前是和血型一起研究的，但四象和四种血型不能完全对上，所以就取消了这个研究。人出生以后，不仅血型不会变，他的性格也基本不会变，这就是遗传，可是遗传学说是西医的说法。

阴阳五行是不能变的。按我说的就是四象，但心脏和生殖器是除外的。生殖器不是人人都一样，女性和男性有区别；心脏是君主之官，是最高级别的脏器，其他器官它全管。

四象体质包括 4 种，太阴、少阴、少阳、太阳。

四象体质是内部和外部结合的，不光是看外部的，要根据人的体格、性格、喜好、饮食偏好等要点，综合分析后具体划分。这个四象体质学说，是我们朝鲜族的李济马先生首次提出的，他是朝鲜族哲学家，54 岁开始研究四象医学，他 1837 年出生，我 1936 年出生，差了一百年，我和他的认识有很大差距，所以我研究怎样把中医的体质学说和四象医学结合，创造出一个更进步的阴阳学说。

我一生当中，自己的成绩也好，其他的什么也好，比如说治疗谁、治了什么病，我不让多宣扬、炫耀，这是我的性格。所以很多人来采访，我不愿意，但还是有一次登报了，讲中医和朝医的关系，这个说一下还是很有必要的，有误会是不行的。刚才我说了，朝鲜族的文化也借鉴了汉文化，我们和韩国、朝鲜很多方面是一样的，所以理论问题、科学问题要交流，我搞了两次交流会，到韩国庆熙大学讲课和交流，这方面我做的事情是比较多的。

就像我开始说的那样，"说话一百次，不如一次或几次的言传身教"，你们对我的认识怎么样？感觉怎么样？这个感觉是不一样的，身教是很重要的。

善治疾病——四象辨证，药简效宏

1. 朝医药的独特治疗原则和优势

全炳烈：朝医用药也是根据《本草纲目》，根据四象体质进行选择，比如太阳人用什么药、太阴人用什么药。太阳人只用5种药，一般太阳人不会生病，五脏六腑都很精确，像西医说的免疫力强，对抗细菌、病毒的能力特殊。太阴人是肺小肝大，肺虚多，常用药有40多种。少阳人是肾小脾大，用药最多。这样，每一个象里边的常用药最多也不超过50种药，基本上是20余种药，互相灵活运用。用这么少的药，灵活巧妙地搭配，治疗人的病，这是多么好的医学！所以我开始研究，然后做了整理，整理了《大百科全书》里边的一个分节。

总体来说，朝医是"异病同象同治"。比如太阴人的好几种病，治本都是一样的，肺小肝大，就用一个方剂化裁。中医看病开方子每个人都有自己的思路，所以中医传承工作室是很有必要的。朝医"异病同象同治"，在诊断时，患者的体质、体型、走路的样子、胖瘦、骨头粗细等，这些都要结合起来看。

延边朝鲜族自治州肿瘤医院经常会介绍患者来我这里治疗，有术前的，也有术后的。比如肠癌手术，手术两次以后，大便出血解决不了，就介绍给我了。我治疗就是用中医辨象施治，将辨象和辨证相结合。主方是辨象的方子，可以加减化裁。比如对于太阴人，有五十几种药可以化裁，化裁以后，药物之间相互配合，作用会有变化。

比如有个70岁的妇女，患了子宫癌，肿瘤医院没有什么方法，如果手术，但患者岁数太大了，效果不一定好。介绍到我们医院以后，我给她治疗，先解决她的思想问题。中医认为思伤脾，就考虑到有必要先给她解决一下情绪问题，我就跟她好好解释："你的子宫已经早早地完成任务了，这个有也好，没有也好，和其他脏器没有什么直接关系，不要怕。岁数大了，器官也一起老，所以不要怕，别被你的情绪压倒了。"患者老出血，西医没有什么好的止血方法，但中医有很多的药。她是太阴人，太阴人的止血药有槐花、槐角等。患者调节情绪后，药的效果也更好了。

太阴人血热妄行，这类人的思想情绪控制得不好，老是郁闷、害怕，这样就容易上火。虽然肾主水，但肾水也灭不了郁火，所以要安神定志，我用方剂清心莲子汤加减。这样的话，情绪也调整好了，血热也减少了，就不出血了。

2.对萎缩性胃炎核心病机、常见证候、治疗方法、核心方药的见解

全炳烈：萎缩性胃炎患者大部分都是太阴人。因为太阴人属燥，而肺恶燥，肺燥的话最难受；同时，太阴人肝热，肝热的话也影响脾胃。

本病的病因是脾胃运化作用不好，新陈代谢不好，时间长的话就会生病。

我治疗主要用太阴方剂里边的调胃汤。实际上，胃不是太阴人的主要脏器，而是少阴人的，太阴人的主要脏器是肺和肝。这个时候需要利用辨证机制，用中医五脏六腑相生相克的关系来理解，胃不好的人，肝肯定会在里边起作用，胰腺也起作用，这样的话，还是燥。那为什么是调胃汤呢？太阴人和胃虽没有直接的关系，但有间接的关系，之所以方剂的名字叫调胃汤，是因为治疗重在调理胃，所以这个方剂里面的加减是很重要的。

3.采集患者信息、全面认识患者的病因病机以及影响疗效的因素

人是最复杂的"机器"。对于一个机器，螺丝越细致，机器就越发达，同时越好的机器越是敏感，一个螺丝稍一松，就会影响其他螺丝。所以整体来看，五脏六腑之间有相生相克，也有相畏，不但是克，还得相畏。就像兵法，我们是和病打仗，越细致越好，理论掌握得越快越好。反正从整体看，哪个地方坏了，出现了某个症状，与哪个经的经气有关系，就得考虑连经络。

我是这样的，首先辨象，什么症状多，那就是和哪个脏器有关系，这就是分脏器辨象。其次是辨证，辨是什么证？有什么特点？比如肺小肝大是太阴人，这样的人多半都是肺燥肝热引起的症状。比如高血压肝阳上亢导致头疼、头昏、头项痛，哪一边疼都要辨证，这是局部的辨证。然后是四诊八纲。望诊是需要看的，看口唇、鼻子、耳朵、舌头等，我们要以整体观念为主，整体看完以后，再结合脏腑辨证，实施辨症，就是患者说的症状。望、闻、问、切里面的切诊是很重要的，切脉有二十八脉，是要通过医生的技术来判断。症状是患者说的，这个脉象患者不能说，所以当"症"和"脉"不相同的时候，舍症从脉。

"症"是患者说的，但患者说的不一定对。"脉"是心脏的跳动，是客观的。心者君主之官，是人身最高级的脏器，它管全身，寸、关、尺分别对应五脏六腑，比如患者说胃疼的话，多找找胃脉，胃脉是缓脉，胃也是后天之本。咳嗽的病位在肺，肺对应右寸，正常人应该是毛脉；如果右寸脉是沉脉，或者是浮脉，但患者说他咽干口苦，这时脉和症状不一样，就要舍症从脉，我很重视这个理论。例如， 患者是太阴人，肺是冬脏，冬时都是沉藏起

来，所以沉脉是太阴人的本脉。我们要脉、症结合起来诊断。

医患交流——克尽天职，责无旁贷

对待患者的方式

全炳烈：每次看着患者痛苦的样子，我心里都很不是滋味，一心想着要治好每个患者，用最适合的治疗方法去医治患者，让患者早日走出病痛。患者们这么信任我、认可我，多年来都找我看病，所以我坚持要出诊，不能辜负患者对我的信赖。

传承发展——以身作则，坚守本色

1. 培养弟子的方式

全炳烈：没什么特殊的方法，就是自然的。我的本质就是那样，自然地关心，关心别人。听党的话，坚持马列主义哲学思想。我的弟子们就是看书，从不贪图享乐。

对我的徒弟，我提倡要打好中医基础，这样学习朝医是很快、很容易的。他们当中，有已经超过我的成为省级名老中医了。

2. 编写《朝医学》的缘由

全炳烈：《朝医学》实际不是我一个人编的，是我主持编写的。那时候，卫生局中医处的处长是我的学生，他是汉族人，可是他不懂这个，他没学过，因为我没给他们讲过朝医学。我办过两次"朝医学学习班"，培养的学生都是已经临床好几年的医生，这样就很容易学习朝医了。为什么归纳到四象？四象药一共合起来，就不超过150种，拿这些简单的药、简单的辨象方法来治疗疾病，是多么好的一门科学啊！我就开始引导他："你本来学的专业不够，中医是全科医生，你光推拿按摩，那只是第一步，疗效不好的时候有药，再不行的时候还有其他方法。"他是这样受教育的。

3. 如何发展朝医药

全炳烈：首先要培养人才，没有人才不行。我一共培养了20多个学生，可是光靠他们不行。我们延边大学是国家照顾少数民族地区而建立发展的，这里有医学院，有中医专业，我希望在传授中医知识的基础上，结合民族特色，为朝医药发展培养人才。其次要建设大环境，朝医要有朝医的特点，现在朝医也不是、中医也不是的人很多。我们医院传承工作室有16个人，我带着他们一起，言传身教，他们现在基本都会用我的方法，甚至已经超过我了。其他市、县的中医院没有这个条件，他们挂的是"朝医诊室"，实际是"中医诊室"，这就是环境问题。

要发展朝医，领导本身头脑里一定要有中医的理念，行政工作的参谋部分也需要中医理念。再一个就是经济问题，这个在条例里边都有。

4. 对后学的寄语

全炳烈：性存温雅，志必谨慎，动需礼节，无自妄尊，不可矫饰，克尽天职，知欲圆而行欲方。

名医寄语

性存温雅，志必谨慎，动需礼节，无自妄尊，不可矫饰，克尽天职，知欲圆而行欲方。

第十六章　李中宇

李中宇，男，1936 年生。中共党员，主任医师、教授，博士研究生导师，第五批全国老中医药专家学术经验继承工作指导老师，全国名老中医药专家传承工作室指导老师。1960 年毕业于中国医科大学医疗系，1975 年就读于辽宁中医学院"西学中"班，毕业后一直从事中医临床、教学及科研工作。

李老从医 60 余年，精研岐黄，融会贯通，参与编著和发表多部关于《伤寒论》方证研究的书籍和论文，参与并指导多项课题，尤其擅长运用中医传统方药治疗脾胃疾病（慢性胃炎、胃溃疡等）、风湿病（类风湿关节炎、痛风性关节炎、骨性关节炎等）、心脑血管疾病（冠心病、高血压、脑梗死后遗症等）等。先后获得院先进工作者、院名优专家、优秀共产党员、医德高尚医务工作者等荣誉称号。

编撰《伤寒论方证研究》《伤寒论近代研究进展》《近代伤寒论文摘选编》《伤寒论方证研究进展》等著作，发表论文《桂枝汤证的临床研究进展》《麻杏石甘汤证的研究进展》《葛根芩连汤证研究进展》《芍药甘草汤证的研究进展》《通痹汤化裁治疗风湿性关节痛 30 例报告》《通脉汤治疗肢端痉挛 43 例临床观察》《通脉汤治疗无脉症 12 例》《温阳益气活血法治疗雷诺病 30 例报告》等。

名医之路——广拜名师，勤勉不懈

1. 从医之路的起源

李中宇：我原来是西医院校毕业的。毛主席当时提倡医生必须"两条腿走路"，走中西医结合的道路，一条腿走路不算完整的医生。当时我在中国医科大学学习，五年级毕业前，学校举办了"中医大课堂"讲座，从那时起，我开始接触《伤寒论》。我原来很喜爱古典文学、传统文化，学习《伤寒论》以后，对《黄帝内经》也产生了浓厚的兴趣，就这样在心里埋下了热爱中医、学习中医的种子。

20世纪60年代，我在工作期间也带学生。那时候我是西医，农村没有化验设备，也没有静脉注射，几乎开不了什么药，只能开止疼片、四环素类的药；然而，我的学生却能用中医为农民治疗很多疾病，比如肾炎、胃病，用中医辨证处方，广泛受到农民的欢迎，而且有简、便、廉、验的优势。在这种情况下，我开始自觉加强中医的学习。记得我在病房观察肾炎患者的时候，西医用消炎利尿的药，效果不理想，我就把老中医会诊的处方，包括理、法、方、药，全部都记录下来，然后参照老中医的经验，独立为患者辨证施治，收效非常惊人，患者很满意，这更加强了我学习中医的兴趣。此后，我就长期跟随地方的老中医和中医药研究所的老师学习中医理论和临床经验。

1975年，我有幸进入辽宁中医药大学"西学中"班，脱产学习两年。在老教授们的指导下，我深入学习了四大经典和临床各科经验，获益匪浅。后来，我又到北京的中医研究院，跟陈可冀教授学习临床，参加了"心血管高级研修班"，回来以后就长期做临床、做科研、带学生。

60余年的从医经历让我体会到，中医不仅是一种"术"，更是一种"道"。中医在救死扶伤这方面特别接地气，契合中国群众的需要，因此很受群众的欢迎，临床也能取得比较满意的效果。我就是这样走上中医之路的。

2. 成长为名中医的过程中具有重要影响的人

李中宇：我大学时，东北名医马二琴教授为我们讲过中医理论，主要是《伤寒论》和《金匮要略》，让我印象深刻。

后来到了"西学中"班，李德新教授带我学习中医基础。那时，我们去基层实践、采药，开展农村医疗，这些都为我的中医内科学临床知识打下了深厚的基础。李老师的好学精神深深感染了我，当时我们"西学中"的学生晚上自习到十点，就算挺辛苦的了，但李老师往往都是十二点以后才睡觉，深入中医理论研究。他的言传身教对我影响比较大。

后来，我跟随陈可冀教授学习，他对我的影响也比较大。他很虚心地向老中医学习，像郭士魁、岳美中、方药中等老先生，他都诚恳地拜师请教。陈老师还将老中医的经验，以及清宫医案的经验，用西医方法总结成系统理论。在临床指导我们时，他既能以西医的诊断作基础，也能运用中医辨证来施治。记得那时我们午餐都是到食堂订一个菜、一份饭。陈老师就是到食堂买两个馒头，然后就回《中国中西医结合杂志》编辑部，一边吃馒头，一边校阅期刊的稿件，我一生都难以忘记他刻苦学习的精神。此外，陈老师看待医学，没有中医、西医的门户之见。很多人争论，到底是中医好还是西医好？是中医正确还是西医正确，在陈老师看来，二者都以治疗疾病、救死扶伤为前提。在不同情况下，哪个有优势，就该用哪个，没有高低贵贱的区分，应当互相借鉴、互相交流、互相结合。对我而言，陈老师的治学理念也是一种方向性的引导。

职业认同——仁心妙术，学而不厌

1. 作为一名优秀中医应该具备的素质

李中宇：我认为，一名优秀的中医应当"德艺双馨"，也就是兼具"德"与"术"两方面素质。第一，要有医德。医乃仁术，医生应有菩萨心肠。患者来了，医生必须有救死扶伤、全心全意救助患者的同情心，这样才能心无旁骛、聚精会神地运用四诊八纲，为患者提供最好的治疗。第二，要有医术。我们仅仅有热心肠、想为患者解除病苦的想法是不够的，还要有精湛的医术。如果诊断治疗不恰当，不仅无法取得满意的疗效，还会浪费医疗费用，增加患者的痛苦。因此，一名好医生必须德艺双馨，有高尚的医德，有精湛的医术，并且不断地去钻研和提升。

2. 对医生这个职业的态度和看法

李中宇：在这些年的临床实践中，我非常深切地体会到，相比其他专业，学医是非常辛苦的。不但学制长，而且念研究生还要规培，没有个十年八年，不能完成基础学习。即使完成基础的学习，还远远不够，医生要活到老学到老。我现在已经八十几岁了，还要不断地学习。因为医学知识更新得特别快，涉及的领域特别广，所以学医是很艰苦的。此外，医生是和人打交道，人的思想是复杂的，有些事情不容易沟通，有时候好心不一定得到好报，反而会被患者误解、责难，所以医生要能够忍辱负重，这是学医苦的一面。

学医也有积极的一面。医生和别的职业一样，为了给社会作出贡献，为了个人的工资收入，每天要工作。但是，医生在辛苦工作的同时，也在积功累德，帮患者解除危难、减轻疾苦，是修行中最大的布施，所以医生是一门非常高尚的职业。

这个职业既辛苦又高尚，所以必须要合适的人学习，才能够担当重任。如果没有博大的胸怀、深刻的同情心，想要走完漫长艰苦的学医道路，是很不容易的。

3. 对国内公共卫生事件的看法

李中宇： 无论是过去的"非典"，还是这次的新冠疫情，都以事实证明了中医的说法——正气存内，邪不可干。我们新研究的药，不管是中药、西药，都离不开人的免疫力。所以权威专家钟南山说，提高免疫力是最根本的预防。中医认为，人的免疫力受到肝、脾的影响，因此必须保持心情舒畅、生活规律、充分休息。用通俗的话说，这样心里就没有火。不上火，免疫力就强，感染的概率就小。我们可以发现，很多感染的患者都是经常熬夜的人，12 点以前睡不了觉，吃饭也不规律，长期处于一种焦躁的状态。中医讲忧伤肺、怒伤肝、思伤脾，这种生活习惯导致五脏的功能都不正常，客观上就给细菌、病毒制造了一种易于侵入的内环境。事实上，古今历代中医对于流行的疫病，根本上都是通过提升正气来预防的。

我是以"正气存内"为根本原则来应对的，保持心态平和，作息规律，饮食正常。此外，对于预防措施也不能大意，比如戴口罩、勤洗手、多消毒，我认为这是必要的。总体来说，要提高免疫力，同时局部的防疫措施也要认真执行。

4. 一路走来已经实现和待实现的梦想

李中宇： 我在刚开始学中医的时候就想，中医能不能也有一套完整的科学理论，能够使中医走出国门呢？我在中医研究院，经常给外交人员和旅行团员看病，他们很多都是朝鲜、韩国、日本、俄罗斯这些国家的人。我用中医基础理论为他们辨证施治，同时也讲解医理，但是我讲解了很多，结果翻译过去就两句话。比如我讲到"肾虚"，韩国旅行团的人很多都有肾虚的问题。结果翻译过去，患者说，他化验的尿是正常的。为什么？因为中医说的肾阴虚、肾阳虚、肾气虚、封藏固摄失职这些概念，没有外语词汇来翻译，所以患者不能理解。这对于中医走向世界，是一个严重的障碍。过去我以为，要解决这个问题，把中医名词和英语对上号就可以了，我以前也学过一些中医概念对应的英语单词，但那不是治本的办法。真正将中医理论现代化，为中医走向世界创造条件，这就是我的梦想。

学成中医——乐道好古，上下求索

1. 学习和从事中医过程中的阶段划分及各个阶段学习和研究中医的方法

李中宇：第一阶段主要是培养对中医的认识，增强学习中医的兴趣。我认为，如果对这门科学没有兴趣，就很难有细致的钻研、精深的造诣。我开始学习中医，是在大学刚毕业的时候，学了医古文和《伤寒论》。当时，我对古典文学特别热爱，接触中医之后，尤其喜好读《易经》和中医经典。从一定程度上说，那段时间是从阅读兴趣出发来学习的。

第二阶段是我正式进行"西学中"学习的时候。我切身体会到，这一生我最受用的知识，实质上是最基础的东西——汤头歌。我那时候下了很大力气，结合自己的理解，翻来覆去、不断改编汤头歌。我的汤头歌小手册足有几十本，每当出门等车或是空闲的时候，兜里就揣着那个本子，背诵歌诀来消磨时间。我学了很多中医经典理论，但是对汤头歌的印象是最深刻的，虽然现在80多岁了，但还是记忆犹新。所以在第二个阶段，就不单是从兴趣出发了，要脚踏实地，认真地下功夫。那时候，我们"西学中"班的老同志都四五十岁了，背汤头歌都背懵了，晚上睡不着觉，就去操场跑几圈，到了节假日，我们就到阶梯教室上自习，我们都是下了真功夫的。

除了《汤头歌》，《中医内科学》《方剂学》《中药学》这三本书，我也是翻来覆去地看。怎么看呢？比如我们开始学桂枝这味药，觉得就是温阳解表药，没有什么深刻印象。学完中药，再学方剂，读到桂枝汤的时候，顿时感觉桂枝汤特别神奇，群方之首！这时再回过头去理解桂枝，就是另一个认识层次了。当时疑惑，桂枝汤出自《伤寒论》，是古代的经方，现在还能不能用？等到了临床，再读经典，发现《伤寒论》从内到外、从表到里，几乎每个方都有桂枝汤的影子！学中药是给学方剂打基础，学方剂又是给学中医内科学打基础，学内科学的时候，反过来再学中药和方剂，不断重复和深化。以后再有疑问，就去找中医经典，读《黄帝内经》和其他一些经典著作，比如金元四大家的理论，等等。中医就是终生学习，反复论证。

2. 中医经典在中医学习过程中起到的作用及学习方法

李中宇：记得我到中医研究院的时候，中医研究院刚刚建院，还没正式开诊。我们搞了一个"《伤寒杂病论》方证研究组"，研究《伤寒论》《金匮要略》，对我启发很大。例如桂枝汤，被称为"群方之冠"，它不仅能够解表散风，而且能治内里的脏器，无论内外表里、寒热虚实，桂枝汤都能发挥作用。在实践中我体会到，《伤寒论》确实是中医临床的重要基础。

《黄帝内经》里临床的方剂很少，也就八九个。但是《黄帝内经》的养生理论非常好，比如"恬恢虚无，真气从之，精神内守，病安从来"，这些理论对人们保持健康长寿的指导意义非常重大，《黄帝内经》在这方面阐述得比较全面，所以几千年来长存不衰。

我比较受益的是《医林改错》，其中记载了六个逐瘀汤。中医认为久病多瘀、久痛入络。我在临床上，每当遇到疑难杂症、疗效不好的时候，就常常使用几个逐瘀汤，特别是血府逐瘀汤和身痛逐瘀汤，往往取得很好的疗效。此外，因为我重点搞脾胃，李东垣的《脾胃论》对我影响很大。对我而言，外感病用《伤寒论》的方比较得心应手，内伤病就用《脾胃论》的方。还有张锡纯的《医学衷中参西录》中的方子，用得都比较多。

善治疾病——辨证精准，防治结合

1. 如何采集患者信息

李中宇：我遵循中医的传统，也就是望、闻、问、切。在这个过程中，要注意了解患者的体质，便于判断是实证还是虚证，还要体察患者的心态，这是身、心两方面的信息采集。

望诊可以观察患者的气血阴阳、表里虚实。闻诊可以了解内脏的功能。问诊是主要的，由此了解患者的既往史以及病因，这样判断刻下症状才能更全面、准确。切脉是四诊之末，但也不能忽略，很多患者也很信服切脉。切脉要认真，最少要候五十动，有条件的话，三部九候都应该诊察，有助于补充四诊的不足。总之，望、闻、问、切全面参合，这样既能深刻掌握患者的病情，又能了解患者的心态，从而为治疗打下好的基础。

2. 如何全面认识患者的病因病机

李中宇： 全面认识患者的病因病机，我认为要中西医结合。一切都是为了治好病，不应有门户之见，不应存有哪个长、哪个短的念头。运用西医的现代技术，为中医的理法方药服务，正是古为今用。

患者的信息，重点是其五脏的功能。我以心脑、脾胃、风湿疾病为主治方向，所以对脾胃方面的信息采集比较多。第一，脾为后天之本、气血生化之源。脾胃的状况，也是治疗其他脏腑疾病的基础。因此，要问患者的饮食、排便，包括消化功能等方面的情况。第二，心为君主之官，心主神明。临床要了解患者的心系情况，这里包括睡眠和情志。第三，百病生于气。现代社会的压力很大，肝郁气滞成为重要的病机。因此，了解患者的职业性质、性格爱好、生活习惯，也是很必要的。此外，对于男患者，尤其是岁数大的，要注意候察其肾气；对于女患者，尤其是更年期女性，要注意候察其肝血。这些就是我的着重点。

3. 影响疗效的因素

李中宇： 对疗效产生影响的因素主要包括两方面：第一，八纲辨证不准确。虚证按实证治、表证按里证治，这就影响疗效。所以八纲辨证要准确，选方用药要正确，这样才能不走弯路。第二，患者的心态。俗语说"三分治，七分养"，面对一个心胸狭窄、忧心忡忡、肝郁气滞的人，如果不解决他的心态问题，也会影响疗效。我们讲"病由心生"，有时医生如果能做一些心理疏导的工作，疗效会有明显提高，有利于疾病的根治。所以在临床上，既要会用药，也要会用心理疗法，综合全面地治疗。中医治的是"人"，不仅是针对某个脏器的病理障碍，还要治疗人心，会治疗患者的思想情绪，从辨证遣方用药、疏导心理工作两方面综合来进行。

4. 对脾胃疾病核心病机、常见证候、治疗方法、核心方药的见解

李中宇： 关于脾胃疾病，有句话叫"十胃九病"。过去在临床上，10个人做胃镜，得有6个人有浅表性胃炎；现在呢，10个人大概有9个人都有浅表性胃炎。为什么？因为当今社会发展太快，人们接受的信息量非常大，精神压力也非常大。中医讲思伤脾、怒伤肝，由于情志起伏、精神压力、生活

不规律、上网熬夜等原因，现在患脾胃病的人特别多。

在中医辨证中，脾胃病有很多种，譬如肝胃不和、脾胃不和、中气虚弱、外感风寒，或是肝火、肾虚，总括起来有十几种类型。我在临床上发现，最多见的其实是肝胃不和、肝气犯胃，占一半以上。现代人情志不遂、压力很大，肝郁气滞的情况比较普遍。因此，我一般在治脾胃病时，除了用香砂六君子汤扶正，还会合四逆散疏肝理脾，共同达到疏肝和胃的目的，这样效果比较好，或者根据情况，适当再加一点温中散寒、活血止痛的药味。此外，脾胃病患者多半都有脾肾阳虚、先天不足的情况，因此我也常用温补脾肾的药，比如良附丸、附子理中汤、真武汤一类，重在温肾、温脾，这也占很大的比例。

我号脉相对侧重肝脉和胃脉。在临床上，多数患者都有胃胀、胃痛、打嗝、烧心、反酸、四肢无力、睡眠不好等症状，我会根据证候来运用相应的治则。

在临床上，中医有几大名方，我认为治疗脾胃疾病效果比较好。下面举几个常见类型。

第一，心脾两虚。这类患者不但有脾胃症状，比如胃胀，同时还有心脑症状，像失眠多梦、心慌气短。这种情况用归脾汤，确实是效如桴鼓。

第二，怪病多痰。这类患者有脾胃症状，比如胃肠不和、食少纳呆；兼有呼吸道的症状，经常咳痰，还有心脑症状，失眠多梦。这时应当注意，它不是单纯的脾胃问题，而是肺、心、脾三脏受累，这种情况用温胆汤效果比较好。

第三，肝胃不和、肝气犯胃。前边我也谈到了，治疗应当疏肝与理脾兼顾，我常用四逆散、越鞠丸、四七汤、逍遥散、半夏泻心汤、小柴胡汤等方剂。

第四，久病多瘀。胃病迁延日久，要考虑用一些活血化瘀的方剂，比如血府逐瘀汤、少腹逐瘀汤、膈下逐瘀汤。特别是膈下逐瘀汤，对肝、胆、胃合病效果比较好。

5. 对风湿病核心病机、常见证候、治疗方法、核心方药的见解

李中宇：中医认为风湿病，主要分为行痹（风邪）、痛痹（寒邪）、着痹（湿邪）、热痹（热邪）四种类型。治疗风湿病应注意几个要点：第一，风湿病的核心病机离不开肝肾。肾主骨，肝主筋，风湿病的发生，与肝肾阴虚、肾虚、血虚有很大关系。因此无论哪一种类型，首先都要注意补肾，我用独活寄生汤、三痹汤这类方剂比较多。第二，风、寒、湿邪痹阻经络，久病多瘀、久痛入络，治疗要用活血化瘀的方药。我常用的有身痛逐瘀汤、血府逐瘀汤、少腹逐瘀汤，当归四逆汤、桂枝茯苓丸，经方的效果也比较好。第三，中医强调预防为主。我们常和患者强调"三分治，七分养"，服药取得疗效以后，一定要注意心态平和，不能着急上火。为什么？因为感冒容易引起痹证复发，不上火就不容易感冒。此外，还要注意不能受凉、不能过劳，这些预防的知识也很重要。

我们都知道"通则不痛，痛则不通"，要解决疼痛，必须要通畅经络。怎么通经络？有几种方法：第一，益气活血。中医讲"气为血之帅""气行则血行"，所以活血的同时必须益气。正气充实了，血脉就通了，最典型的例子就是补阳还五汤，用补气带动活血化瘀药发挥作用。第二，健脾补肝肾。脾为后天之本、气血生化之源，治疗风湿病要注重健脾，顾护胃气。第三，祛风化痰。风湿病，除去血瘀导致的疼痛，也有痰湿阻滞经络引起的疼痛，这时就要用一些祛风化痰的药。

我们说"急则治其标"，治痹证可以用一些动物药，像蝎子、蜈蚣，效果确实挺好，不良反应也不是很大，但是注意必须小量用，按照规定的剂量用，不能超量。要保护内脏、顾护肝肾，中病即止。动物药虽然疗效好，但是有毒，所以中病即止，取得效果就要调方，改用一些相对平和的药来维持。

如果疼痛太剧烈也会用一些毒麻药。我一般先用常规的药治疗，如果效果不好，比如用了一周不见好，或者在别的医院用常规方药不能取效，会考虑用毒麻药。现在常用的是全蝎、蜈蚣，目的是扩张血管。有时为了减轻患者负担，或是为了安全抗过敏，就用地龙。从前川乌、草乌我也常用，以前是各10g，现在是各5g，近期很少用了，会用附子代替。其他中医的经验我也赞成，有时可以用红参代替附子，禁忌、配伍更方便一些。简单来说，能用红参就不用附子，能用附子就不用川乌、草乌，实在不得已了，才用到川乌、草乌、马钱子。一般认为，金钱白花蛇的不良反应比较大，实际上临床用起来并不大，但是成本高，所以没有全蝎、蜈蚣用得多。

6. 风湿病与脾胃的关系

李中宇：脾为后天之本、气血生化之源，脾胃不健，百病丛生。人体的气血和免疫力主要是靠脾胃来保障的。因此，脾胃健全对于预防、治疗风湿疾病是必须的。事实上，治疗中医风湿痹证，无论是行痹、着痹、痛痹，所用的药或多或少都有点刺激胃。所以治疗风湿时，医生用再好的药，特别是虫类药，如果患者没有脾胃健运的基础，药的作用根本发挥不了。所以我在使用治风湿痹证的方药的时候，尤其是用活血化瘀、祛风散寒的虫类药时，首先要扶脾，将患者的脾胃功能恢复正常。在用药的过程中，始终牢记顾护脾胃之气，不能过于伤脾损胃。一旦脾胃受损，药就发挥不了充分功效，那就前功尽弃了，所以治风湿不能离开健脾。

医患交流——坚守底线，以心换心

1. 对待患者的方式

李中宇：我常跟学生讲，学医是一个苦差事，学中医更是苦差事。我八十几岁了，学中医学了 60 年，到现在看很多讲座，还是感觉很新颖，需要学习、掌握和运用。所以说，学中医是一条很辛苦的路。反过来看，学中医有一个很了不起的地方——在自己从事业务的同时，也在做善事，在帮助别人。在患者最为难的时候，医生能救死扶伤、解决他的危机，这就是"行菩提道"，是一种菩萨的精神。古人说："才不近仙，心不近佛者，断不可作医以误世。"作为一名好中医，要有仙风道骨，更要有菩萨心肠，如此才能不受外界环境的干扰。比方说，药品提成、职称晋级、社会活动，这些都是名利之事，如果没有正确的人生观、没有坚定的心态，难以冲破这些阻挠，就会陷入名利和金钱中，不能静心地钻研中医。现代人说中医"救死扶伤"，过去说是"行菩提道"，解救患者于危难，这就是修功累德，是一项非常高尚的事业。

我以前身体不太好，也曾多次住院手术，真切体会过医生的"善"与"恶"，也看到过一些低劣的行为。所以，当我面对患者时，常常会换位思考，假如我是患者，对医生有怎样的期待？对我来说，我不能多挣患者一分钱，让患者多走一点弯路，多开一张检查单。在这个问题上，我有自己坚守的底线。

2. 良好医患关系的建立

李中宇：我在行医的历程中，跟有些经常就诊的患者，慢慢就成为朋友了。我记得有一位朝鲜族患者，是个搞钢材厂的企业家，因为工厂与韩国有贸易往来，经常要去韩国。他的生活很不规律，而且朝鲜族都喜食辛辣，所以很多人胃都不好。这位患者就是，从胃炎发展到胃溃疡，找遍了当地的中医和西医，但是久治不愈。他最初来看病，我就用了一些常规治疗的方药，印象中在处方里加了刺猬皮、九香虫。过去我常用米壳（罂粟壳），后来米壳的使用受限制，我就用了刺猬皮、九香虫，疗效非常好，患者很感激，以后慢慢就成了朋友。后来他的家属、朋友得病都来找我。他家是"坐地户"，经济上比较富裕，那时有其他朝鲜族患者来看病，他家为了做善，事都给报销。后来他儿子报考大学前得了一种慢性病，就问我这种情况能不能考大学，我就去帮他儿子看，后来还帮他儿子填报志愿。这个孩子现在已经就业了，非常感谢我。

此外，治病必先治心。作为医生，首先不能居高临下，对待患者要一视同仁；其次还要因人制宜，真正地尊重、理解患者。《黄帝内经》中讲，医生对患者要"数问其情，以从其意"。比如一些宗教人士就诊，可以用一些宗教语言，安定他们的心神。对不信宗教的患者，我们要讲科学；对宗教人士，也应该尊重其宗教信仰——佛教讲戒定慧，基督教讲博爱，伊斯兰教讲真主的施舍。总体来说，不能有宗教歧视、种族歧视，要尊重人家的教义和生活习惯，这样患者在心灵上就会与医生越来越近，治疗的效果也会更好。总之，对患者要以心换心，尊重患者，理解患者，不分地位、贫富、性别、种族、信仰，同等视之。

传承发展——敬德修业，任重致远

1. 选拔弟子的标准及培养弟子的方式

李中宇：我选拔弟子看重三点：第一，品行要优秀，为人要正直。如果一个人品行不端、杂念纷纭，大多学不好技术，钻研不进去；假如能够学好，那他的技术越高，对患者的伤害就越大。所以品行是首要的。第二，要有上进心，能钻研，能专注。有些学生学中医三心二意，对别的也感兴趣，这样的学生很多毕业后都转行了，实质上有损中医队伍的扩大。第三，要有智慧、有悟性。有些人学中医，理、法、方、药背得都很熟，但就是运用不起来，为什么？有句话叫"医者弈也"，中医就像下棋，是一种思维的艺术。所以要想学好中医，必须要善用头脑，要具备思维方法和逻辑性，否则学完也是读死书，用不活。

在培养学生方面，我经常叮嘱弟子两点：第一，要修身修心。必须要有好的身体，同时在政治上不能犯错误，在经济上不能犯错误，不要造成医疗纠纷。第二，要注意对待患者的态度。面对患者，一定要怀有平等心，不能居高临下，不能质问患者。什么叫居高临下？比如语气很不耐烦，跟患者说"我给你讲""你听懂了没有"，要耐心地问"我说明白没有"。平等心体现在言行举止的点点滴滴，一定要谨言慎行，设身处地为患者着想。

2. 对后学的寄语

李中宇：第一，中医是一项终生的事业，始终怀抱热爱和兴趣，努力前行，就能将梦想实现到极致。第二，想做一名好中医，要有仙风道骨，要有菩萨精神，对患者怀有同情心，认真负责，技术才能不断提升。第三，学中医是一条很艰苦的路，要摒弃杂念，奉献自己，看淡名利，为了治病救人而不断奋斗。

名医寄语

> 做中医人要"修身勤学，怀仁济世"。
>
> 修身勤学——加强自身修养，勤奋努力学习。
>
> 怀仁济世——心怀仁慈，救助患者。

第十七章 李莹

　　李莹，女，1936 年生，吉林舒兰人。吉林省中医药科学院终身教授，主任医师，黑龙江中医药大学博士研究生导师，全国老中医药专家学术经验继承工作指导老师。曾任吉林省中医中药研究所（现吉林省中医药科学院）农工民主党主任委员，吉林省农工民主党常委、省直属机关工作委员会主任委员，中华中医药学会肾病学术委员会委员，东北三省肾病委员会委员、吉林省肾病委员会副主任委员。

　　1946 年，李莹在中医馆"福盛堂"当学徒抓药，辨识中草药，熟悉药性。1955 年，进入舒兰县朝阳卫生院工作，拜师当地老中医李显庭先生学医。1958 年，考入长春中医学院，系统学习中医。1963 年，长春中医学院本科毕业。1991 年，任吉林省中医药研究院肾病科第一任主任。1993 年，当选国务院政府特殊津贴专家。1994 年，被吉林省人事厅授予吉林省名中医称号。1997 年，应邀至美国拉斯维加斯参加第九届国际东洋医学大会，在大会发言题为《肾炎舒片治疗慢性肾炎 302 例临床观察》的报告，获大会优秀论文奖。

　　李老从医 60 余年，运用传统中医药理论和现代科学技术研究、治疗疑难病症，尤其擅长治疗各种肾脏疾病，如急、慢性肾小球肾炎，肾病综合征，糖尿病肾病，慢性肾功能不全，肾盂肾炎，泌尿系结石，尿路感染，夜尿症，尿毒症，阳痿，早泄等疾病。

　　在大量临床实践的基础上，李老总结多年临床经验，提出"健脾补肾法为主治疗慢性肾脏病"，并在这一理论指导下，结合现代药理研究，成功研制新药"肾炎舒"。因疗效确切，该药被国内多家药厂生产，并被《中华人民共和国药典》多次收录。多年来，李老主审《李莹学术思想与临床经验集》著作 1 部，参与编写著作 4 部。在国家级、省级期刊发表论文 60 余篇，均为第一作者，代表作品有《益肾汤治疗慢性肾炎 302 例临床观察》《术芪汤治疗肾病综合征 98 例临床观察》等文章。

名医之路——家学渊源，勤求博采

1. 从医之路的起源

李莹：我出生在松花江畔的美丽小城——吉林舒兰。我的伯父李显庭老先生是当地名医，自幼受到家庭影响，我开始接触并学习中医。张福祯是舒兰朝阳地区的老药工，早年在当地开设了颇具规模和影响的中药店"福盛堂"。我从少年时起，一边读书，一边在"福盛堂"中药店当学徒抓药。那几年，在张师傅的带教下，我学习辨识堂内中草药，熟悉药性，诵读《药性赋》《药性歌括四百味》等书籍，掌握了一般的中草药知识。后来，拜李显庭、张景文两位老中医为师，开始接触《医学三字经》《汤头歌》《濒湖脉学》，学习了简单的舌诊、脉诊、方剂等中医知识，继而精读《黄帝内经》《伤寒论》等经典医籍，加深理论学习。1958年，我考入长春中医学院，开始接受正规的中医教育，系统学习中医药知识。继承先贤理法，吸取现代新知，幸承吉林省名中医胡永盛、任继学等老先生的教诲，深受启迪，其后不断探索医理和科学方法，打下了坚实的中医理论基础。

2. 成长为名中医的过程中具有重要影响的人

李莹：早期有李显庭、张福祯、张景文几位老先生。李显庭先生是我的伯父，他在长期的临床实践中，很推崇李东垣、张景岳两位医家，重视先、后二天，即脾、肾两脏，秉持中下兼顾的医学观点：一方面，他主张"五脏不足调脾胃"，调理脾胃就是固本，只有益助后天，才能培养先天；另一方面，后天之精的化生需要肾阳的推动，肾阳鼓舞，脾气才能健运，以化生精微。张福祯先生原来是舒兰朝阳地区的老药工，成立中药店"福盛堂"之后，他也自学中医，对慢性病的中医治疗渐有心得，尤其是在健脾补肾治疗疾病方面，积累了一定的经验。张景文先生曾在舒兰市朝阳医院任院长，他的中医理论基础深厚，擅长从脾、肾两脏入手，治疗各种疑难杂症和慢性疾病，临床疗效显著。这三位先生常有交往，对于以健脾补肾法为主治疗慢性疾病，具有共同的认识，他们对于我的学术观点的形成起到了重要影响。进入大学后，胡永盛先生、任继学先生都是我的大学老师，他们的中医理论和临床造诣都很深厚，对我的临床实践影响比较大。

职业认同——医者仁心，薪火相传

1. 作为一名优秀中医应该具备的素质

李莹：首先，作为一名传统的中医人，一定要具备"大医精诚"的基本素质，要有"见彼苦恼，若己有之""医者仁心"的思想境界。其次，要脚踏实地，认真钻研传统理论和技术。医道是"至精至微之事"，习医之人必须"博极医源，精勤不倦"，继承好传统中医的精华。最后，还要具备"审证求因，因证互参"的思维模式，掌握辨证施治的本质。

2. 对医生这个职业的态度和看法

李莹："健康所系，性命相托"，这 8 个字是对医生这一职业的高度概括。医学是一门集自然科学、社会科学、人文科学于一体的综合性学科。医生是患者与患者家属的希望。正因如此，医生不仅仅是一种职业，更是一种责任。

3. 对国内公共卫生事件的看法

李莹：近些年，中医药参与了国内的一些重大公共卫生事件，比如"非典"、甲流、"新冠"。这些疾病对南方地区的影响更大一些，我主要从电视和报纸等媒介中，了解一些情况。这次的新型冠状病毒影响了全世界，吉林省也出现了一些病例。吉林省中医药科学院也积极参与了疾病的防治工作，其中有些同志，尤其是呼吸科的医生，走向了武汉前线、舒兰前线，他们是勇敢的、可敬的，为中医争了光、添了彩。

疫情发生以后，我个人十分关注。我从《伤寒论》和《温病条辨》中查找了一些资料和方药，结合个人经验，从疫病的角度，拟了几个处方，供亲友和患者使用。关于预防，我的应对之策就是运用中医药，提高自身免疫力，增强人体抗病能力——中医药健脾补肾，是可以提高免疫力的。我建议不要过用苦寒药，以免伤正气，有些人服用了以清热解毒中药为主的预防汤剂，结果出现了腹泻、胃痛、腹痛等症状，这实际上是违背中医辨证思维的。我们不能为了推广中医，而盲目地服用中药。

4. 一路走来已经实现和待实现的梦想

李莹：我的梦想，就是运用中医的理法方药，治好更多的患者。希望我的弟子都有好的发展，早日成为名医，更好地服务患者。

按照国家中医药管理局的师承工作安排，我目前已经培养了10名徒弟。我的大徒弟陈路德，是吉林省中医药科学院肾病科主任、长春市名中医，她将肾病科发展壮大，使之成为国家中医药管理局"十二五"重点建设专科；张春凤是吉林省肾病专家，学验俱丰，与陈路德同为第二批全国老中医药专家学术经验继承人。成凯、孙颖是第三批全国老中医药专家学术经验继承人；田洋、刘新瑞是第四批全国老中医药专家学术经验继承人；杨楠、张广智是第五批全国老中医药专家学术经验继承人。他们8人，目前都是主任医师。李玉春、李秀玲是第六批全国老中医药专家学术经验继承人，目前为副主任医师。这些弟子总结了我的学术思想和临床经验，切实运用于实践，提高了疗效，他们也成为了科室和单位的领导或业务骨干。

我希望中医发扬光大，为世界人民带来福音。中医天人合一的理念、辨证论治的思想，直到今天仍有效指导临床。中医是不朽的，是与时俱进的，经得起时间和空间的考验，我相信中医是可以造福全人类的。"中医梦"是"中国梦"的一部分。毛主席说过，发展中国医药科学，"这不仅是为了中国的问题，同时是为了世界"，中医问题"是关系到我们中华民族的尊严、独立和提高民族自信心的一部分工作"。据毛主席身边的医生徐涛回忆，主席说："我看中国有两样东西对世界是有贡献的，一个是中医中药，一个是中国菜饭，饮食也是文化。"习近平总书记再次确立了中西医并重的思想原则。中西医结合抗击新冠疫情所取得的成绩，更是一个有力的证明。这次举国上下疫情防控阻击战所取得的成功，与习近平总书记把人民群众的生命安全和身体健康放在第一位，千方百计防止疫情蔓延，坚持中西医结合等方针政策密不可分。作为中医人，我们要把自己的事情做好，为人类的卫生健康事业作出贡献。

学成中医——渐入佳境，不离根本

1. 学习和从事中医过程中的阶段划分及各个阶段学习和研究中医的方法

李莹：我认为可以分成四个阶段。

第一，初入茅庐。这是学习的第一步，所学的知识，自然就是中医相关的一些基本内容，只有在这个阶段打好基础，才能更上一层楼。这个阶段的学习，主要是以理解、背诵为主，比如中药、歌诀、经典等。

第二，渐有迷茫。这个阶段，已经有了第一层的基础，对于中医理论有了一个大致的了解，但会自觉或不自觉地用所谓的"是否科学"来衡量新学习到的知识，从而迷惑，甚至怀疑。有疑问是好事，怕的是不知道如何去质疑。须知，世界之所以进步，正是从质疑中一步一步走过来的。

第三，融会贯通。将学到的经典知识，与以前掌握的基础，以及经由各种途径产生、又再释疑的迷惑结合起来，这是一个从肯定到否定、再到肯定的过程。此时，学习到的知识点已经较多，关键是要学会融会贯通。

第四，传承发展。有了牢固的基础，释疑了曾经的迷惑，融会贯通了各家学说、经典，这还是不够的，知其"然"还要知其"所以然"，这就需要我们认真思考，多读书。辨证施治，有时能收效，有时无效，我们要知道为什么会奏效、为什么会无效，如此逐渐形成自己的体系，进而在日后的学习工作中有所探索、有所突破。

2. 中医经典在中医学习过程中起到的作用及学习方法

李莹：中医经典是学习中医的基础，是一个中医人的基本功，是学习和拓展中医思维的最好方法，也是学习中医路上的指明灯。但是，死读书是没有用的，一定要灵活掌握，抓住经典的本质，体悟思维方法，自觉辨证论治，积累临床经验，培养临床思维。学习经典的关键，是要去学习著名医家的思维方法，提升自己辨证论治的能力，而不是仅仅背诵经典中的方药。背诵是基础，灵活掌握才是根本。

善治疾病——辨证施治，尤重脾肾

1. 对疾病的诊察判断及影响疗效的因素

李莹：既要关注患者的临床表现，也要了解其生活习惯。要想全面认识病因病机，不能仅仅依靠患者叙述的当前症状，还必须做到四诊合参，辨证论治。就影响因素来说，患者的依从性往往会影响疗效，如果患者在饮食、劳作等方面，不注意遵从医嘱，将会大大影响治疗的效果。《素问》中讲："饮入于胃，游溢精气，上输于脾。脾气散精，上归于肺，通调水道，下输膀胱。水精四布，五经并行，合于四时五脏阴阳。"由此可见，仅仅一个饮食问题，就会影响到全身。

2.对慢性肾衰竭核心病机、常见证候、治疗方法的见解

李莹：我认为，慢性肾衰竭属于中医"关格""虚劳""溺毒"等范畴。各种肾脏疾病迁延日久，致使脏腑功能虚损、浊邪壅滞，进而导致本病的发生。发病之后，又常因过度劳累、外邪侵袭、情志不遂等原因加重病情。脾肾两虚、浊毒潴留是其病机的关键，一系列临床症状都由此而生：脾失健运，生化乏源，会出现纳呆、乏力、贫血；脾胃气机升降失和，会出现呕吐、恶心、便秘、腹泻；肾虚则气化功能不利，会出现水肿、尿少；肾阳亏虚，会出现腰痛、畏寒、肢冷等症状。所以，在临床上，我非常重视从脾肾两脏入手，同时结合患者的具体病情进行治疗。

医患交流——悲天悯人，身心同治

1.对待患者的方式

李莹：孙思邈在《大医精诚》中说："不得问其贵贱贫富，长幼妍蚩，怨亲善友，华夷愚智，普同一等，皆如至亲之想。"对于患者，医生应苦其所苦，像对待至亲一样，尽己所能，解其所苦；要有悲天悯人之心，成为患者的精神支柱。

2.良好医患关系的建立

李莹：首先，对待患者要像亲人一样，尽自己所能，帮助患者解除病痛，这是作为一名医生的责任与使命。其次，要时常给予患者安慰，成为患者的精神支柱，有时安慰是最好的药物。最后，还要对患者报以宽容的态度。有些患者因为疾病的原因，会有情绪不稳定的表现，这时候医生应该宽容以待，安抚患者的情绪，给予他们精神上的支持，维护他们对生活的希望。

我的一位患者曾经患尿毒症，又遭逢下岗，来就诊时充满了悲观、绝望的情绪。在诊治的过程中，我不仅用药物治疗，还特别注意对他进行安慰和疏导。就这样，经过身心的同时治疗，这名患者重新燃起了对生活的希望——他开办了一家家政公司，不仅改善了自己的生活，还带动了其他人就业。这件事被长春最有影响力的报纸《新文化报》报道，轰动一时，鼓舞激励了很多肾衰患者。

传承发展——任重道远，不忘初心

1. 选拔弟子的标准及培养弟子的方式

李莹： 我选拔弟子的标准，有以下几点：第一，要具备良好的医德品行，这是作为一名医者的基础。第二，要有脚踏实地、认真学习、不怕吃苦的态度。中医博大精深，中医人必须传承好中医，这是学习中医的最基本要求。第三，要学会灵活运用知识，不能死读书。

对于我的学生，我要求中医的基本功要扎实，要善于提出问题、解决问题、总结经验，以扎实的基本功为前提，还要多接触临床，积累临床经验。还有一点，就是注重科研能力的培养。我这一生中比较大的成绩，就是发明了新药"肾炎舒"，这个药被《中华人民共和国药典》收录，由多个药厂生产，在临床上广泛应用。我希望，我的弟子们也能在这方面有所突破。

2. 对后学的寄语

李莹： 借用一句古话，"才不近仙者不可为医，德不近佛者不可为医"。作为医者，要善于修德，勤于修才。中医之路，任重道远，大医精诚，不忘初心。

名医寄语

辨证施治重脾肾，身心同调愈顽疾。治疗慢性肾病应该坚持辨证论治的原则，重视脾肾两脏的调理；安慰鼓励患者，树立战胜疾病的信心，身心同治。

第十八章　赵振昌

赵振昌，男，汉族，1937 年出生于吉林长春。长春中医药大学附属医院肾病科教授、主任医师，先后被评为吉林省首批名中医、第三批全国老中医药专家学术经验继承工作指导老师，吉林省政协委员。曾任长春中医学院附属医院肾病科主任，长春中医学院附属医院肾病科的主要创建者之一。曾参与全国中医药院校《中医内科学》统编教材的编写。

赵振昌出生于中医世家，祖辈皆以行医为业。幼年时期的耳濡目染，加之父辈的言传身教，铸就了他深厚的中医"童子功"。17 岁高中毕业后，为响应中央培养名老中医学术接班人的号召，子承父业，跟随父亲赵玉琪以及名老中医聂春阳在长春市南关区医院做中医学徒学习 3 年。3 年中，赵振昌认真学习，揣摩中医临床思维特点、辨证技巧、治疗方法、用药规律等，为日后的中医临床打下了深厚的基础。1958 年长春中医学院成立，赵振昌去学校继续深造，成为长春中医学院首届毕业生；1963 年毕业留校工作，跟随著名中医学家云鹏教授和陈玉峰教授继续学习中医，并担任中医内科学讲师；1983 年晋升为副教授、副主任医师；1988 年晋升为教授、主任医师；1995 年被评为吉林省首批名中医；2016 年被评选为第五批全国老中医药专家学术经验继承工作指导老师。

名医之路——真积力久，勤学好问

1. 从医之路的起源

赵振昌：我家是中医世家，我的爷爷、姥爷、父亲、母亲都是中医。在我小时候，别人家的孩子都是背《三字经》《百家姓》，我背的就是《药性歌括四百味》《汤头歌诀》，虽然不知道什么意思，但当时却背得很牢。

2. 成长为名中医的过程中具有重要影响的人

赵振昌：要说影响，第一位就是我的父亲。刚才谈到，我父亲在我很小的时候，就让我背《药性歌括四百味》《汤头歌诀》，这些可以说是童子功，即使我 86 岁了，还是能张嘴就来。第二位是吉林市一位老中医，叫云鹏。这位老先生是我的恩师，在中医方面非常厉害，我跟他学了 3 年，遇到不懂的就去问，有辨不明白的证，就带着患者去请教，老爷子每次都只是加减一两味药，疗效却有很大改观。其中就有一次，我印象很深刻，一个水肿的患者，健脾、补肾、利水渗湿、通利三焦等，各种方法我都用遍了，可是效果就是不好，患者就是下不来尿，最后没办法了，就找到了云鹏老师，把我从头到尾怎么治的都说一遍，云鹏老师摸摸脉、看看舌头，说："你这方法其实没问题，但就差一味麻黄！你回去加 5g 麻黄再试试。"回去一试，就好了！后来又说起来这个患者，云鹏老师告诉我，这在中医里叫提壶揭盖，什么意思？就是说肺主气、为水之上源，当肺气闭阻、肃降失职的情况下，就会出现小便不利、浮肿等症，这个时候如果不宣发肺气，怎么治也不行，所以这种患者就应该先宣发肺气，当肺气宣发通畅，尿自然而然就下来了。是不是很神奇？老祖宗这智慧多厉害！

职业认同——迎难而上，天道酬勤

1. 作为一名优秀中医应该具备的素质

赵振昌：有些人把医生当作来钱的差事，是怎么赚钱怎么来，坑蒙拐骗、满嘴跑火车，中医就是让这些人搞臭的。作为医生，我们要把患者当成亲人一样对待，言语态度要和蔼，用药处方要从患者的角度去考虑问题。不用贵药就能解决的问题，就不要用那些贵药，有些医生把金钱和名利看得太重了。

2. 对国内公共卫生事件的看法

赵振昌：我一直关注这次新冠肺炎疫情的发展，但是我现在老了，身体各方面都跟不上了，只能对我的患者和身边人进行一点宣讲，并根据他们的症状、舌脉，在用药处方上做一些预防调护。

3. 一路走来已经实现和待实现的梦想

赵振昌：一开始学医、行医，没有什么梦想，子承父业，老父亲让干什么就干什么了。随着时间推移，看的患者越来越多，接触的疾病越来越多，疗效不好的越来越多，遇到的可怜人越来越多，就越来越能感受到疾病对一个人、一个家庭的打击，越来越体会到医生责任的重大。所以我立志尽己所能，提高自己的诊疗能力，救治更多的患者。

还记得我当初选择搞肾病的时候，那会儿大家都不愿意搞，因为很难治、治不好，最后都透析了。如果治疗效果不好，患者就少，认可度就低，所以大家都感觉没什么搞头。我一想，那也不能没人给他们治病啊！没人搞，我搞！说实话，那时中医治疗的效果不好。我不会西医，就从头开始学，再进修；中医不会，就看古书。那个年代还没有互联网，更别说咱们现在的知网搜索了，我就一头扎在古书里，就是学！所幸琢磨出来几个方子，沿用至今，临床治疗效果都还不错。这也算实现了我的梦想。要说还有什么梦想，就是希望中医越来越好，能为老百姓治疗越来越多的新病种吧！

学成中医——回归经典，推本溯源

1. 学习和从事中医过程中的阶段划分及各个阶段学习和研究中医的方法

赵振昌：很多人都问过我这个问题。每个人的方法都不尽相同，就我个人来说，总结起来就一句话："从哪来，回哪去。"什么叫"从哪来，回哪去"？就是从书里来，回书里去。无论是家传的，还是科班出身的，都要从背书开始。有了一定基础，上临床，把脉辨证，开方用药，总结经验；然后再回归书本，弥补不足；再回临床，反反复复。

至于读什么书，我认为就是经典。唯有经典，方可证道。就像《诸病源候论》可以指明一个病的治疗方向，沿着这个方向走下去，刨根问底，最后发现在《黄帝内经》中得到了答案。所以，万法归源，终出经典。

2. 中医经典在中医学习过程中起到的作用及学习方法

赵振昌：经典绝对是中医的根本。像我那些学西医的老同学，退休了就退休了，不像我还被"逼着"返聘回来，接着出诊。这是什么原因？因为西医追求的是新技术和新药，不断地在更新；而我们中医用的都是经典的方药，中医一辈子都在追寻先贤的脚步，怎样追随？就是通过学习经典！深挖经典的前提就是背诵，滚瓜烂熟，牢记于心，用的时候才能张嘴就来。不然跟师的时候，老师写的是哪个方子都看不出来，还怎么学？

善治疾病——明辨标本，四诊合参

1. 中医四诊的重要性

赵振昌：咱们讲中医诊断，前几章就有一句话叫"舍脉从证，舍证从脉"。中医向来讲究四诊合参，望、闻、问、切，一样都不能少。有很多信息是舌脉反映不出来的，只有做到四诊合参，才能对患者的病情有一个全面的把握，辨证治疗才能药到病除。切记不能做一个沽名钓誉的医生！

2. 如何全面认识患者的病因病机

赵振昌：四诊合参，望、闻、问、切，我认为缺一不可，都很重要。当一些脉象、舌象与症状相互抵牾的时候，需要暂时舍弃一部分，但这只是暂时放下，并不是完全不顾。这种情况，很可能是标本病机相互夹杂，导致表面症状杂乱，必须要全面考虑这些病机、症状之间的关系，分层次地解决这些问题。轻重缓急要区分好。

3. 对慢性肾功能衰竭核心病机、常见证候、治疗方法、核心方药的见解

赵振昌：慢性肾功能衰竭发生的根本原因为正虚于内，主要责之于脾肾两虚，中焦斡旋功能失常。中医理论认为，脾胃为后天之本，气血生化有赖于中焦功能正常。当脾气虚衰时，固摄之力减弱，精微物质外泄，导致出现蛋白尿、血尿。肾为先天之本，主封藏。当肾气不足时，封藏失职，或肾阴不足时，阴阳同根，导致阴阳两虚、肾络受损，从而出现蛋白尿、血尿、水肿、乏力等临床症状。故在治疗方面，我十分重视补脾益肾，俾正气充足，足以御邪。喜用熟地黄、生地黄、山茱萸、枸杞子等甘、温、平性药味，发挥平补肝肾功效。同时，顾护脾胃非常关键，我常用焦三仙、鸡内金等，以健运

脾胃，增进食欲；用木香、陈皮、厚朴等，以调畅气机。

虽然本病以正气虚损为主，但在疾病发生发展过程中，"毒"这一病理因素贯穿始终。内毒，主要责之于五脏六腑功能失调，气血津液运行失常，经脉气机通达失度，进而产生湿邪、痰饮、瘀血、湿毒等内在邪实。我在治疗上多采用利湿化浊、温化痰饮、活血通络祛瘀、泄浊排毒等方法，常用大黄、商陆、猪苓、丹参、三七、陈皮、瓜蒌等药味。外毒，主要责之于气候环境对人体产生的影响，如风寒湿等邪气、疫病之气、跌仆损伤、虫兽之伤等，防护这些因素可在指导疾病预防方面起到关键作用。

我们知道，慢性肾衰竭常见的临床表现有水肿、贫血、恶心呕吐、头晕目眩等。先说水肿，人体的津液代谢是一个复杂的生理过程，需要肺、脾、肾、肝、三焦、膀胱等脏腑的协同作用，才能顺利进行。在正常生理情况下，津液代谢通过胃的摄入、脾的运化和转输、肺的宣散和肃降、肾的蒸腾气化，以三焦为通道输送到全身，代谢后的津液，化为汗液、尿液和气体排出。可见，肾中精气的蒸腾气化，实际上主宰着整个津液代谢过程。肺、脾等内脏对津液的气化，亦有赖于肾中精气的蒸腾气化，特别是尿液的生成和排泄，更是与肾中精气的蒸腾气化作用直接相关。若肾中精气的蒸腾气化功能失常，即可导致关门不利、津液代谢障碍，继而发生尿少、水肿等病理变化。因此，针对慢性肾衰竭的尿少、水肿表现，我常用生地黄、熟地黄以补肾固本；黄芪、茯苓、白术等健运脾胃，以使气机恢复正常，利于津液运化；再辅以车前子、泽泻、猪苓，乃至商陆、槟榔等峻猛之品，以期快速利水，但商陆有毒，为避免攻伐太过，要见效即止，以免耗伤正气。

再来说说贫血。贫血以正气虚损为主要矛盾，即为五脏六腑功能不足，气血津液物质匮乏，应责之于中焦脾胃，因其受纳、腐熟、运化功能异常，导致不能化生气血津液，出现乏力、气短、面色苍白或萎黄等表现。而且，髓血同源，皆由水谷精微化生，肾虚髓减必然也会导致气血匮乏，故治疗上应以补肾健脾为要。

还有恶心呕吐。因为脾肾亏虚，内湿不得外达，浊气阻滞经络、内蕴脏腑，气机升降失调，三焦气机不畅，脾气为湿毒困阻，胃气不降反升。由此，清阳不升，浊阴难降，正虚与邪实夹杂，互为因果，最终导致湿毒浊腻之邪气犯胃上逆，故见恶心、呕吐等症。治疗原则为调补脏腑虚损状态，尤以补后天脾胃之气为关键，扶正兼顾祛邪，二者相辅相成，俾脾胃安和、湿毒邪气除，则呕吐自止。

此外，慢性肾衰竭还可常见并发症肾性高血压之头晕目眩。此由肝肾阴虚，肝阳亢盛，内火郁闭，或者肾病日久，伤及肾阴、肾阳，阴虚不能潜阳于下，虚火亢盛于上，上扰清明之府所致。在治疗时，我多选用滋补肝阴、镇肝潜阳的药物，如天麻、钩藤、青礞石、茺蔚子、白芥子、决明子、莱菔子、杜仲等，往往可获良效。

医患交流——普同一等，至意深心

1. 对待患者的方式

赵振昌： 患者都有各自的身份，父母的子女、夫妻的配偶、孩子的父母，亲友、邻居、同学、服务员、售票员、老师、司机、工人、老板，都有相应的社会角色和家庭角色，但是进了医院，就都是患者，都是拿钱看病的，咱们就必须同等对待，不要因为谁有钱、有权就区别对待。医生这颗心，必须得摆正！心摆正了，处方才不会受影响。

2. 良好医患关系的建立

赵振昌： 将心比心。咱们也都在医院看过病，自己也好，家人亲友也罢，那种感觉咱们自己都知道。有时候医生多说一句话，就能让患者楼上楼下少跑几次；医生多嘱咐几句，说不定哪句话就救了患者的命。

我记得有一个糖尿病肾病的患者，是个退休工人。发现这个病的时候，他已经出现肾功能损伤了，肌酐已经高了。他去过很多医院治，也住过院，但治疗效果都不好，后来经人介绍来我这儿了，我开完方，学生正在誊方，我就问了他一句："该注意的都知道是不是？"给患者问懵了，问起来才知道，以往从来没人仔细跟他说过该注意什么，来了就开药，回去就吃，一句话都不多说。我一听这不行，就仔仔细细地跟他说了一遍——他这个病是怎么得的，该怎么治，日常生活中应该注意什么。患者一字一句都记心里了，从那以后认真贯彻执行，病情很快就控制住了，治疗效果特别好。这个患者后来去南方了，去南方之前特意过来看我，跟我说，要是没有我那些话，他早就透析了。有时我的学生跟我说，有的患者根本不听话，嘱咐他也没有用，但我尽量每个人都叮嘱一遍。说不定患者哪次记住那么一两句话，就能救了他的命。

传承发展——淡泊明志，笃志好学

1. 选拔弟子的标准及培养弟子的方式

赵振昌：还是像刚才说的。首先，做医生不能贪图名利，不能光奔着钱使劲。其次，必须背诵经典，背到滚瓜烂熟，不能偷懒，要勤奋。至于成绩，如果能达到我的要求，成绩肯定不会差了。只要踏踏实实地为患者治好病，就是最大的成绩！至于说什么荣誉，那些都是虚衔，只要好好治病，让患者有更好的生活质量就可以了。

2. 对后学的寄语

赵振昌：大医精诚，精诚所至，金石为开。

名医寄语

> 淡泊明志，溯源治本。
>
> 淡泊明志——淡泊名利，矢志不渝。
>
> 溯源治本——追溯经典，治病求本。

第十九章　朱宗元

朱宗元，男，1937 年生。教授、主任医师，第四、六、七批全国老中医药专家学术经验继承工作指导老师，全国名老中医朱宗元传承工作室负责人，享受国务院政府特殊津贴。

1962 年毕业于上海中医学院（现上海中医药大学），为首批支援边疆少数民族地区医学事业的知识分子，执教于内蒙古医学院中蒙医系（现内蒙古医科大学中医学院）。1978 年任中医基础教研室主任，1978 年于上海中医药大学附属曙光医院、龙华医院进修。1962-1968 年及 1979-1991 年就职于内蒙古自治区中蒙医院（现内蒙古自治区中医医院），从事中医内科临床工作。1969-1978 年于内蒙古医学院附属医院中医科从事临床工作。1991 年至今，于内蒙古医科大学附属中蒙医院从事临床工作。

朱老从医 60 余载，积累了丰富的临床经验，擅长治疗慢性肾病、颈椎病及心血管疾病、消化系统疾病、风湿免疫类疾病等，善于使用西医病机指导中医治疗。如在治疗肾病时以调节免疫功能为前提，配合使用中药消除炎症以消除尿蛋白和血尿、降低血肌酐和尿酸，以期恢复肾的泌尿排毒之功。此外，他将西医解剖理论与中医经络理论相结合，运用"异病同治"理念治疗颈椎病，由此延伸治疗全身多系统疾病，临床疗效显著。编著《阴阳五行学说》《阴阳五行学说入门》《中医基础理论纲要》《中医论文撰写技巧》，1982 年参编《中医诊断学》（华北地区规划教材）。其弟子在朱老指导下，整理出版论著《朱宗元学术临证集要》《朱宗元教授临证精要》。

名医之路——学兼中西，躬行实践

1. 从医之路的起源

朱宗元：我在 1956 年高中毕业，准备考大学。当时全国兴办了四所中医学院，我对中医比较感兴趣，所以就考入了上海中医学院，开始学习中医。因为当时是第一届招收中医大学生，所以是没有教材的，上课都是古籍经典，如《伤寒论》《内经知要》，还有叶天士的《温热论》等。我们刚学中医的时候，正值下乡活动时期，所以当时是一边学习，一边下乡劳动或者是下乡行医。

毕业以后，我直接分配到内蒙古医学院，第一年在中医院，第二年就回系里面开始教学。我教的第一门课是中医诊断学，当时是配合刘庆昌老师讲中医诊断学，因为我们是从学院出来的，既学了中医又学了西医，在这种情况下，我们对患者的判断准确性实际上要高于只懂中医的老中医。患者的病情到底重不重、要不要命，我们根据西医的这些检查就知道具体情况。

在刚上门诊接触临床患者的时候，我也经常遇到一些问题。我们当时看杂志比较多，杂志上介绍一些方子对某些病有效，我们也试，试了以后发现，杂志上的文章水分很大。比如说胃病，这是很普通的一个毛病，教科书里面将胃病分成四五个类型，杂志上面往往是以疏肝、理气、止痛为主，但是我在临床上应用的效果并不太理想。但其中有个例外，就是以饥饿痛为典型表现的胃病。我在学校的时候听秦伯未老师的讲座，他认为对于这种胃病，一个黄芪建中汤就能解决问题。我后来在临床上，对饥饿痛的胃病就用黄芪建中汤，的确有效。但是对饱食痛胃病的治疗，我摸索了好长一段时间，一次偶然的机会，我试用了半夏泻心汤，发现效果不错。所以直到现在，我都感到中医教材和临床的差距比较大，另外一些中医杂志上的文章，可靠性比较低。

我曾经在附属医院待过一段时间，那时候主要是在普外科。在那个阶段，我们碰到的重症、急症患者很多。在这种情况下，中医治疗帮医院解决了不少问题。很多患者本来是要做手术的，但吃一次中药好了、缓解了，就不需要手术了。在临床慢慢摸索的阶段中，我逐渐建立了自己的一套治疗方法，虽然这些方法有的也不是很完备，但在临床上确是比较有效的。

2. 成长为名中医的过程中具有重要影响的人

朱宗元：在从医过程中，我非常感谢患者。患者的信任及坚持，推动了我的治疗思路与方法的形成。从毕业后刚接触临床时每诊只有几个患者，到今天接连不断的患者，都是在患者的支持下我才能前行至今的。有的患者初次就诊后，疗效并不明显，但是没有放弃治疗，一直坚持并坚信我能够帮他解除病痛，这使我对相关疾病的研究逐渐加深，并不断完善治疗方案，最终帮助患者解除病痛，我的医疗水平也得到提高。

职业认同——医德高尚，术传岐黄

1. 作为一名优秀中医应该具备的素质

朱宗元：医生是一个崇高的职业，他以救人为主。所以作为一名优秀的医生，必须首先讲医德。

2. 对医生这个职业的态度和看法

朱宗元：刚才我说到，医生必须首先讲医德。孙思邈有《大医精诚》，主要讲医生必须有崇高的医德，不能把医务行业和商业行业混为一谈。所以医生必须认识到，自己这个职业的使命是救人，是挽救人民的生命，必须以救人为主。古代有些医生，他给有钱人看病诊费收得很高，给穷苦人看病就不收诊费，甚至药费也免除。为什么这样做？因为他要生活，就要从比较富贵的人身上赚钱；但是他也有仁爱之心，所以为穷人看病免诊费、免药费，当然这是讲的古代一部分医生。现在实际上也有很多医生，对穷人很照顾，诊费收得低。作为一名医生，把行医商业化，那就说明这个医生的医德偏低，医疗技术也不可能很高，因为他的心思不在医疗上面。所以作为医生，尤其是中医，自古以来就讲求医德。

还有一点，有些人现在学中医，学出来以后又去从事西医。中医有中医的长处，西医有西医的长处，这些学生实际上没有真正认识到中医的长处。举个例子，对各种流行病、传染病，也就是瘟疫，中医对这些病的治疗，有相当好的办法。当然西医有西医的办法，像西医现在主要就是以免疫治疗为主，使用免疫抑制剂，提高人的免疫力，使感染终止。在中国历史上，各种瘟疫大流行也发生了很多次，都是靠中医治疗解决问题的。

3. 对国内公共卫生事件的看法

朱宗元：在进入医学这个行业时，我们都曾立下誓言："健康所系，性命相托。我志愿献身医学，热爱祖国，忠于人民，恪守医德，尊师守纪，刻苦钻研，孜孜不倦，精益求精，全面发展。我决心竭尽全力除人类之病痛，助健康之完美，维护医术的圣洁和荣誉，救死扶伤，不辞艰辛，执着追求，为祖国医药卫生事业的发展和人类身心健康奋斗终生。"

作为一名医生，我也时刻关注疫情的发展，贡献自己的一份力量。在 2003 年"非典"的时候，医院负责人找到我，让我出一份针对普通人的防疫处方，我结合当时的情况及本地的特点，制定了几个方子。

4. 一路走来已经实现和待实现的梦想

朱宗元：以患者为本，尽可能解除患者病痛；倾毕生所学，传岐黄之术。

学成中医——深入经典，博学慎思

1. 学习和从事中医过程中的阶段划分及各个阶段学习和研究中医的方法

朱宗元：前面我提到了两个阶段，第一阶段是在上海中医学院学习，第二阶段是在内蒙古医学院工作时期。

现在的中医学习以院校教育为主。中医的学习尤重基础，除了学习基础知识，对于四大经典的学习也是必不可少的，尤其是对《伤寒论》及《黄帝内经》的学习。学好基础知识和经典，能更好地服务于临床。当有一定的临床经验后，还应扩大知识的学习范围，不拘泥于医学知识。像古时候的医家，他们都是上知天文、下知地理的先贤之人，因此古人有"不为良相，则为良医"之言。对于医学，则要有针对性地进行精读、细读，理解其深意。

2. 中医经典在中医学习过程中起到的作用及学习方法

朱宗元：我考入上海中医学院开始学习中医时，是没有教材的，都是用的经典原著，如《伤寒论》《内经知要》《温热论》等。后来进入了临床，见的病多了，我发现很多经方直接拿来治病，效果很好。经方的理论在很多病的治疗中体现出来，由此对经典的认识又进一步加深了，运用得也更灵活了。所以经典是基础，学习经典要与临床实践结合，体会才更深刻。

善治疾病——辨病为主，兼以辨证

1. 门诊对患者信息的采集

朱宗元：信息的采集要围绕疾病进行追问。例如胃病，患者常见的症状以疼痛为主，这就要问清楚，是空腹的时间疼还是饭后疼？这两种情况，我在临床上的治疗是完全不同的。如果是饭后痛，那是吃饭后多久痛？再比如，很多人有胃胀、反酸的症状，这也要分清楚，是本身胃的疾病还是由颈椎病引起的？因为脊椎分布的交感神经对内脏有影响。有的病可能不是因为脏腑本身的功能改变，而是其他原因，所以区分疾病很重要。

2. 全面认识疾病病因病机的方法

朱宗元：我的辨证主要在于对病情的诊断和分析上。中医强调"辨证论治"，它的特点是不分疾病的种类，将所有疾病放在一块进行辨证。我发现，这种辨证论治有很大的缺点，因为很多疾病放在一块，虽然有时属于一个类型，但是轻重缓急的差别很大。比如肝肾阴虚，在肝硬化患者身上可以见到，在神经官能症患者身上也可以见到，但前者是要命的，后者就不那么紧急，如果见到肝肾阴虚，不论什么病，都用同一种滋补肝肾的治疗方法，实际上也不是一种好办法。因此，我最近就形成了"以辨病为主，兼以辨证"的方法。因为每一种病，实际上常见的只有几个证型，所以患者来了以后，一看他的情况，我马上就能确定他是什么证，对应什么治疗方法。既要照顾到中医这个"证"的特性、特点，也要照顾到西医"病"的特点，这样治疗的效果就比较好。另外，对患者的诊疗，结合西医的诊断，中医的辨证也快多了，治疗方案确定得也快。

3. 对慢性肾病核心病机、常见证候、治疗方法、核心方药的见解

朱宗元：肾炎是一个难治的疾病，它属于自身免疫性疾病。我大概从 20 世纪 70 年代开始治疗肾炎。因为我从上海毕业，那时候上海曙光医院的科研项目就是治疗肾炎，我实习的时候，跟老师学习了一些治疗肾炎的方法。但是我发现，患者进入医院以后，如果已经出现了肾功能受损，而后又出现了肾衰竭，就是尿毒症，最后大概率无法治愈。

我开始接触到肾炎患者的时候，就以西医对肾炎的认识为理论基础。肾炎是一种自身免疫性疾病，患者主要表现为免疫功能紊乱。病毒第一次感染人体以后，人体中形成了抗体，如果第二次感染同样的病毒，第二次感染在

人体内形成了抗原，第一次形成的抗体和抗原结合，就形成了免疫复合物。免疫复合物如果是分子量小的，就随尿液排出；分子量比较大的，就被人体免疫功能的一些吞噬细胞给吞噬掉了；而分子量中等大小的，它既不可能从尿液排出体外，吞噬细胞又发现不了这种免疫复合物，那这种复合物就沉积到肾小球的基底膜之下，通过补体结合反应引起炎症，就引发了肾炎。

　　我当时就从肾炎的整个发病过程出发，认为这个病的关键问题是免疫复合物。所以我就想：第一，这个免疫复合物能不能清除掉？它的分子量不大不小，比起小的要大，所以尿液排不出来；比起大的又小，所以不能被吞噬细胞吞噬。我就尝试用中医软坚散结的方法进行治疗，但是观察一段时间，效果不明显。第二，从肾炎的发病来讲，肾炎发病每次都与感染有关，但是为什么有的肾炎会变成慢性肾炎？说明人体内存在一个慢性炎症反应，它持续地产生抗体，又持续地产生抗原，抗原、抗体就持续地结合产生免疫复合物，不断地对肾脏肾小球进行侵犯，引起肾小球持续发炎，这样肾炎就转变成一种慢性肾炎。既然不能把免疫复合物清除掉，那么就只有一个方法，就是控制炎症。控制炎症，把人体内这个慢性炎症反应控制住，不让它不断地产生抗体和抗原。免疫复合物总有用完的时候，已经产生的免疫复合物用完了，新的免疫复合物不再产生，肾炎不就好了吗？从这个治疗思想出发，我对肾炎就拟定了一个基本的方子。这个方子基本由以下几个部分组成。

　　第一部分，新中国成立以来，中医治疗肾炎，大多辨证为脾肾阳虚；西医则认为慢性肾炎主要是自身免疫功能发生紊乱。有的人认为自身免疫性疾病是免疫功能降低，但实际上是免疫功能亢进。从这个角度上看，方子组成的第一部分，以中医的补益脾肾为基础，同时以西医说的调节免疫功能为基础。在肾炎过程中，尤其是在肾小球里面，小血管因为炎症，不断地产生血管堵塞现象，引起病变肾小球的供血障碍。由于血管堵塞，入球小动脉被堵塞住了，血液进不到肾小球里面，肾小球得不到新鲜的血液，它的修复功能就要发生障碍。中医认为这是血瘀，所以我同时用活血化瘀药来治疗，改善免疫功能方面的问题。因此，处方的第一部分以补益脾肾药为主，同时有清热解毒、活血化瘀的药物，来调整人体的免疫功能。这里面我用过过敏煎，因为这个方子对治疗、调节免疫功能本身是有效的。

　　第二部分，主要是针对病原。从西医角度讲，肾炎发病和感冒关系比较密切，感冒是呼吸系统的感染，所以要对呼吸系统的慢性炎症进行控制，这里主要解决慢性咽炎、支气管炎，还有慢性鼻炎，包括鼻窦炎一类。由于这类慢性炎症持续性存在，不断地产生抗原和抗体，产生免疫复合物，引起慢性肾炎。这个治疗思路，我在临床上用过以后有效，对一部分患者效果还是比较好的。后来我又发现，脂溢性皮炎对慢性肾炎的影响也很大，因此我又尝试加入了治疗脂溢性皮炎的药物。另外，肾炎还有一部分，是以血尿为主要表现的，我在临床治疗结果中发现，这类慢性肾炎往往和生殖系、泌尿系炎症有关，像男性的前列腺炎、精囊炎，女性的阴道炎、子宫内膜炎、盆腔炎。比如对于过敏性紫癜性肾炎，西医搞不清楚原因，但是我在临床中发现，它和生殖、泌尿系感染有关，因此治疗过敏性紫癜性肾炎，通过控制或治疗生殖、泌尿系的炎症，都能很快地治愈。当然还有一部分以尿血为主的肾炎，现在还没有完全掌握它的病因。

这些就是我对慢性肾炎的病因病机的认识和治疗思路，在国内影响比较大，国内有一些人，当然大多数都是我的学生，都是按照这种思路来治疗慢性肾炎的。

4.临证经验

朱宗元：这几年由于疗效不断地提高，现在我的患者类型也多了，尤其是疑难杂症，其中有很多西医治不了的病。当然，西医治不了的毛病，中医也难治。其实中西医各有长处，但是中医的治疗手段比较多，所以有很多西医解决不了的问题，中医可以缓解。

比如说十几年前，外科一个医生做完手术以后，患者出现手术后遗症，二次手术以后病情更厉害，他就把患者介绍到我这。内科也是，有一些内科医生治疗起来很困难的患者，也介绍到我这。这也可以看出中医、西医各有长处。西医能够解决一些急性问题，解决得比较快，但是他们也有很多问题解决不了，要靠中医的方法。但不是说中医不能解决急性病问题，实际上只要辨证准确，同样能解决急性问题。

比如说感冒，西医就是对症治疗，感冒了，发热用退热药，头疼用止疼药。中医呢？我后来自己摸索出个方子，吃上几剂药，甚至于吃一剂药，体温就下去了，症状就消失了，这个病就好了。

另外，感冒以后引起的咽性咳嗽，这也是个小病，但是很多中医、西医也不好解决。西医对这种阵发性咳嗽，一发作起来咳嗽很厉害的情况，用止咳药效果不太好，除非用可待因这类镇咳药，但有些效果也不是很理想。很多中医治疗这个病也效果不好。我用于治疗咽性咳嗽的方子，效果还是比较好的。很多西医天天在临床上干，但是他们的孩子有这种情况，他们也治不了，不是说他们不想治、不认真治，而是他们真的治不了。有些小孩长期使用西药治疗，解决不了，后来找到我，吃上一个礼拜药就好了，钱花得不多，效果却很明显。现在有的西医因为止咳药效果不好，所以按照哮喘来治疗，效果比止咳药效果好，所以他们诊断为哮喘，实际上这个病属于咽性咳嗽。这个病在我手上用中医治疗，一到两个礼拜就能解决问题，到西医那治疗，恐怕1个月也不行。所以中医到最后，必须靠临床效果。现在很多中医，用中药效果不好，就把西药也加进来，弄得乱七八糟，这样子不行。

医患交流——恪尽职守，庄敬以待

1. 对待患者的方式

朱宗元：很多患者来我这儿，一般都是在其他医院看过后才来的，因为西医没有什么好的办法，或者疗效不好。患者来了，我就要对患者负责，尽力为患者医治。来我这儿看病的患者，有地方远、不方便复诊的，我开药一般视疾病情况来定，有时药开得多一点，半个月到1个月复诊一次，或者实在不方便的，可以远程视频看诊。有的患者每次都来看，但是吃药不积极，或者开了药不吃，我对这样的患者每次都要批评——一是对自己的生命不负责，二是浪费。所以每次面对这样的患者，我的态度都不是太好。

2. 良好医患关系的建立

朱宗元：我从来没和患者发生过什么矛盾，所以我是连小例子也没有。如果医生是真的对患者负责任的话，患者是没有意见的。

传承发展——有教无类，笃行为本

1. 选拔弟子的标准及培养弟子的方式

朱宗元：对于选拔弟子的这个问题，一般来说，任何人都可以跟我学。但是弟子必须要跟我抄方，必须要跟我出诊，其他要求都没有，这个要坚持。得真正去跟、去学，不能只是挂个名，甚至到后来不跟诊疗了，那就不行了。

2. 对中医学的传承发展的建议

朱宗元：我们要学习、继承，不仅是四部经典，包括后世在医学上的发展，也要继承、发展。另外，我们讲中医和西医各有所长，西医擅长研究疾病的形态，中医没有这方面的研究，所以如何把病理形态融入中医的辨证中，这是一个很大的问题。

3. 对后学的寄语

朱宗元：重基础，研经典，做临床。

名医寄语

习医首重修德，然后言术。术之道在于重经典，做临床。修德即医者当以治病救人为首任，以施仁术。医术修习不仅要精研经典、传承精华，也要与临床相结合，在临证中进一步验证经典，又能创新性地应用经典，更有利于治病救人。

第二十章　曹玉山

　　曹玉山，男，1938 年生。教授，主任医师，博士研究生导师，第三、四、六批全国老中医药专家学术经验继承工作指导老师，第二批甘肃省中医药专家学术经验继承工作指导老师。曾任甘肃省中医、中西医结合高级职称评审委员会第四、五届评审委员，评审委员会中西结合专业组第六届（2002）评委。2008 年获甘肃省政府颁发的"甘肃省名中医"称号。个人事绩被收录于《中国专家名人辞典》《当代名老中医图录》。

　　1958 年考入兰州医学院医疗系，1963 年以优异成绩毕业，曾得到林传襄、张安、胡亚美、史铁繁、吴德成、杨天盈、谢宝屿、钱英、张向渠等专家教授培养。1972 年参加了为期 2 年的西医离职学习中医班，师承伤寒派名家张汉祥、于己百等老师，并得到柯与参、尚坦之、周信有、席与民等名医亲传。

　　曹玉山教授从事心脑血管疾病临床 50 余年，兼教学工作 30 余年，医、教、研结合，从理论到实践，刻苦钻研，努力不懈。擅长诊治中医内科常见病、多发病和疑难危重症，尤为擅长心脑血管系统疾病的诊治，具有丰富的临床经验和显著的疗效，在患者中享有很高的声誉。发表学术论文 30 余篇，主持研究的"生脉硒口服液对阿霉素心肌毒性防治作用实验研究"课题，获甘肃省科技进步奖三等奖。指导完成的甘肃省卫生项目"甘仙丹治疗频发早搏（气虚痰凝血瘀型）的临床研究"，于 2005 年通过甘肃省科技厅鉴定。

名医之路——亲炙名家，栉风沐雨

1. 从医之路的起源

曹玉山：我本人祖籍北京，出生于西安，寄籍兰州。自小随父筑铁路漂泊，养成了吃苦耐劳、坚韧不拔的性格。医学院校毕业后，步入行医生涯，适逢北京医疗队在河西走廊送医送药，由北京医学名家查房、讲学、带教，我遂有幸得到林传襄、张安、胡亚美、史铁繁、吴德成、杨天盈、谢宝屿、钱英、张向渠等专家教授的教导。1972 年，我参加了甘肃省第三期"西学中"班，师从陇上名医张汉祥、尚坦之、柯与参、于己百、周信有等名家，聆听口传，亲炙教诲，学习名家之精华。在老师的悉心教授和耐心指导下，我系统地学习了中医理论，进入中医门径，踏上中西医结合之路。

2. 成长为名中医的过程中具有重要影响的人

曹玉山：那时候内科、传染病科不分家，整个是一大类的。我在医院上班，但是遇到了许多患者想看中医，就请中医来给患者会诊。我感受到，用中药联合西药治疗患者的效果比单纯吃西药好，就下了将来要学习中医的决心。我 1963 年去了张掖地区。1966 年，周恩来总理派了十批医疗队下到基层，每一批都是北京有名的教授；前往张掖、酒泉等地区的专家都是这样，一年换一批。这些老师都很有名，比如北京儿童医院的院长胡亚美院士，北京协和医学院的吴阶平、邓家栋这些老教授们。医疗队是每年换一批，统属于一个总队，我们看名单，就能看出哪一位是搞骨科的，哪一位是搞心内科的，哪一位是搞内分泌科的。张掖地区也有暖气、有澡堂、有食堂，当地对他们特别好，他们愿意到这儿来给讲课。当时有心内科、外科、内分泌科、呼吸科的专家，外科请的是吴阶平的儿子吴德成，这些老师给我们传授了当时北京的治疗方法及治疗经验，开阔了我的眼界。同时，我觉得北京中医学院的老师都很好，比如钱英，现在是全国名中医了。

1972 年，甘肃省成立了西医离职学习中医班。因为我对中医特别感兴趣，就去参加了这个班。当时的老师是张汉祥，也是甘肃省中医院的创始人之一。甘肃省中医院现在有塑像，是张汉祥、于己百、尚坦之，他们都是甘肃的名中医。此外，还有当时的卫生厅厅长给我们讲课。我们那时候是闭门念书，两耳不闻窗外事，从源到流，从流到源。什么是"源"？就是《黄帝内经》《伤寒论》《温病条辨》，这是源头；"流"就是我们现在的中医内科、中医外科、中医妇科、中医儿科。我就这样正儿八经地学了两年中医。

成立甘肃中医学院的时候，筹备组的组长是柯与参教授，他是甘肃的名中医，当时也是甘肃省卫生厅的副厅长。那时学中医的一共有 72 个人，现在还活跃在医学院的只有我和裴正学，裴正学是裴新华的父亲。别的人都退休了，甚至有的人过世了。我们得到了张汉祥、柯与参这些老师的真传，为从事中西结合工作打下了基础。

后来中医学院成立，要招老师了，我的同学和老师们就喊我去。我考上了，当时，中医学院才刚刚组建，只成立了总务组、临床组、后勤组。我是第一届中医系系主任、党总支书记。系里成立了十三个教研室，就这样开始了中医教学。经过"文革"十年，党员都要重新登记，我当时是党总支书记，于己百老师也是在我们这里登记的。我记得当时的组织委员是王碱，宣传委员是周令贤，我们相当于甘肃中医学院的元老。现在和我一起工作、一起待在这里的，就剩下王碱，其他人都去世了，比如针灸教研室的郑魁山。因为我们是中西医结合教研室，所以那时候又讲中医、又讲西医。

1990 年要成立附属医院，我被调到了附属医院，我就开始边看病边上课。甘肃中医学院附属医院第一届的领导有王克勤、徐鸿达和我，王克勤和徐鸿达已经去世了。我经历了医院第一届领导王克勤、第二届马玉林、第三届刘元珍、第四届李英东、第五届张晓刚，现在到第六届了，前几届有不少人都过世了。我经历了中医学院、附属医院组建的这几个阶段。

职业认同——道笃德充，岐黄济世

1. 作为一名优秀中医应该具备的素质

曹玉山：我认为，为人正直、恭厚慈惠、道笃德充，是作为一名优秀中医应具备的、最基本的素质和修养。此外，优秀中医还要有清廉为医、严谨求实的态度，对患者要倾注满腔热忱，从不自矜傲物，不以身份取人，无论贫富贵贱，不论长幼妇孺，都一视同仁，潜心施治，一如至亲，正如孙思邈《千金要方》之名篇《大医精诚》中所讲。我还推崇"仁人仁术"，医乃仁术，必有德者方能居之；若医无德，非但不能救人，反而会误人甚至杀人。作为一个医生，要常怀"佛心"，这里所说的"佛心"，是指一颗济世活人的仁爱之心。我经常教导学生——要以岐黄济世，要以仁爱救人，时时处处为患者着想；治学做事要品学端正，不为名利所惑；对同行要虚心求教、博采众长。这就是孙思邈《大医精诚》所述"先发大慈恻隐之心，誓愿普救含灵之苦"，多年来，我是这样说的，也是这样做的。

2. 对医生这个职业的态度和看法

曹玉山：我从事医生这个工作，是从 1958 年入学到现在。前 5 年是学习阶段，到 2020 年，我从事医疗工作 60 多年了。我认为，医生对患者要怀有慈母的心肠，要有宽容理解的心思。看病要仔细，不能三言两语马上开方子——一号处方开走了，二号处方开走了，为了加快速度，不问详细就不了解，开的处方就很难达到理想的疗效。

另外，患者一进门，医生既要怀有慈母的心肠去理解他，还要有鹰的眼睛来观察他——这个患者是被扶进来的，背着进来的，还是自己走着进来的？表情怎么样？步态怎么样？体格怎么样？是瘦是胖？患者来了坐这儿，医生要问，必须是有目的地问，不能胡扯。有些医生连问都不问，一号脉就给开方子，这都是不对的。中医看病要望、闻、问、切，不能只摸脉。

我经常说，医生要有佛心，要解除患者的痛苦，要给患者心贴心的感觉，不要为了凑数、为了挣钱。看好一个患者，减轻了患者的痛苦，医生心里也舒服。比如有一个患带状疱疹的女同志，脖子上都是疱，疼得不得了，我就开了一剂药，4 天以后她再来，疱都塌下去了，也不疼。我又开了 4 剂药，她基本就痊愈了。

3. 对国内公共卫生事件的看法

曹玉山：20 世纪 80 年代，我治大叶性肺炎，用的是银翘白虎汤，药用金银花、连翘、石膏、知母、粳米、甘草。

金银花、连翘抗病毒，清热解毒；白虎汤治疗大量肺泡炎性物质的渗出。

大叶性肺炎分为渗出期、红色肝样变期、灰色肝样变期、吸收期。中药里抗病毒的药不少，常用的有金银花、连翘、鱼腥草、蒲公英、贯众。大叶性肺炎渗出期，大量渗出液进入肺泡，把肺泡给填满了，导致红细胞就出来了，然后就发展为红色肝样变期；红色肝样变期以后，充血消退，病变区变成灰色，这就是灰色肝样变期；最后渗出液被吸收了，就是吸收期。这是大叶性肺炎的病理分期。

虽然我没有到新冠疫情诊疗的现场，但是我也考虑，如果我到那儿去，第一个是要维持患者的生命，给患者增强抵抗力。西医也没有什么特殊的治疗，只给患者输点蛋白、糖类，维持营养，增加抵抗力。那我们中医呢？如果是中西结合治疗，这就好办了，给患者吃银翘白虎汤。所以不管对哪个患者、哪个病种，治疗时要多考虑，要有中西结合的思维，既要遵循中医的古方，也要有一些创新。本来白虎汤是治疗壮热、口渴、大汗淋漓症的，在白虎汤的基础上我又发展了，加上了金银花、连翘等抗病毒药物，还可以在这个药方里加补气药，增强患者的免疫力、抵抗力。对于大汗淋漓的患者，也可以给增液汤，玄参、生地、麦冬。不同的证出现了，中医有不同的方剂来对待。

4. 一路走来已经实现的梦想

曹玉山：第一个，我实现了既会中医、也会西医的梦想，就是两条腿走路。两条腿走路比一条腿走路要好得多，这是我的一个体会。第二个，许多西医办不到的，我们中医有办法，最终也能缓解患者的痛苦，也能治疗好多疾病。

5. 现如今的梦想

曹玉山：我已经 82 岁，身体不行了。我还想着找个机会，把我从医 60 年来这点单薄的经验传下，目前没有找到机会。比如病房里哪个患者需要我去会诊，先叫我看一看，我就会想，这个患者是什么状态？现在心内科的医生，出院带药写的是阿司匹林、氯吡格雷、他汀类，跟着西医走，这样中医能发展吗？中医学院出来的中医不能跟着西医跑。西医的知识和检查得会、得懂，但是治疗得在中医上创新。讲课的时候，可以问学生，这个患者的心电图哪些方面有问题，但是治疗的时候，中药得用上去。

我们要学会中西医结合深入研究临床上遇到的问题。比如说心律不齐，跳得快还是慢，是不是房颤，是不是传导阻滞，是哪个类型的，要逐渐总结出我们的经验。再比如用三甲复脉汤，用龟甲、鳖甲、牡蛎治疗心律失常，主要治疗快速性心律失常，结果，很多学生学完就当耳旁风，毕业了也不用这些。我们得总结一下，可以搞一个院内处方。比如病态窦房结综合征，是窦房结有问题了，心脏跳动慢，患者就容易晕倒，R—R 间期延长，我们如何治疗这种心动过缓？这是心脏的"起搏器"，"一级司令"部窦房结有了问题，或者是供血不足了，或者是其他的病变了，出现这种问题怎么办？我创立了一个甘仙丹，甘松、苦参、仙灵脾组成，这是我们观察一些患者，总结出来的一些经验。

学成中医——由浅入深，衷中参西

1. 学习和从事中医过程中的阶段划分及各个阶段学习和研究中医的方法

曹玉山：我认为，学医读书是一个循序渐进的过程。不能一蹴而就，要由浅入深、由基础理论到临床，将理论与临床有机结合、融会贯通。初学中医，是系统学习阶段，也是入门的阶段，应该学习中医的基本思想，建立完整的中医理论体系，培养中医思维方法，为以后进入中医临床打下坚实的基础。此时，要熟记硬背《药性赋》《汤头歌诀》《濒湖脉学》《医学三字经》等书籍。随着学习的深入，结合老师的讲解，认真研读《黄帝内经》《伤寒论》《金匮要略》《温病条辨》《神农本草经》等经典著作，学会读、背、理解、运用经典，进一步完善自己的中医思维方法。用自己学的医学理论来指导临床，并且要多思考、善总结，在医疗实践中逐步形成、完善自己的诊疗方法。在学习基础理论、理解背诵医学经典的基础上，还要学会在实践中灵活运用，领悟经典原文的精神内涵，融会贯通。应当研习医家的临床文集、医案，如《临证指南医案》《医宗金鉴》《医学衷中参西录》《岳美中医学文集》《干祖望医书三种》《施今墨对药》《中国百年百名中医临床家丛书》等，从中汲取营养，学习辨证施治、用药经验，尤其是诊病的思路。另外，应与同仁、专家、老师、学生甚至患者探讨磋商，拓展思路，继往开来，大开眼界，从中也会受到教育与启迪。

2. 中医经典在中医学习过程中起到的作用及学习方法

曹玉山：我从小喜欢书籍，初、高中时期，经常在书店、图书馆阅读各类古籍名著及杂谈书籍。学医从医后，更是喜读医学报刊、书籍、杂志，尤其是中医经典著作。《伤寒论》《金匮要略》《黄帝内经》等中医经典，不仅是几千年来中华民族与疾病作斗争的经验总结和生活智慧，更是中医的基本规范。学习中医经典的方法，上一个问题我已经详细谈过了。

3. 对青年人学习、研究中医的建议

曹玉山：我们要做一个好的中医、明白的中医。第一，要学习四大经典。这个必须得学习，该背的背，该记的记，这是要掌握的。第二，中医要不断学习。比如说金华，他原来是我的研究生，搞的是神经内科，现在的专业是心脑血管科。早期医院没有导管室，我的老师也没有教心血管介入等西医相关的技术，但是现在西医发展到什么前沿状态，我们中医发展到什么前

沿状态，我们都要掌握。我们虽然是中医，但心电图是最基本的，得会、得懂。西医的造影，我们那时候老师没有教过，所以现在也得学习。冠状动脉造影以后我们如何处理，这得学习。西医有处理方式，最常用的就是服阿司匹林、他汀类、氯吡格雷。那中医怎么办？除了活血化瘀，还可以用宽胸、止痛、益气的药物。比如说冠心病，最常治疗心绞痛的方法是芳香开窍、益气活血、宽胸止痛。中医有理论，也有药物，比如麝香保心丸就是芳香开窍药，冠心舒通胶囊是活血化瘀的药。

　　随着科学技术的发展，我们也要接受新鲜的事物，利用新的检查手段，帮助中医的方法来治疗、研究疾病，制定新的对策。比如心律失常，西医现在用的方法是射频消融，我们中医不能老停留在原地，要摸索出新的药物、新的理论，对心律失常进行治疗。例如持久性房颤，相当于中医的心悸，拖延长了就发展为心衰、水肿，有时候有心痛，治疗要根据不同患者的表现，在古方的基础上再有所发展。比如对心肌缺氧的治疗，就考虑用红景天、石菖蒲，用芳香、益气、化浊、开窍等方法，在仔细分辨证候的基础上，进行相应的治疗。不要拘泥于原来的思路，我们要发展，要走到中医治疗病证的最前沿。现在心内科最多见的就是心衰，还有心律失常，即中医所谓的"脉结代，心动悸"，治疗用炙甘草汤。我们要在炙甘草汤的基础上有所发展，来治疗现在这些心动悸、脉结代的患者。对于高脂血症造成动脉硬化，心、脑、肾的动脉硬化这类疾病，我们要寻找新药，比如红曲、茵陈能够降脂、调脂，做一些实验，观察、对比。我经常调脂，就是使高密度脂蛋白升高，低密度脂蛋白降低，胆固醇降低，甘油三酯降低，用中药来治疗，和西药他汀类药物对比，哪个效果好？我们的结论就是，中药并不比西药差。

　　前边还讲到，我曾经用中药治疗大叶性肺炎，不用西药。过去西医用大量的青霉素，我就用银翘白虎汤来治疗。大叶性肺炎在病理上分四期：渗出期、红色肝样变期、灰色肝样变期、消散期，患者在不同时期会出现不同的证。比如渗出期，是大叶性肺炎的第一期，拍胸片发现患者肺部有大量的渗出液，患者的症状是高热、壮热，药用石膏、知母、粳米；病位在肺，药用桑白皮、茯苓、百部，以减少炎性物质渗出。到了红色肝变期，大量的红细胞把肺泡填满了，这时候就要给予活血药，加上能减少渗出的紫菀、款冬花、百部、桑白皮；如果患者还有点喘，加蜜麻黄、炙百合。到了灰色肝样变期，以至最后的恢复期，用四君子汤，或是用黄芪、党参、太子参来益气，改善机体的免疫状态，这都是我们中医的强项。这次的新型冠状病毒感染，我认为也可以用这个方子。因为现在没有什么特效的西药,所以我们要根据患者的具体情况来辨证施治,不是一个固定的方子。根据不同的证,用不同的方、不同的药来治疗,这是中医的强项——随证加减。随证改变治疗的思路,会取得相当好的效果,这是我的想法,要教会学生理解和掌握中医临证中加减辨证施治的方法,因为病不是固定的,不是一成不变的。

举个例子,有一个患者,在几家医院检查都说没问题,但患者就是心慌、胸闷、憋气。他做了心电图、心脏超声,心电图报告上写的是"心电图正常",但我一看这图,Ⅲ导的Q波又深又宽,Ⅰ导的S波又深又宽,呈"SⅠQⅢ"型特点,我判断是左后分支阻滞。什么叫左后分支阻滞?左束支分为左前分支、左后分支,左后分支阻滞会导致左心室一部分或大部分心肌的收缩不同步。心肌有收缩性、兴奋性、传导性,左后分支阻滞,心室左后位置的肌肉收缩晚于右心室、左心室的前部,这样射血就不同步,患者就表现为气短、胸闷,有时还有心痛。这就说明,我们要有一定的西医理论基础、西医诊断基础、西医检查的知识,再用中医辨证的办法,改善患者的心功能,在中医方面,必须非常熟稔地掌握心病的辨治方法,辨清是心阳虚、心阴虚、心气虚,还是心血虚。通过辨证施治,我用了大概7剂药,就大大改善患者的状况。患者复诊时说效果挺好,心慌气短、胸闷憋气都改善了,走路都快了。像这种情况,如果是纯中医,没有扎实的西医诊断基础,是不能解决问题的。

再举个例子,一位患者的心电图,所有肢体导联的R波都低,这就是"肢导低电压"。通过这个能知道什么?出现肢导低电压,就知道患者的心搏无力,也就是中医说的心阳虚。同时,患者有心慌、气短、胸闷,还走不了太久的路。因此,我就从温心阳入手,改善患者的心慌气短,改善心脏搏血的能力,增加心肌的收缩力。所以既要有扎实的西医诊断基础,更要有厚实的、熟练的中医辨治方法。

善治疾病——通补兼施,体常明变

对胸痹心痛病核心病机、常见证候、治疗方法、核心方药的见解

曹玉山:我从事心血管疾病诊治已经50多年了。我认为胸痹的发生,多与寒邪内侵、饮食不当、情志不调、年老体虚等因素有关。寒凝、痰浊、气滞、血瘀均可导致胸阳失运、心脉痹阻,以成胸痹。《医门法律》曰:"胸

痹心痛，然总因阳虚，故阴得乘之。"《金匮要略》曰："夫脉当取太过不及，阳微阴弦，即胸痹而痛，所以然者，责其极虚也。今阳虚知在上焦，所以胸痹、心痛者，以其阴弦故也。"胸属阳位，为清旷之域，宜畅达不宜壅滞。胸痹心痛的病机为正气亏虚、心脉失养，痰浊内生、血行瘀滞，痰瘀阻络、心脉痹阻，不通而痛。在正气亏虚的基础上，遇有各种诱因，致使阴寒、痰浊、瘀血等邪内聚，阳虚阴乘，心脉痹阻，不通则痛，使胸痹心痛发作或加重。

治疗方面，我认为要遵从"以补为通，以通为补，通补兼施""补而不使其壅塞，通而不损其正气"的通痹补虚之原则，采用益气活血通络法。临床中，胸痛胸闷发作期，以邪实为主，邪势颇盛，故先治其标，祛邪为主，兼以扶正；缓解期以正虚为主，邪气衰落，治以扶正，培补正气，扶正固本，兼以祛邪。另外，还要做到未病先防，有病早治。在诊治患者时，医生要对患者进行有关疾病的宣教，比如高血压或冠心病的生活调理、卒中的二级预防、糖尿病的饮食及运动治疗等。我经常提到，降脂化痰能治疗冠心病，并能很好地预防高血压病及心、脑、肾并发症。根据"治病必求于本"的原则，我制定了益气、化痰、祛瘀之法，旨在痰瘀同治，拟定了"瓜蒌薤白苏梗汤"，其主要组成有黄芪、太子参、黄精、川芎、红花、薤白、瓜蒌、苏梗、丹参等，主要功能是益气、化痰、祛瘀。

我透疹用的是钱乙的升麻葛根汤，葛根这个药效果很好，临床一般用的叫粉葛根，它能改善脑血流，扩张脑血管，还有降脂作用。石菖蒲开九窍。对于脑血管疾病，可以合用葛根、石菖蒲两药，对于患者的伴随症状，再加一些药来治疗。比如说老年性痴呆，脑血管痉挛，用药以葛根、石菖蒲为主；如果脑缺氧，加点咱们西北的红景天，这都是挺好的药。临床随证加减，主方是葛根、石菖蒲；如果有低血压，就益气升压；如果有高血压，就降逆活血。主方定了，其他的配伍，随着患者症状的不同，加减用药，然后观察疗效，总结经验。

医患交流——易地而处，平心而度

1. 对待患者的方式

曹玉山：作为一名医者，看待每个患者，不论是来自大城市的还是偏远地区的，都要一视同仁，不能搞贵贱之分。我在前面讲到，医乃仁术，必有德者方能居之；若医无德，非但不能救人，反而会误人，甚至杀人。医生要秉持一颗"佛心"，也就是济世活人的仁爱之心，处处为患者着想。

我记得有一次，有个偏远农村来的患者，大概是 60 岁的女性，她来了之后先不说病情，就说自己是农村来的，只带了三百块钱，希望在开药的时候尽量少一些费用。我当时没有任何表态，开了 6 剂药下来，一共才花了 68 块钱，为患者节省了很大一部分费用。患者非常满意，非常感谢我。

2. 良好医患关系的建立

曹玉山：刚才我提到一位带状疱疹的女患者，大概 40 多岁。从西医来说，带状疱疹是一种病毒，容易侵犯神经，所以治疗一定要从抗病毒入手。西医就是消炎、止疼，这个与中医并不矛盾。中药里抗病毒的药是最多的。在这次抗击新型冠状病毒感染的过程中，中药起了很大作用，西药还没找出一个合适的、能够广泛应用的药品，都是各说各的。我们用中药有一个大的治疗原则——抗病毒。比如说治疗带状疱疹，首先要让起来的浆液性、炎性的疱疹塌下去，其次要让疱疹尽快结痂，缩短病程，防止或阻断病毒对神经的损伤，这是西医的理论，我们说要阻断病毒对机体的破坏。

再比如，来了一个心绞痛的患者。患者特别疼。做了心电图，医生一看就要知道，是什么病、在哪个位置、哪根血管？是高侧壁梗死，高侧壁梗死的心电图表现是什么？我们都要知道。那天来了一个患者，心慌气短，当时心电图报告"心电图正常"，但我一看那个图是 Q Ⅲ S Ⅰ，Ⅲ导的 Q 波比较深，而 Ⅰ 导的 S 波深，Q Ⅲ S Ⅰ，这是左后分支阻滞。这个患者有气短、心慌症状，他走久了或走快了，就会胸闷、憋气、脚肿，有并发性心力衰竭，但心电图报的是"正常"，这就说明我们对心电图的表现要有非常扎实的基础。不然光看心电图结果，不看原始资料，人家说是正常的就正常，那是不行的。Ⅱ、Ⅲ、AVF 导联有 Q 波，或者 ST 段压低，提示下壁心肌缺血，所以患者表现为心疼痛、心慌、气短、水肿。当下壁的 Ⅱ、Ⅲ、AVF 导联呈缺血改变，或者是右束支完全性传导阻滞时，患者的心律就不正常，右束支和左束支不能同步地传导到左心室，就出现了心慌、气短等症状，那该怎么治疗？我们首先考虑要使用中药改善心肌供血，使右束支或右心室室壁的供血改善，就有可能改善症状。如果患者用了一段时间中药，效果不好，那么我们中医就要撒手了，建议他去安装起搏器，对左心室、右心室同时调整。不要一把抓住，不撒手，这是不对的。我们要告诉患者，你必须安一个双腔起搏器，帮助心室同时收缩，不要说给人家包治，单纯用中药治不好。所以医德也反映在这个方面：当医生认为绝对治好是不可能的，那么该撒手就要撒手，而且要告诉人家，应该怎么治？到哪里去治？不要像现在，只要一疼就做导管，只要一疼就做造影，这都不是医生做的。

传承发展——人才济济，踵事增华

1. 选拔弟子的标准及培养弟子的方式

曹玉山：我是一位"西学中"的医生，在中医学院工作了40年。这40年，早期是在学院，给大学生讲讲课；成立附属医院后，我又到附属医院工作，除了参与临床工作，还办讲座。我从1982年开始讲课，给本科学生讲中医内科学、西医内科学，比如西医的查体诊断、心电图诊断、X线诊断、化验诊断，中医的眩晕、胸痹心痛这些疾病。甘肃中医学院的附属医院成立后，我就在附属医院的大内科；后来随着医院的壮大，各个科室陆陆续续地都分出去了，我留在心内科。我一开始是大内科的主任，后来是心内科的主任，这些年培养了好多学生，比如现在心内科的骨干，还有几个科室的主任。退休以后，我就担任高血压睡眠障碍科、心内科、导管和射频消融科的技术指导。我是甘肃省中医药继承工作指导老师，也是全国老中医药专家学术经验继承工作指导老师。我培养的学生，包括现在附属医院肾病科的马鸿斌主任、精神科的张瑜主任，还有心内科的滕政杰、王纪；我还培养了全国老中医药专家学术经验继承工作继承人，比如神经内科的金华教授、心血管科的刘凯、糖尿病科的余臣祖，我带的是"硕进博"，硕士进博士。作为中国中医科学院的博士研究生导师，我培养的学生有刘凯、金华，还有方剂教研室的刘喜平老师、肺病科的孙杰主任医师；现在带的是刘敏科主任医师、寇宗莉副主任医师。我已经带了好几届中国中医科学院的博士研究生，现在是第六届。尤其是第三届，总共带了4个，其中有一个是因为导师病逝了，转给了我，所以我那一届带了4个。

我培养学生的经验，重要的一点就是要求学生精读四大经典，要写心得、写笔记。我要求他们每周要有周记，主要是围绕某种病、某个证，写出自己的心得体会，我会给他们写200字的批语。我要求学生重视经典，临床上用经方，也可以经方、时方相结合。比如治疗心衰，温阳利水是一个宗旨，同时兼有活血化瘀，我们经常用瓜蒌薤白桂枝汤、苓桂术甘汤、五皮饮、五苓散。再加上一些强心药，像葶苈子、玉竹等，利水可以用玉米须、车前草，温心阳的有干姜、桂枝、附子、胡芦巴等。我主张随证加减，经方在前，时方在后，用药根据患者的具体情况加减。

西医还有一个疾病叫病态窦房结综合征，就是窦房结病了，导致心跳慢，容易晕厥，中医把它归为"晕厥"，我经常用甘仙丹，包括甘松、仙灵脾、丹参。有的患者脑供血不足、动脉硬化，或是脑萎缩、脑腔梗，对于这些疾病，治疗重点是改善脑血流，可以用之前我提到的葛根、石菖蒲。此外，还可以用红花、丹参、川芎这类药，来改善、增加脑血流。对一些心梗后心肌坏死的患者，治疗一方面要芳香开窍、益气活血；另一方面，心梗以后，心肌坏死了，容易出现并发症，比如心律失常。针对这种情况，心跳慢的，用炙甘草汤；心跳快的，就要用活血止痛药，比如延胡索、川楝子。

2. 对弟子的要求

曹玉山：我对弟子的第一个要求，就是要有一颗"佛心"，要有一颗爱心。关心患者，体贴别人的痛苦，至少初衷必须是这样的。第二个要求，就是要仔细辨证，首先按八纲辨证来划分，其次用脏腑辨证，判断这个病是哪个脏、哪个腑出问题了？这是我们治疗的总纲，也是辨证论治的基础。具体而言，来了一个患者，我们要先分辨，他是阴证、阳证，虚证、实证，里证、表证，然后再落到脏腑上，是肝、心、脾、肺、肾哪一个脏有虚实变化。在用药方面，要以八纲辨证、脏腑辨证为基础。在辨证当中，我们不但要遵循古训，而且还要有创新、有发展，比如以经方为主、时方为辅，或者以经方为辅、时方为主，穿插在处方中，令药物相互协调，这样就能起到很好的效果。

3. 对后学的寄语

曹玉山：我希望学生们、弟子们能够发扬我们中医的治疗特色，辨证施治，灵活应用。我们对中医要继承发展——要继承，但不能凝固，还要有发展，一代一代有新的见解！

名医寄语

> 学成中医需要精于辨证，博采众长，有所见解，有所创新，善用古方。

第二十一章　郭恩绵

　　郭恩绵，男，1940 年生。中共党员，主任医师、教授、博士研究生导师，第四批全国老中医药专家学术经验继承工作指导老师，辽宁中医大师。

　　郭恩绵 1967 年毕业于辽宁中医学院六年制本科医疗系。1972—1975 年，就职于辽宁中医学院附属医院，师从徐向春及胡振州教授，学习妇科保胎及月经病等治疗经验。1976 年，郭思绵教授先后从师于梁国卿、王文彦等名老中医，学习鼓胀及风湿病的治疗经验。郭恩绵教授还曾从师于王忠贤前辈，继承王老治血之经验。1991 年，被选定为首批全国老中医药专家学术经验继承人，于人民大会堂拜李玉奇教授为师，侍医 3 年，深得其精髓，编著 3 万字的继承总结《银州医论》。1994 年，郭恩绵教授受命前往辽宁省中医研究院担任医疗副院长。

　　郭恩绵从事临床、教学、科研工作 40 余年，钻研经典，师古而不泥古，积累了丰富的临床经验，擅治内科杂证，尤善肾脏疾病的治疗。他研发的肾脏病"卓效四方"——降氮煎剂、肾衰饮、玉肾露、尿感灵，专治慢性肾衰竭、慢性肾病、泌尿系感染。这四方作为辽宁中医药大学附属医院的院内制剂，在临床广泛应用，效果显著，深受患者好评。他主持"降氮汤治疗慢性肾功能衰竭的临床研究"，被评为辽宁省级科研成果；参与"通淋煎剂治疗泌尿系感染的临床研究"，被评为省级科研成果，获得市政府科技进步奖三等奖。发表论文 30 余篇。

名医之路——枕典席文，能者为师

1. 从医之路的起源

郭恩绵：当年高考结束，家里长辈建议学中医，我就选择了这条路。

2. 成长为名中医的过程中具有重要影响的人

郭恩绵：在实践过程中，我很幸运，在辽宁中医学院跟过好几个老师，像梁国清老师、王忠贤老师，我还在妇科待过，跟徐向春等老师学习。这些老师有外科的，有妇科的，有擅长治血液病的，有擅长治脾胃病的，我就这样学习了许多老专家的经验。其中对我影响最大的，应该是王文彦老师和杨茂功老师。当年我和两位老师都住在独身宿舍，住宿环境不好。杨老师的特点是，如果请他坐下来、郑重其事地讲一讲临床经验，他往往说不出话来，但如果在临床上遇到什么问题，在闲聊的时候谈起这些话题，他会滔滔不绝地讲，我就是在这段时间学会不少中医的真东西。后来，国家号召跟师学习，院里先主持一个拜师活动，学完由国家中医药管理局颁发证书，我跟着李玉奇老师学习了 3 年，也学到了很多知识，为我以后的从医之路奠定了基础。比如在痹证治疗中运用小柴胡汤。为什么用小柴胡汤？我在杂志刊登了第一篇论文《在痹证的治疗中插用小柴胡汤的临床意义》。这篇文章也是对老师治疗经验的总结。

职业认同——见彼苦恼，若己有之

1. 作为一名优秀中医应该具备的素质

郭恩绵：急患者之所急，痛患者之所痛。我们应时刻以《大医精诚》中的话告诫自己："凡大医治病，必当安神定志，无欲无求，先发大慈恻隐之心，誓愿普救含灵之苦。若有疾厄来求救者，不得问其贵贱贫富，长幼妍蚩，怨亲善友，华夷愚智，普同一等，皆如至亲之想。亦不得瞻前顾后，自虑吉凶，护惜身命。见彼苦恼，若己有之。深心凄怆，勿避险巇、昼夜、寒暑、饥渴、疲劳，一心赴救，无作功夫形迹之心，如此可为苍生大医，反此则是含灵巨贼。"

2. 对医生这个职业的态度和看法

郭恩绵：医生这个职业就是要救死扶伤，治病救人，以解决患者的病痛为兴趣，这才是医生应该做的，正所谓"见彼苦恼，若己有之"。

3. 对国内公共卫生事件的看法

郭恩绵：我一直在关注。在临床上会嘱咐患者，就诊及平时出门要记得戴口罩，勤洗手，勤消毒，家里常通风，注意保护好自己。

4. 一路走来已经实现的梦想

郭恩绵：我的梦想就是当医生，治病救人，解决患者病痛，争取治的患者越多越好。

5. 现如今的梦想

郭恩绵：其实也没什么了，我一直都希望自己能尽最大的力量治病救人，缓解患者的病痛。同时，也希望能培养出更多的中医学子，将中医传承下去。

学成中医——执古御今，胸有丘壑

1. 学习和从事中医过程中的阶段划分及各个阶段学习和研究中医的方法

郭恩绵：大体分为两个阶段，理论学习阶段和实践学习阶段。

理论学习阶段，我比较重视四大经典的学习，因为今后临床常要用到。应该打好基础，吃透经典中每一句话的意义。在我看来，学习经典的意义，就是按照经典指示的原则用药，衷中参西，与时俱进。衷于中医理论的指导，参照现代科学的知识，二者结合，才能把中医临床工作做到不出纰漏、不出漏洞。所以，我认为经典是必须学、必须掌握的，也是必须遵守的。所谓遵守，不是说照原样搬来，是尊重它的指导原则。比如中医讲"运气不齐，古今异轨，古方今病，不相能也。"古方要用到现在，不一定合适，因为时代变了，饮食、生活习惯变了，所以应该在经典的原则下衷中参西，衷于中医基础理论的指导，参照西医的见解、原则，两项结合应用，才能把中医真正地用到实处。

实践学习阶段，我认为实践不分科室，不论学习哪个专业，内、外、妇、儿都应该熟悉了解，不断积累经验，并把理论知识应用到实践当中，在临床中总结治疗经验，把一点一滴的经验结合起来，最终形成自己的理论及临床经验，从而实现药到病除、药方精简。只有把理论和实践结合在一起，才能成为一名真正的医生。

2. 中医经典在中医学习过程中起到的作用及学习方法

郭恩绵： 学习中医经典，首先要背诵。经典起指导性作用，为我们指明整体的大方向，在这个大方向之下，再根据具体情况，进行具体分析，因为每个人的症状都不一样，临证时要因人制宜。我学习中医经典就是先背诵，把每一条都背到张口就来的程度，只有背熟了、学会了，才能正确地应用于临床。

善治疾病——扶正祛邪，攻补兼施

1. 对患者疾病的诊察判断及影响疗效的因素

郭恩绵： 在门诊要采集患者的一般信息，包括病史、症状、体征等。我认为，要全面认识患者的病因病机，首先要收集好四诊信息，通过四诊合参，进行辨证论治。影响疗效的因素有很多，比如患者的饮食、劳作、生活习惯、依从性等，这些影响因素在临床上都很常见。我一般都会叮嘱患者注意这些因素，提醒患者重视日常生活的调摄。

2. 对虚劳水气病核心病机、常见证候、治疗方法、核心方药的见解

郭恩绵： 虚劳水气病的病机比较复杂。我认为，此病以虚为本，多由脾肾亏虚、气血阴阳不足、湿浊邪毒内蕴引起。症状可见肢体浮肿、神疲乏力、面色晦暗、食欲不振、少尿或无尿等，多数患者为慢性肾脏病晚期。临床上以脾肾阴虚、湿浊内蕴为常见类型，治疗重在扶正祛邪、标本兼施。我常以祛湿化浊、补益脾肾为基本治法，采用自拟方"肾衰饮"为基础。"肾衰饮"的组成包括黄芪、太子参、白术、豆蔻、砂仁、藿香、佩兰、山萸肉、菟丝子、大黄等。方中黄芪、太子参、白术补气健脾，豆蔻、砂仁健脾和胃，藿香、佩兰芳香化浊，大黄解毒、通腹、泄浊。此外，还要根据患者的具体证候，随证加减，旨在攻补兼施，祛邪而不伤正。

医患交流——简便廉效，全面指导

1. 对待患者的方式

郭恩绵：作为一名合格的医生，应深切体会患者的艰辛，更应知道自身责任的重大。对待患者应认真诊治，绝不敷衍了事，竭尽全力为患者及其家属着想，尽可能以最少的花费，为患者争取最优的疗效。在临床用药遣方中，我主张简、便、廉、效，不仅要在心理上开导患者，也要在生活上帮助患者。

2. 良好医患关系的建立

郭恩绵：医患之间的沟通最为重要。医生要认真倾听患者的诉求，理解患者的心情，耐心解答患者的问题，言语不能激动。此外，专业知识必须过关，让患者能够信服。良好的医患关系需要医生从一开始就耐心聆听患者叙述病情，给患者以回应，细心地解答患者的问题；在用药的基础上，给予日常生活饮食调摄的建议，使患者对自己的病有明确的认识，学会自我调理、放松，从日常生活开始治疗疾病，建立信心。唯有相互信任、相互理解，才能建立良好的医患关系。

传承发展——德全术精，与时俱进

1. 选拔弟子的标准及培养弟子的方式

郭恩绵：我选拔弟子，以勤奋、好学、严谨、谦虚为标准。在培养弟子方面，我会嘱咐弟子牢记"大医精诚"。作为一名中医，第一要有精湛的医术，习医之人必须"博极医源，精勤不倦"；第二要有高尚的医德。只有两样俱全，才能成为一名优秀的医生。

在培养弟子过程中，我主张西医要通，中医要精。中医基础理论知识要扎实，对于四诊、辨证、遣方、用药都应该有自己的见解；对于西医知识也要熟练掌握，灵活应用。作为临床中医师，通晓西医相关知识、掌握西医的相关技能、胜任日常的诊疗工作是最基本的要求，但同时不要忘记发挥中医优势。西医的医理在某些方面与中医理论相通又不尽相同，可以相互借鉴、互为补充，衷中参西往往能另辟蹊径。例如，治疗高血压，于滋阴潜阳、平肝息风之方药中酌加车前草、泽泻等利水药物，仿西医治疗高血压使用利尿剂之法；治疗泌尿系感染，于清热、通淋方药中加煅瓦楞、乌贼骨等药物，仿西医碱化尿液、缓解症状之法等。故而在学习过程中，中医经典理论知识需要熟记于心，西医进展也应随时关注、学习，衷中参西，与时俱进。

2. 对后学的寄语

郭恩绵：第一，运气不齐，古今异轨，古方今病，不相能也。古今不同，运气环境在不断变化，要学会在古方的基础上变通加减。第二，读神农之经，重尝百草；嘱众师之论，格外生方。衷中参西，与时俱进！

 名医寄语

> 恪守岐黄之道，谨遵辨证之法，借鉴西学之论，可著卓效之方。基于中医辨证辨治，结合西医之进展，共同参与诊疗，可精准用药，疗效显著。

第二十二章　王道坤

　　王道坤，男，1941 年生。甘肃中医药大学教授、主任医师、博士研究生导师，中国中医科学院博士研究生导师，北京中医药大学特聘临床专家，北京市第一中西医结合医院中医薪火相传指导老师。首届甘肃省名中医，甘肃省第二届教学名师，第三、五、六、七批全国老中医药专家学术经验继承工作指导老师；"十一五"国家科技支撑计划项目"名老中医临床经验、学术思想传承研究"课题入选专家、建设"名中医工作室"入选专家。享受国务院政府特殊津贴。

　　王道坤 1961 年从山西左权中学考入北京中医学院六年制中医学专业，在任应秋、王绵之、颜正华、周信有等名师教导下，勤奋好学，功底扎实；1967 年毕业后，响应党的号召，扎根甘肃。50 年来，他将临床与教学相结合，熟谙经典，兼通百家，尤精伤寒、易水、温补学派。临证中医德高尚，技艺精湛，擅长诊治内、儿、妇科疾病。

　　王道坤尤其擅长治疗慢性萎缩性胃炎、消化性溃疡、中晚期胃癌，善治口腔溃疡、胃食管反流、腹泻、便秘、胰腺炎、肾病和再生障碍性贫血、紫癜、低血压等。他提出以"风、火、痰、瘀"辨治疑难病的辨证方法，对消化系统疾病、再生障碍性贫血、白血病、肾病、糖尿病等疑难病有自己独到的见解，临床疗效明显。特别是他用敦煌禁秘方治疗慢性萎缩性胃炎及其癌前病变独树一帜，闻名海内外。多年来，坚持主攻慢性萎缩性胃炎及其癌前病变、胃癌等；研制出"萎胃灵"系列院内制剂，治愈慢性萎缩性胃炎及癌前病变 3 万多例，被患者称为"胃病王"。讲授《中医各家学说》《内科学》等课程 2 万多学时，提出"四十八字教学法"，教学效果好，深受广大师生欢迎。从 2005 年开始，自筹经费在甘肃中医药大学设立"王道坤英才奖学金"，支持医学教育事业的发展，迄今奖励优秀学子 1600 名。

　　近年来，王道坤完成专著 1 部，名为《岐黄真髓》，共计 46 万余字，在书中将他的宝贵经验倾囊相授。主编著作 5 部，包括《新脾胃论（第 1 版）》《新脾胃论（第 2 版）》《医宗真髓》《晚年从医一点通》《守正传承岐黄术》。参编著作 8 部，包括《决生死秘要》《诊断生死秘要》《中医各家学说》《中医内科急症证治》《现代中医内科学》《王道坤诊疗经验集锦》《敦煌古医方研究》《国医大师周信有医学精华》等。典型医案收入《陇上中医传承集》、《甘肃省名中医医案精选》、《当代名老中医典型医案集》（内科、妇科、儿科分册）等。发表论文 60 余篇，获得省级以上科研奖励 20 余项。

名医之路——为救亲朋，立志学医

1. 从医之路的起源

王道坤： 我在上中学之前，家里前前后后失去了4位亲人——第一位是我的母亲，第二位是我的姐姐，第三、第四位是两个嫂子，她们都被疾病夺去了宝贵的生命，我非常痛苦。当时多次在想，如果我学医，能及时地把她们抢救过来该多好！这个念头在我心里埋下了一颗种子。我在高中毕业的时候，有些思想矛盾，到底是学数理化还是学医？因为当时在同学中流传着这样一句话："学好数理化，走遍天下都不怕。"家里人主张："你学医吧，学好了，家人或者邻居有个病，治疗起来方便。"我在农村也看到街坊邻里，很好的阿姨、叔叔，因为疾病失去了年轻的宝贵生命，所以我最后下定决心，报考北京中医学院中医专业。

选择中医有两个原因：第一，我在农村受到了中医的一些影响，当时有了病，都要请老先生来，大部分请的是中医，所以对中医印象很深。第二，我认为咱们的中医药治疗疾病几千年了，当时虽然不知道很详细的情况，但粗略知道中医药有四五千年的历史。中医药能够治好中国人的疾病，这个观念在我的思想深处，产生了根深蒂固的影响，所以我选择了中医。

通过我的努力，当然主要是我的小学、初中以及高中的老师，他们亲切地给予我指导，我也在刻苦地学习，于1961年以优异的成绩考入了北京中医学院的中医专业。

2. 成长为名中医的过程中具有重要影响的人

王道坤： 我是1961年考入大学的，上了大学以后，1962年的春节，毛主席对于教育有一个指示，就是"加强教学质量，提高教育质量"，所以学校安排的授课老师都是非常有经验的，不仅在理论方面有经验，在临床方面的经验也非常丰富。当时给我们讲中医基础理论的，是程士德老师和周信有老师；讲医古文的是文怀沙老师，他是北京大学中文系的教授；给我们讲中药的是颜正华老师；讲《伤寒论》的是刘渡舟老师；讲内科的是董建华老师和印会河老师；讲儿科的是刘弼臣老师；讲西医内科学的是殷凤礼老师；讲西医外科学的是王晓常老师。这些老师对我的影响都很深，我自己还有一个画册，画册里面画了这些老师，他们都是我的恩师，我非常感谢老师们的教导。其中，王绵之老师和颜正华老师两位是首届国医大师，周信有老师是第三届国医大师。这些老师指导我如何学习中医，并且也辅导我们如何写论文、著作，给予我很多教导。

　　我在大学的时候，经历过两个阶段：第一个就是学校的学习阶段，1961年到1966年；第二个就是1966—1968年毕业后这段时间。前一个阶段，就是按部就班地学习。老师都很认真，比如说讲中药的颜正华老师，他在讲中药的时候，就要求把四言歌赋（《药性歌括四百味》）尽量背会，每次上课对着药讲解性味归经以及主治，之后介绍一些名方，再讲他自己用这个方、这味药治疗一些疾病的经验，给我的印象很深。《伤寒论》由刘渡舟老师和陈慎吾老师给我们授课。当时陈慎吾老师相当于是更高一级的老师，他坐在教室的后面听课，刘渡舟老师在讲台上主讲，刘渡舟老师讲得非常好。开始只是理论学习，老师要求背诵，我这个人非常听话，要求背诵就背诵，但是对《伤寒论》条文的实质不太理解，比如"太阳之为病，脉浮，头项强痛而恶寒""太阳病，或已发热，或未发热，必恶寒，体痛，呕逆，脉阴阳俱紧者，名曰伤寒"这些条文，念是念完了，记住也记住了，怎么回事？不知道。但是通过临床实践，我体会到经方是非常有效的。比如有一次上见习课，有一位老师，当时相当于助教，带我们上临床治疗一个患者。患者主要是发热头疼，发热的特点是一阵儿冷、一阵儿热，已经两三天了还没好。老师看了之后说："这就是小柴胡汤证。这是少阳病，寒热往来很明显。"他就开了小柴胡汤，开了两剂药。后来，我们在实习期间，又遇到这位患者就诊，他说："吃完这个药，烧还没退，效果不太明显。"这时候，刚好刘渡舟老师进来了，就请刘老师来看了一下，他说："你这个方子是不错，对的。小柴胡汤对证，但是你这个用药药量没到位，所以疗效不显著。"当时刘老师马上就把这个方子拿的分量改了一下，我印象最深的就是柴胡改成24g，黄芩改成12g，党参改成了15g，半夏也改了一下，就是按小柴胡汤的原方剂量，换算成现在的比例开上。刘老师说："你这样吧，先开一剂，吃完以后明后天再来。"患者说："我这儿住得比较远，你给我开上两三剂吧。"刘老师说："那就开上三剂。"他开了三剂就走了。下一次来的时候，患者说："全好了，一点儿也不烧了。"这件事给我的印象很深。此外，老师对我们的要求也很严格，当时刘老师要求我们背诵《长沙方歌括》，这本书是清代名医陈修园的晚年著作。老师讲陈修园白天看病，晚上回去要在张仲景像前烧炷香，他治好一个病，就烧一炷香。《长沙方歌括》就是他临床经验的一个总结，所以要求我们背诵。但是，当时我背诵起来挺难记，因为歌诀里没有方名，方与方之间经常混淆。比如黄连阿胶汤："四两黄连三两胶，二枚鸡子取黄敲，一芩二芍心烦治，更治难眠睫不交。"这个还算好记，但有些方子就容易搞混，像小柴胡汤或者桂枝汤的加减方，这些都是陈修园编的，对他来说非常好记，但对我们新学者来说，就不太好记。所以我就把方名进行些加减，将方歌改编了一些。比如桂枝汤，我将它改成："桂枝调营卫也平，桂芍生姜三两同，枣十二枚甘二两，解肌藉粥絷汗珍。"像这样一改完以后，不仅可以记住桂枝汤的用途，可以治疗伤寒表虚证，也可以治疗营卫不和诸证，不管是自汗、盗汗，或者是发热恶寒、头身疼痛都可以治疗，而且能记住药量和用法，学习就到位了。

所以我就要求学生，该背的一定要背，背诵是基本功，背会了才能灵活应用。周信有教授说："我从医 70 多年的体会是，学习中医的秘诀在于背诵。不但要背诵歌诀，还要背诵经典著作的重要原文。"比如，我给学生讲半夏泻心汤，讲一次用一次，用一次再讲一次，这样学生的体会就逐渐地加深了。对经方来说，用药的比例有一定的科学性，不是说随便选个药、随便给个剂量就能治好病。中国中医科学院中药研究所对五苓散曾做过一个实验，按五苓散的原方比例给一组小白鼠灌胃，再随便开个剂量给另一组小白鼠灌胃，观察两组小白鼠的排尿情况。实验的结果是原方原剂量的利尿效果最好。这也从客观实践上证明，经方中的一些药味比例是通过临床实践总结出来的，很有科学性。

用药既要有原则性，也要有灵活性。结合患者的具体情况，可以适当加减。原则就是，根据主证，用哪个方子，主药和主要的治法治则不能变。

职业认同——医道任重，精益求精

1. 作为一名优秀中医应该具备的素质

王道坤： 我认为不光是中医，作为一个医生，起码都应该有这两点：第一点，要有仁心。所谓仁心，就是爱患者的一颗心。患者处在一个危难时期，来治病，是想让医生给他解决病痛，所以作为医生，一定要有同情心，要有急患者之所急、痛患者之所痛的爱心。第二点，医术必须高明一些，或者说专业要精。光是有满腔热情也不行，比如说医生对患者笑脸相迎、笑脸相送，但是医生开的方子、给的药不对证，没有切中病机，没有什么作用，那他第二次、第三次可能就不来了。

所以我觉得，作为一个医生，具有以上这两点是最基本的。要爱患者，要有为人民服务的一颗心，全心全意地为患者治病，这是第一点。第二点，技术上一定要精益求精。不是说多读两本书医术就精了，实际上，医生的学习是没有止境的，从开始学，到后来一年又一年，在治病或者讲学过程中，会有更多的认识，这就像毛主席所说的：实践、认识、再实践、再认识。这种形式循环往复以至无穷，让实践和认识的每一循环的内容，都进到了比较高一级的程度。这样来来回回地反复认识总结，不断地学习新知识，才能加深认识，才能提高自己的业务水平。

从高考以后，我就立志学医了，而且是学中医。在学习和应用的过程中，我尝到了很多甜头，所以我给同学们编了一个顺口溜："医之道，任非小，关性命，诚是宝。"这句话就是我对中医的认识。我认为中医药确实像毛主席说的那样，是一个伟大的宝库，我们如果把它学好了，就等于手里拿到了金刚钻，来了什么样的瓷器，都能进行加工、修理。医生是非常好的一个职业，也是一个非常高尚的职业，这个职业的责任非常重大，关系到每一个人的生命安危。生命对人来说是最宝贵的，医生能把患者的疾苦去除掉，或者能够延续一个人的生命，能够挽救一个人的生命，我觉得我内心里非常欣慰。每当治好一个患者，看着他的笑脸，或者听到他说感谢的时候，我由衷地感到自豪。

2. 对医生这个职业的态度和看法

王道坤：这个职业真的很高尚。但这也是非常艰苦的职业。

学医，如果想真正治好所有的病不容易。同样一个疾病，比如说感冒，来 10 个患者，表现都不一样，治疗方法不是千篇一律的，不能用同一个方子解决掉，还是应该因人制宜、因时制宜、因地制宜来开方子，这样才能做到药到病除。所以，医学这个职业就是活到老，学到老。但我学到老也没学好，哈哈！

3. 对国内公共卫生事件的看法

王道坤：疫病实际上是经常有的。我大学毕业以后到在公社卫生院工作，就在甘肃省金塔县大庄子公社卫生院。那时候最常见的流行病就是猩红热，还有麻疹或者合并肺炎、心衰、流行性脑脊髓膜炎等。我有一个患者就是流行性脑脊髓膜炎。当时他是在生产队干活时发病的。发病以后，有个赤脚医生叫韩济民，就报告给当时主管卫生的副主任王天贵，说，这个患者已经昏迷了，没办法了，赶紧送到公社卫生院吧。于是王主任借了一辆拖拉机，把患者送到公社。带到公社以后找到我。我一看，考虑是流行性脑脊髓膜炎，经过一番抢救，把他治好了。后来又陆续有很多类似的患者送过来。那时卫生院就两间房子，还住着别的患者，没办法，最后就把戏台作为一个病房，前台收男的，后台收女的。本着张子和的"病由邪生，攻邪已病"的原则，采取中西医结合的治疗方法，我成功抢救了40多例流行性脑脊髓膜炎患者，无一例死亡。2017年，我去金塔时，顺便看到了当年第一例流行性脑脊髓膜炎患者，他还很健康。

所以在2003年发生"非典"的时候，我并不感到那么可怕。当时我是甘肃省"非典"治疗领导小组的副组长，曾经到定西市看过一些患者。遇到疫病流行，医生要有一个积极的心态，积极地防治，是能把它控制住的。咱们国家历史上发生过57次大的疫病流行，都是用中医中药的办法控制住的。比如张仲景的《伤寒论》就是治疗疫病的一个专著。当时患伤寒死的人很多，就张仲景本家的家族就死了三分之二的人，说明当时的疫病还是很厉害的。后来到明代，疫病流行也很严重，所以吴又可通过临床实践，写了《温疫论》，清代戴天章又扩充为《广瘟疫论》。我们中医有很多防治疫病的专著，都是在与疫病作斗争的过程中总结的宝贵经验，非常有效，所以我是不害怕"非典"的。当时我还在《兰州日报》上发了一篇文章，就是讲如何来预防和治疗非典的。

2020年春节期间，武汉暴发了新冠疫情。看到报道，我也非常激动，但是我当时在云南，没法报名参加抗疫，我就积极地关注疫情。我觉得中医预防疫病很有办法：第一可以用气功；第二可以用针灸，主要是用指针；第三可以用中药。在那段时间里，我写了几篇文章，已经见刊的有两篇。第一篇是在《中医健康养生》这个杂志上，我发表了《扶助正气抗疫病》，讲如何预防新冠病毒感染，包括吃什么药，怎么吃，以及用指针疗法怎么治疗。这个病和"非典"差不多，都是外邪侵袭肺和多个脏器，西医用激素控制，但是后期会导致肺纤维化。肺纤维化是终身性的难治病，我写了一篇《新型冠状病毒肺炎善后调理之我见》，探讨新冠病毒感染患者出院以后如何调理，发表在《甘肃中医药大学学报》上。其间，还有很多患者请求我发一些治疗方法，我就在网上给他们进行会诊。

我认为对待疫病要有正确的态度，同时积极地预防。思想上要重视起来，但不要恐慌，一定要冷静。一恐慌，吃也吃不好、睡也睡不着，免疫功能就降低了。所以，我的第一条建议就是要吃好、睡好、休息好，第二条是要积极预防。《黄帝内经》讲"五疫之至，皆相染易，无问大小，病状相似……正气存内，邪不可干，避其毒气"，这是很有现实意义的。最简单的防治方法就是指针，金代针灸大师窦默说："拯救之法，妙用者针。"针灸既可以扶正，又可以祛邪。扎哪些穴位呢？如果是头疼发热，点合谷；如果恶心呕吐，点内关；如果没什么不适，可以灸足三里，提高免疫功能。这些经临床实践证明都是非常有效的方法，所以我给患者做了一些详细的指导，包括指针怎么做。现在仍然有一些零星的散发病例，或者聚集性的疫情，像石家庄、大连也比较多一些，其他都是一些散发的。这时候，我们首先要在思想上高度重视，其次一定不要害怕，要有战胜疫病的坚强信念。用什么方法？中医药就是很好的方法。西医没有特效药，而中药经过几千年的实践证明，并且在抗击疫情中是卓有成效的，全国各个省市都在应用。甘肃也有些散发病例，我们用中药把这些病控制得非常好，死亡的病例也很少。所以要坚信中医药能够治疗疫病，还要坚信中医药能够预防疫病。

4. 一路走来已经实现和待实现的梦想

王道坤：现在我的梦想，就是再写几本书，把自己的经验传给我的弟子们。他们现在都是硕士或博士，功底比较扎实，人品都比较好，能踏踏实实地、认真地学习，办事也比较认真，所以我愿意付出一些精力，把自己积累的知识和经验，原原本本地、毫不保留地传授给他们，让他们去治病、去为人民服务。我个人的力量总是有限的，现在因为年龄大了，临床上我的号是限额挂号，紧紧张张一上午或者一下午，治疗四五十个患者。但是一个兰州市，就有那么多胃病患者，那么多胃癌患者，需要多少人来治疗？我一个人治不过来，所以我就想把弟子们培养得比我更好一些。比如李应存、段永强，他们都是博士研究生毕业，现在都是博士研究生导师；其他的弟子，比如上海的何建成、刘辉，天津的郭义，还有江西的郑保平、北京的李玉英|等，很多人都已经是很有名的中医了。我就希望能培养出更多的人才，让这些人才去治疗更多的疾病，这是我最大的愿望。

学成中医——师恩铭心，经典为舟

1. 学习和从事中医过程中的阶段划分及各个阶段学习和研究中医的方法

王道坤：我觉得中医要成才，起码有两个阶段。第一个阶段打好理论基础，也就是把中医的四大经典和各家学说真正学好，该背的、该记的一定要牢牢记住。第二阶段就是必须实践。实践的过程中要跟名师，俗话说"师父引进门，修行在个人"，学中医，有师父引进门是非常重要的，我自己有亲身体会，如果不是我前面说的那些老师把我引进门，光靠我自己在那儿看书学习，肯定不会有现在这样的水平。老师们告诉我要记住哪些东西、背诵哪些东西，我就背诵，基本上都记住了；到临床上，老师们又领着我们看病，真是实践出真知。

名师指点非常重要。我这一生也非常荣幸，虽然我生在一个比较困难的时期，但当时有那么多的名师来指点、教导我，我非常感谢，我为此还写了一首打油诗。写诗的机缘是金昌市人民医院邀请我去建立一个工作室，我翻来覆去地想，我现在已经建了这么多工作室——兰州有 3 个，分别在甘肃中医药大学附属医院、平安堂、上方堂。在北京有 2 个，一个在北京中医药大学的国医堂，还有一个是北京市第一中西医结合医院。当时思想摇摆来、摇摆去，我就想不建了，后来再一考虑，基层医院领导们真诚地邀请我去建一个工作室，能帮助基层医院将中医水平再提高一步，也是应该的，所以我就去了。我去了之后，写了一首诗："从医执教 60 年，恩师教诲铭心间，庚子落户金昌市，背诵真髓是真传。"从医执教 60 年，就是说我从 1961 年考入北京中医学院到现在，可以说有 60 年了，在这 60 年中，我曾经当了很长时间的老师——我在公社卫生院的时候，就给金塔县办了 3 期西医学习中医班，分别在解放军第二十五医院办了一期，在酒泉地区也办了两期，后来1983 年，我调到甘肃中医学院，此后一直在执教，所以我说"从医执教 60 年"。我这些本事，都是前面提到的那些恩师教给我的，他们在理论上教导我，在临床上带领我，他们的教导真是刻骨铭心，我非常感谢他们，所以说"铭心间"。这些老师有的已经仙逝了，我写这样一首诗，也希望他们在天堂能够安心；在世的老师，我希望他们能够健康吉祥。

2. 中医经典在中医学习过程中起到的作用及学习方法

王道坤：我认为经典著作的主要作用，就是奠定理论基础，帮助建立中医思维方法，也就是怎么来思考问题，这是很重要的。举个例子，我们知道中医强调整体观。我经常跟学生讲，看到患者，一定不能看到头痛就去医头，要知道头痛是什么原因引起的。就头痛来说，不同的部位就反映了不同的原因。比如前额痛是阳明经头痛，头的后部下连及项痛是太阳经头痛，颠顶痛是厥阴头痛，两侧痛是少阳经头痛；如痛有定处，结合外伤史，多是瘀血头痛。所以，一个头痛，中医都要讲究很多，不像有些西医，不管哪个地方疼，都给止疼片，有的吃上见效，有的不见效。

再比如说胃溃疡，在中医看来，就要讲究是虚寒证还是实热证，是气滞血瘀还是寒湿内阻，要分不同情况，不能用一个方子来治。西医，基本上就用拉唑类，不管是奥美拉唑、兰索拉唑还是雷贝拉唑，都能治疗溃疡。虽然治疗溃疡的时候立竿见影，吃上就不疼了，但是它不除根。我们中医治疗，虽然慢一些，但是除根，比如虚寒型的溃疡，就温中愈溃；如果是瘀血型的，那就化瘀止痛，用不同的方法来治疗溃疡病。我治疗的溃疡病患者，有些二三十年了，都没再犯过病。我可以举两个例子，都是溃疡病的患者。有一位患者，我随访他的时候，距离治疗已经 22 年了，治好以后再没有犯过病。还有一位患者是兰州市的，住在定西路上。这个患者的溃疡面多大呢？ 4cm×6cm。这么大的溃疡，当时西医说"一定得切胃，你这马上要恶化"。恶化什么意思？就是要癌变。他不想手术，经别的患者介绍找到我，我就给他治疗了两个多月，他又做胃镜复查，彻底好了。所以中医中药治疗溃疡病，最大的优点是除根，也就是说能够彻底治愈。

善治疾病——五诊合参，三疗并重

1. 对慢性萎缩性胃炎核心病机、常见证候、治疗方法、核心方药的见解

王道坤：慢性萎缩性胃炎是一个长时间形成的疾病。早期都是急性的，胃黏膜充血、水肿，一般诊断为非萎缩性胃炎，或者是浅表性胃炎；迁延日久，长时间充血、水肿，胃黏膜得不到营养，腺体就萎缩了，所以胃镜下看到的黏膜比较苍白，有的血管显露出来了。所以，治疗这个病的时候要做好一个长时间治疗的准备，不管是医生还是患者，都要有这样一个思想准备。

中医讲"新病多实，久病多虚"，这个病的核心病机是脾胃虚弱，它贯穿于这个病的始终。金元脾胃大家李杲说"内伤脾胃，百病由生"。在这个

基础上，由于气滞、水停、血瘀，后期常出现胃部胀满。开始可能没有多大感觉，到后期就感到胃脘胀满；想吃东西，但由于堵着这儿，消化不了，因此不敢多吃，时间久了就形体消瘦、疲乏无力，甚至头晕、心悸。其核心病机是脾胃虚弱、运化无力，因此水停，就会产生痰瘀、痰凝。气行则血行，气不行则血瘀，叶天士说"初病在经，久病入络"，病久就入血分了。

在治疗的时候呢，我们应该根据患者的客观情况，来辨证型。第一个，大部分是肝郁气滞，或者脾虚，所以在分型上是肝郁脾虚型；第二个是脾胃虚弱型，就是脾胃气虚型；第三个是脾胃阴虚型；第四个是湿热内积型；第五个是气滞血瘀型。根据不同情况来进行治疗。治疗的时候，我一般选汤药和胶囊、丸药，或者散剂，结合起来用。为什么呢？因为不同剂型各有所长。汤者，荡也，对急性病、急性症状效果比较好；对于一些慢性病，治疗用中医传统的散剂，或者是丸剂。丸者，缓也，使疾病从根本上得到治疗，我们现在改成胶囊了。1986年我和兰州中药厂合作，研制了"萎胃灵"一号到五号，为什么要搞五个制剂？这五个处方是根据前面五个证型来制用的，这是一般的治疗。

但是有时治疗局限在脾胃上，效果不好。人是一个有机的整体，五脏六腑都会对脾胃造成影响，因此可以通过调五脏来治疗脾胃的病变。比如病位在心，就要养心消痞，其症状除了形体消瘦，还有心悸、心慌、多梦；病位在肺，症状除了胃脘痞满、饮食不消、食少便溏，还常见咳嗽痰多等，所以治疗要宣肺消痞。肾虚的患者，要分两个方面：对于肾阳虚的患者，在八味丸的基础上，再加一些和胃的药；对于阴虚的患者，在六味地黄丸的基础上加一些治脾胃的药。其中补肾阳非常重要，张景岳说："天之大宝，只此一丸红日；人之大宝，只此一息真阳。"他用比喻的方法，突出了阳气在人体生命活动中的主导作用。

很多人听说慢性萎缩性胃炎，特别是伴有肠化生或者不典型增生就非常恐惧。现在增生被分为"低级别上皮内瘤变"和"高级别上皮内瘤变"，患者一听瘤变，就认为是癌症了，再加上一些社会的宣传不客观，把萎缩性胃炎、幽门螺杆菌感染都归纳为胃癌前期，因此很多人看病的时候非常紧张，一紧张就影响了疗效。所以我在治疗上有三个原则：第一个是话疗，第二个是药疗，第三个是食疗。

所谓话疗，就是要给他做思想工作，把紧张情绪消除，不要恐惧、不要害怕。这个病有的是一两年形成的，有的是十多年形成的，治疗也不是三五剂就能治好的，得有个过程。比如脾胃气虚，补脾胃要有一个过程才能补上。对于气滞、痰凝、血瘀，行气、理气、化痰、祛瘀都有一个过程。所以，治疗一定要让患者思想放松，同时高度重视，积极治疗。

药疗就是根据临床证候特点，进行辨证施治。一般我的诊断方法就是望、闻、问、切、查。望、闻、问、切是传统中医诊疗疾病的方法，查指查胃镜、病理、B 超及其他相关检查。比如咳嗽，可以做肺部的 X 线、CT；如果心慌、心悸，就做心电图。总之该检查的就要检查。做一些理化检查，或者其他一些西医的方法，并不是把中医丢弃了，历代名医都是既把古代精华吸收过来，又结合当代科技研究成果，来进行总结。比如我们最熟悉的李时珍，他是把 16 世纪以前人类对中药的一些知识都拿过来，然后参考了 800 多种著作，三易其稿，最后才著成《本草纲目》这部世界巨著，其他医家也是这样。

食疗主要针对慢性萎缩性胃炎。通过单纯饮食调理，想把病治好不太可能，西医认为本病是不可逆的，相对恢复得比较慢。医生应该根据每个人的不同体质，指导患者注意饮食调理。像阳虚体质者尽量少食寒凉之品，比如冰棍、雪糕、西瓜；如果是阴虚体质者，口渴多饮、大便秘结，这样的患者可以适当吃一些西瓜，多喝白开水，或者少量淡茶水。喝茶也要根据体质，阴虚体质喝绿茶，阳虚体质喝红茶。

所以治疗就三点——话疗、药疗、食疗。药疗也包括用推拿、按摩、针灸，结合应用效果会更好，这就是孙思邈所说的"杂合以治"。中医治疗慢性萎缩性胃炎的方法是比较多的，既可以内治，也可以外治。我原来在基层经常用针灸，现在患者太多了，顾不上了。医院里面也有针灸科，我经常建议患者到针灸科配合治疗。我之前还研究了敦煌健胃袋、敦煌健肾袋，一个补脾胃之阳气；一个补肾中之阳气。在辨证上，我提出"十纲辨证"，在八纲辨证基础上，加上一个"气血辨证"。脾胃病开始是气分病，气滞或者气陷，时间长了就入了血分，要从血分来治疗，所以我创拟了一个"化瘀消痞汤"，临床应用了几十年，疗效非常好。

治疗慢性萎缩性胃炎，应该说是我的一个长项。我在 1976 年就开始接触这个病。当时酒泉地区叫"酒泉行署"，是胃癌高发区。为了防治胃癌，行署成立了一个肿瘤研究所，我就被调过去了，并被派到山东、北京参观学习胃癌的防治经验。在北京的时候，我们一起去的一个同事姓李，他的姐夫请我们吃饭，在饭桌上就提出来一个问题，他说他在北大医院做检查，诊断是"慢性萎缩性胃炎中度"。当时全国能检查出来这个病的医院不是太多，一般认为这个病就是癌症，或者说会发生癌症，所以全家人非常恐慌。吃完饭，他就让我给他把把脉看一下。他说他吃过西药，西医说没有什么可靠的办法，后来又到附近很有名的医院去吃中药，结果吃完不舒服，自己就停了。他问我能不能治好，我当时看完以后说，不就是个胃病吗，我能治，我就给他下了个包票。看完以后，我开了个方子。我当时辨证施治，有是证则用是药，开了旋覆代赭石汤合异功散加减。后来我回酒泉了，当时没有手机，打电话都是长途电话，主要就是通信。他一直吃我开的药，半年后到北大医院复查，病好了。他们家一而再再而三地感谢。这件事更坚定了我的信心，这个病确实能够治好。西医说萎缩了的腺体是不可逆的，我认为太绝对了；西医认为肠化生或者增生是癌前病变，必须要做手术切胃，但我认为通过中医的临床实践，这些病理变化都可以改善。不只是这一例，我治好了这样的病例 300 多个。在纪念抗日战争胜利 50 周年时，我以脾胃病专家的身份，应邀参加了北京天安门义诊，为抗日将士们进行义诊。

　　我再举几个例子，一位兰州市大沙坪的患者，姓仲。他在兰州大学第二医院检查，胃镜诊断是"慢性萎缩性胃炎中重度，伴中度肠上皮化生"，病理诊断是"萎缩性胃炎重度，伴有低级上皮内瘤变和高级上皮内瘤变"。检查完医生让他当时就住院，要切除胃，但患者不愿意做手术，因为他身边有一些人做完手术后非常痛苦，所以他不想做手术。他就来找我。当时他满脸苍白，非常紧张。我就给他话疗，给予解释安慰，再给他开中药治疗。治了 3 个月以后复查，彻底好了。他去兰州大学第二医院复查的时候，消化科医生说："你这病得赶紧手术，你不用复查了，先住院。"就把他收住院了。住院住了 11 天，做胃镜反复查，主治医生看，还请主任、副主任过来看，最后说取几块活检吧。活检结果出来，说是轻度的萎缩性胃炎，高级别上皮内瘤变和低级别上皮内瘤变没了，中度肠化生也好了，兰州大学第二医院的医生说"太神了"。出院后，他全家人买了鞭炮，送了锦旗到我们医院，非常激动，一而再、再而三地向我表达感谢治愈之恩，我还存有当时的录像。还有 3 个人，一个是煤炭公司的，另外两个是他的外甥，都是安徽的，他们都有萎缩性胃炎癌前病变，我治愈已经三十几年了，到现在都很好。所以，不要认为西医说治不好的病，中医就没办法，不是那样的！我们一定要有自信，要相信我们中医药学是一个伟大宝库。毛主席这个论断非常正确："中国医药学是一个伟大的宝库，应当努力发掘，加以提高。"我们应该照这条路走，去执行。

再比如有个患者，他患的病叫"肺含铁血黄素沉着症"，这在世界上是难治病，英美国家的医生到现在还是用激素治疗，治疗几天出院，不行了，过几天再住院。这个患者姓高，他在甘肃省人民医院前前后后住了三次院，后来是甘肃省人民医院儿科的韩主任给我介绍的，因为我当时在门诊上挂了个牌子——治疗疑难病，这个患者得的就是疑难病、罕见病，所以他就给我介绍过来了。韩主任跟患者家长说："西医就是用激素控制，发高烧的时候就用抗生素，再没有什么好的办法了，所以我给你介绍个中医治疗吧。"开始我也一头雾水，什么叫"肺含铁血黄素沉着症"，我就按中医的辨证施治。治了半年，他是5岁的时候治好的，到现在硕士研究生毕业了，在甘肃省发展和改革委员会工作。

还有个小孩得的是再生障碍性贫血。他是陕西省户县的，在西安儿童医院住过好几次医院，先后输过三次血，怎么也治不好。小孩的姨夫在酒泉行署工作，经过家里商量，决定到酒泉来治疗。当时小孩面无血色，把耳朵揪起来在太阳光下照，像一张黄纸，血红蛋白只有6.5g上下。不爱吃饭，一天还腹泻两三次。我看后，就给他开了异功散合归脾汤加减，后期加了些补肾的药，经过4个月的治疗，孩子吃饭好了，体重上升了，腹泻止住了，血红蛋白也上去了，他就带药回老家巩固治疗。他妈妈经常来信联系调方，又坚持治疗了3个月，在西安的儿童医院多次化验检查，一切都正常了。现在已经大学毕业工作了。

还有个小孩是我上班第一二年遇到的，当时给我出了个难题。什么难题呢？这个小孩是金塔县生产指挥部工作人员的孩子，那时我被调去金塔县办西医学习中医班当老师，我就去生产指挥部报到。去了以后，我办完手续，看到床上有个小孩在那儿跪着，我喜欢逗小孩，就过去逗他玩，结果发现他不能动。我就问怎么了，他爸说是下肢瘫痪。我说："那可以用中医治疗治疗啊，能治好。"当时生产指挥部的主任，戴双眼镜，斜着看了我一眼，他说："小伙子，你别胡吹了，这个患者跑过上海、跑过北京、跑过兰州都治不好，你能治好？你要能治好我给你挂匾！"就这样把我架到那儿了。他是领导，我是一个刚上班两年的医生，后来我就说："这样吧，我给他治疗一段好不好？"他说："嗯，那好，你要治好了，我给你挂匾。"就这么打了个赌。从那以后，我就在县上"西学中"班，上课时间讲课，课间给小孩扎针，还给他服中药。扎了40天，小孩可以扶着桌子在他爸的办公室走了，又治疗了一段时间，小孩恢复了健康。现在他是公交时间系统的职工，身体非常健康。这就说明了，有些西医治不了的病，可以用中医药来治！咱们搞中医药的人，一定要深刻理解毛主席说的"中国医药学是一个伟大的宝库"的含义——我们手里面端的就是金饭碗，我们手里拿的就是金刚钻，就要去钻那些瓷器，去治那些"治不好"的病！

2. 如何采集患者信息

王道坤：一般患者来了以后，我们首先是"问"。中医说望、闻、问、切四诊要合参，但我现在给同学们经常讲："我们在当今这个时代，不能固守在这望、闻、问、切上，要加一个查。"什么意思？就是望、闻、问、切、查。查就是把西医的一些检查方法加上，比如说胃肠镜、X线、CT、实验室化验，我认为这些都是中医望诊的一个延续。我们古时候望诊是用眼望，现在就像眼睛上加了个放大镜，加了一个工具，所以我主张五诊合参。我把八纲辨证改成"十纲辨证"，就是在传统的表里、寒热、虚实、阴阳这八纲之外，我又加了一个"气血辨证"。因为我治疗疾病的过程中，发现有些病在气分，有些病久则入血分，所以一定要加上一个"气血辨证"，这样更全面，更切合临床实际。

那么，在治疗过程中要采集哪些信息呢？开始问诊的时候，有一个张景岳写的《十问歌》，我觉得它不太全面，就改编了一下："首问所苦及时间，性质部位及转变，家庭个人生活史，现病再将十问参；一问寒热二问汗，三问头身四问便，五问饮食六问胸，七聋八渴俱当辨，九问旧病十问因，再将服药参机变，妇人尤必问经期，经带胎产俱问遍，再加片语告儿科，麻痘惊疳咳吐全。"这就是我改编的。改编了哪些呢？第一个是抓主证。我跟同学们在临床上经常说，看病第一要抓住主证，就是毛主席说的"抓主要矛盾"。患者说上十几个症状，甚至二三十个症状，他本身有十多种病变，我们不可能一下给他治好。所以要抓主要矛盾，抓住主证进行辨证施治。"首问所苦"，所苦就是主证。"及时间"，即多长时间。"性质部位及转变"，病的来龙去脉要问清楚，这就是采集他的信息。

另外，就是现在的病症到底发热还是不发热？发热是怎么个发热情况？中医讲发热，不是光用一个"发热"就概括了，要看看发热和恶寒是否同时存在？有一分恶寒，就有一分表证，所以要是恶寒、发热同时存在，那是表证，表证就要解表，热就退了。解表的时候还要问一下，看看是风寒表证还是风热表证？风寒表证用辛温解表法，风热表证用辛凉解表法，一剂药就"体若燔炭，汗出而散"，身体热得非常厉害，像炭一样那么热，吃一剂药出出汗就好了，很简单的事儿。但如果是一阵热、一阵冷，这个叫寒热往来，甚至有胸胁苦满、默默不欲饮食、心烦喜呕、口苦咽干这样一些病变，就是"少阳病"，再用前面治疗表证的方子就不管用了，这时候就要用柴胡汤，小柴胡汤或者大柴胡汤。寒热往来、胸胁苦满，或者上午发热，或者下午发热，用小柴胡汤和解一下就好了。如果说这个人就是下午四五点发热，同时大便秘结，这是合并了"胃家实"，就要用大柴胡汤，大柴胡汤就是在小柴胡汤的基础上，加上了枳实、大黄，减去人参、甘草而成。所以在治疗上，我们采集到不同的信息，就要有不同的治法。

再比如说萎缩性胃炎。西医认为，这个病是慢性萎缩性胃炎或者伴有肠上皮化生，或者伴有糜烂，或者伴有增生。但是我们中医治疗的时候就要辨证分型。有些人老爱生气，每天胃胀疼，吃一点儿就嗳气频作，有的两胁疼痛，有的背上也疼痛。从整体上看，就不光是胃的问题了，还涉及肝，属于肝胃不和，那么就要通过疏肝和胃来治疗。我有一个"疏肝和胃汤"，效果还是非常好的。所以在临床上，我治疗以后，患者回来反响最多的话就是"好多了""吃完药好多了"，这就表示我的辨证是对的，治疗方法是合适的，用的药是恰到好处的。

3. 影响疗效的因素

王道坤：前面我已经提到我治疗的原则是三疗并重，这是影响疗效的关键。

患者得病以后，有些人很害怕，比如说萎缩性胃炎，人们认为慢性萎缩性胃炎就是胃癌，吓得不得了。有些人得了癌症，原来不知道，突然听说"就是癌症"，一下就瘫软了，所以我觉得"话疗"非常重要。"话疗"就是给患者做思想工作。但是也有一部分人不在乎，他得了病，让他吃药，他说"药太苦""工作太忙""没时间治疗"，不重视。对于这种人，我就常用到《灵枢·师传》里边的一句话："人之情，莫不恶死而乐生。告之以其败，语之以其善，导之以其所便，开之以其所苦。虽有无道之人，恶有不听者乎？"这句话什么意思？就是说得了这个病，如果患者害怕，医生要给他解释这个病，比如说萎缩性胃炎跟癌症之间还有差距，不是说今天查出来萎缩性胃炎，明天就是胃癌，医生要帮助患者把这种恐惧心理去除掉。所以我们要给患者做一些解释工作，这就是话疗。

第二个是药疗，包括中成药、草药和针灸。扎针效果也是非常好的，这个就要辨证施治。

第三个是食疗。孙思邈说"食疗不愈，然后用药"，所以开始最好用食疗的方法。食疗方法能够调整好了，就不用吃药。比如说高血压，吃芹菜就能把血压降下来，所以轻一点的高血压，可以直接告诉患者天天吃水煮芹|菜，吃一段时间血压就下来了，同时给他做思想工作，让他放松。比如有一个患者，刚检查出来找我看病的时候，脸色苍白、惊恐不安，等他治好以后，满面红光的。我有一本书叫《岐黄真髓》，是2020年1月出版的，里边就讲到食疗。食疗一定要根据食物的寒、热、温、凉来应用，补药不是谁都适合吃的。补还要分一下，是补气虚、血虚，还是阴虚、阳虚。所以我今年在改这本书的时候，在第一篇里加了"食疗药"。食疗要辨一下体质，什么样的体质适合用什么样的药食。平性药有哪些呢？比如说牛奶、豆浆、蜂蜜、饴糖、香菇、黑木耳这些，都是平性的食材，谁吃都可以，什么样的体质都可以。如果是怕冷、阳气虚的体质，那么凉性的药就不合适。如果平时怕冷，吃一点儿凉东西、喝点冷饮就拉肚子、胃疼，那就要吃一些热性的药食，热性食品有哪些呢？比如牛肉、羊肉、马肉、鸽子肉、鸡肉、鲤鱼、鸟蛋这些。如果是热性体质，不是牙疼就是便秘，这样的患者就要吃一些凉性的饮食，比如绿豆、牡蛎、螃蟹、鱼、虾、藕、莲须、柿子、石榴，或者喝一些浆水，这都是清热的药食。《卫生部关于进一步规范保健食品原料管理的通知》规定了哪些药可以用于食疗。所以食疗这一部分是非常重要的。

这些就是我的体会，我把它们归纳起来，就叫作"五十三"诊疗体系——"五"就是五诊合参，"十"就是十纲辨证，"三"就是话疗、药疗和食疗都要重视。

医患交流——真诚相感，一视同仁

对待患者的方式，良好医患关系的建立

王道坤：现在社会上有一些医患，矛盾比较激化，患者甚至用刀子来砍医护人员，我认为这个问题的解决方法有两个方面。一方面，社会上要大力宣传，医生是一个非常艰辛的职业。人患的是百病，说哪位医生所有的病都能治好，那不可能。有的病比较轻，很快就治愈了；有的病比较重，需要一段时间来治疗。但是有些患者就急于求成，认为医生没有为他尽心尽意治疗，就产生了纠纷。另一方面，从医务人员这个角度，我觉得只要我们诚心诚意

地、认认真真地给患者治病，一般来说很多患者都会非常感谢。我从医已经五六十年了，我跟患者还没有发生过这样的矛盾，原因就是我对每个患者都认认真真地看病，不管他是汉族还是少数民族，不管是中国人还是外国人，这些人来了以后，我都一视同仁。有些病给患者提前说清楚，需要有一段治疗的时间，说清楚了，医患关系就比较好一些。如果医生态度比较蛮横，老觉得我是医生，患者是来求我的，治疗处置地很简单，患者就会认为医生草率，对他宝贵的生命没有付出真诚的服务，所以患者心里就容易有一些不平衡。特别是一些有精神疾病的患者，更容易与医生产生一些医患矛盾。

我治疗的患者，情绪都还是比较稳定的。举个例子，有位患者是藏族人，是阿克塞哈萨克族自治县的，他来了有四五次，病就治好了，他非常感谢，带了洁白的哈达送给我和跟我实习的几个学生。我还有一些患者，是普通的农民，病治好了，他非常感谢，有时候夏天拿一筐黄瓜，有时候拿一瓶当地产的花生籽油，或者拿一包杏子。像我有陇南的患者，来的时候就给我拿了一包花椒，虽然没有多少钱，但患者都是抱着一种真诚的感激心情。

我们刚开始治病的时候，就讲不能收患者的礼物。结果有一次我爱人就做了这么一件事儿：有个患者是当时东风大队的一个社员，她患有高血压。大队卫生所有中医、有西医，她开始在西医那儿治疗，吃了西药血压还是高，就改吃中药。我记得非常清楚，她是因为中气虚出现的一种高血压，我就用补中益气汤加了一点补肾的药，她吃了以后血压控制住了，非常高兴。那次她来的时候，抱了两个"克克齐"，就是一种甜瓜，前面背了一个，后面背了一个。她非常感谢我们，非要送瓜给我们，我爱人当时就说绝对不收，这老太太没办法，又不想再背回去，就自己吃了半个，实在吃不下了扔了半个，把另外一个背回去了。事后我们比较熟悉了，她就说："我就是感激你们，就两个瓜，就是我的一点心意，哪个人没有点心意呀？你治好了我的病，我感谢你，为什么不能收，最后让我又背回去，显得无情了。"通过这件事，我觉得医患之间要互相理解。

我有一些书画，是老师领导给我写的。比如我的老师焦树德，他来这儿看了我出诊的情况，非常高兴，他写了一幅"喜看桃李弄春风"。他说："你看我培养的学生，都多好啊！"还有北京的吉良晨老师，他是我的大学老师，教我中医内科学，他来到这儿看了以后，给我写了一幅"杏林春色，沐浴新人"。还有甘肃省人民代表大会常务委员会的姚文仓副主任写的，他来找我看病，我正给患者做针灸治疗，他候诊的时候，看我给患者怎么治病、怎么扎针，他非常激动，后来他赠送了这幅字画："五行遵天道，四季平安堂，一针定乾坤，三指别阴阳。寒热解表里，君臣诉衷肠，金石补时弊，扁鹊惧膏肓。"这首诗，是对我的工作一个表彰。

一位辽宁的患者赠送我一个牌匾："三江源水润九州，《内经》千载黄帝著，五行阴阳周天地，脾胃双和道坤书。"他是辽宁中医药大学的教授，患有萎缩性胃炎癌前病变，当时在辽宁找了很多医生，都没看好，他也到北京几家医院看过，有的大夫说"这病治不好，等着手术吧"。他不信，他想天下这么大，难道就没有能治好这个病的医生？于是，他到北京王府井的新华书店里找书，翻来翻去，看到我的《新脾胃论》，看了以后就跑到兰州来了。我给他治疗了3个月，他去协和医院复查，发现好了，他非常感谢。

西北师范大学以前的校长赵金也有慢性萎缩性胃炎癌前病变，来的时候可以说"皮包骨"。他找到我，我给他精心治疗，一段时间以后好了，所以他写了一首诗："妙手辟新径，立言出高论，道坤皆平安，今朝更英雄。"

一位加拿大的患者，也有萎缩性胃炎癌前病变。她在美国、加拿大到处治疗，西医就认为这个病没法治，萎缩了的腺体不可逆转，治不好。她跑到中国来，我给她治疗了一段时间，她回国复查胃镜发现病好了，所以她非常感激，给我赠了面锦旗"悬壶济世"，说"王道坤先生的医术是不错的"。像这样的锦旗比较多。这反映了和谐的医患关系。

有个腹泻的德国人找我治疗。他是拍《黄石的孩子》这部电影的时候来的，因为他的父亲是参加建设黄河铁桥的设计师，所以他对中国非常感兴趣。那次他来了以后得了腹泻，一个多月不好。我给他吃了一些中药，后来好了，他非常感谢。

还有一位肺癌患者，榆中县定远乡人，他儿子在甘肃中医学院上学。当时患者咳血、胸痛，最后确诊为肺癌，说要做手术。十几年前，手术要3万块钱，一个农民拿不出来这么多钱。他儿子说，那就吃中药吧，找王老师治。他就找我治，吃了四五个月中药，后面好长时间没有音信了，我想可能是不行了。结果17年以后，他介绍一个患者来到我这儿，我一问他怎么样，他说："吃你的药很好，我儿子说就按这个方子继续吃吧。"所以他又吃了半年，各方面都好了，最后他自己停药了。

有一个腹泻的患者，花了3万多，怎么也治不好，就来找我了。有些同志认为腹泻就是感染，就用黄连、黄芩、黄柏这些清热解毒药来治疗，所以他越吃越坏。我辨证他是脾胃阳虚型治了40天，他好了，所以他非常感激。

我这里很多患者都是很疑难的病，我再举个例子。有个患者患了肾病综合征，这病在西医是很难治的。他在兰州大学第二医院做透析，他说："太受罪了，每周来两三次，我去找中医治疗。"就来我这儿治疗了。治疗20年以后，他带他妹妹来了。我的体会就是，西医认为治不好的病，咱就用中医这个法宝治疗。什么法宝？辨证施治。所以我经常给学生讲，辨证施治是最关键的。我总结了几十年的行医体会："中医药学是尖端，天人相应整体观，气血通畅是核心，辨证论治是真诠。"对于很多疑难病，不要西医说"这个病治不好，没办法"，就认为中医也治不好，我们要有这个胆量，也要有这个自信心。有个患者是新月体肾小球肾炎，西医说"这个病干脆没办法，治不好"。他来找我，他问："你能不能治？"我说："能治。"我很仔细地辨证，给他开了方子，还找了好多资料，我跟他说能治，我有这个信心，给患者也坚定了信心，所以他能坚持治疗。治疗一段时间，果然治好了。所以我对中医药就怀着一种非常坚定的信心。

我们提倡微笑服务，真诚服务。因为患者是弱势群体，得了病，情绪也不好，所以医生要有同情心，要学会安慰患者，然后再给他治病，这样才能取得好疗效。我跟学生讲，这就是医德医风，咱们中医讲仁心仁德，仁心就是对患者要有爱心。正常的情况下，医生治好患者的病，解除了患者的痛苦，挽救了患者的生命，不管是患者本人还是家属，都会怀着一种感恩的心情来和医生交往。所以很多患者最后都和我成了朋友，多年来一直往来。

传承发展——深根固柢，纲举目张

1. 对弟子的要求

王道坤：我给学生讲课的时候，经常跟他们讲"五部三百方，名医天下扬"，就是要求他们掌握5部著作、300个经验方，这样才能当一名医生。"五部"就是《黄帝内经》《难经》《伤寒杂病论》《神农本草经》和《中医各家学说》。"三百方"是指经方和历代的时方。所谓经方，就是张仲景《伤寒杂病论》里的方子，除此之外的方子都是时方。经方和时方都要学好。

我还给学生写了48个字"学中医法"。第一，"医之道，任非小，关性命，诚是宝"。学医的时候，要有高度的责任感，因为医生肩负着维护人民健康、治疗人民疾病、保护人民生命财产的重任。第二，学习时要懂得方式方法，人常说"得法者，事半功倍"，我总结："医之理，很深奥；花气力，抓主要；背经典，记方药；多实践，熟生巧；边学习，边创造；通今古，名医昭。"就是说，中医的内容博大精深，有五千多年的发展史，医学专著可以说是汗牛充栋，几间房子都放不下这么多古籍，那怎么来学习？就要"花气力，抓主要"。抓哪几个主要的？我总结了"一、二、三、四、五"的原则。

"一"是学《黄帝内经》，树立整体恒动观。人和自然界、社会都是一个统一的整体，而且是变动不息的。

"二"是要学好"两论"，就是学好毛主席的"矛盾论"和"实践论"。"矛盾论"讲处理事物的方法——要学会抓主要矛盾。"实践论"讲只有通过实践才能获得真知。学了这些理论之后，临床实践才能真正知道这件事儿。所以要学好两论，会应用两论。

"三"是掌握300个有效名方，就是从《伤寒杂病论》到历代著名医学家的经验方，比如《肘后方》《圣济总录》《太平惠民和剂局方》等。要掌握三百个有疗效的方子，这样在临床上开处方才不会临时凑药，疗效才会好。

"四"是掌握400味中药。中药的品种有五千多种，但是我们很难掌握那么多，应该因地制宜，根据不同的地区、不同的高发病，重点掌握常用的400味中药。

"五"是5部著作。除了四大经典，还要好好学一下《中医各家学说》。四大经典是奠基之作，后世的各家学说是对经典的诠释和扩充。比如唐代的孙思邈、宋代的钱乙、明代的张介宾、清代的王清任，这些医家都从不同的方面、不同的角度深入理解中医理论，并且应用于临床，有一定的实践经验。这些著作能够开拓医生的思路，使医生的治疗手法更丰富，更适合于临床应用。

2. 选拔弟子的标准

王道坤：第一个，人品一定要好。所谓人品好，指人要正直，说话不讲究方式都可以，但是一定要正直，要有爱心。中医之术叫"仁心仁术"，医生要有爱护患者、乐于帮助别人的这样一种心态。

第二个，办事要认真。我还写了个"成才曲"，经常给同学们讲："诚信又勤快，成才是真金。不能成大器，贪懒是祸根。方法是捷径，心态很要紧。办事要认真，祝你早成功！"意思就是我选的学生，一定是讲信用的学生，而且办事勤快，办事的时候要认认真真。此外，还要有一种好的心态，就是要有自信心。学中医的人，如果都不太相信中医，这学不成的。

第三，热爱这个职业，不能"这山望着那山高"。医生是一个非常高尚的职业，它肩负着人民的健康，保护着人民的生命财产。所以张仲景说："上以疗君亲之疾，下以救贫贱之厄，中以保身长全。"这样的重任，就要找比较好的苗子，培养好几年，下很大的功夫，最后学生能够全心全意地为人民服务。如果培养出来，是一个要权术或者是以医术捞钱的人，那就成了"巨贼"了，用孙思邈说法就是"含灵巨贼"，不是顾护苍生性命的"大医"，而是成为盗贼了，这不行。

3. 培养弟子的方式

王道坤：我在临床上既要看好病，也要把学生带好。我前面讲了，第一个是理论方面，要有一个坚实的中医基本功，该背诵的一定得背诵。比如说治病，中医就讲治病求本，说"阴阳者，天地之道也，万物之纲纪，变化之父母，生杀之本始，神明之府也，治病必求于本。"所以我们治病的时候，首先要把阴证、阳证分清楚，然后再辨是表证是里证，是寒证是热证，是在气还是在血。分清楚这些以后，你再运用中医理、法、方、药加以治疗，就会有很好的疗效。第二个，就是辨证论治的功底要扎实，通过望、闻、问、切、查，把证认准、抓住主证，用主要方子加主要药来治病，效果就非常好。

说到具体培养，我要求弟子首先把基本功学好。比如说中药，要有背诵中药的基本功。一说桂枝，辛甘，发汗解肌，温通经脉，助阳化气。一说白芍，酸寒，柔肝止痛，养血敛阴，虚寒忌用。一说哪个药，马上就能想起来，理论熟悉了，临床就会用。比如治疗虚劳病："虚劳病，从何起？七情伤，上损是，归脾汤，二阳旨。下损由，房帏迩，伤元阳，亏肾水；肾水亏，六味拟，元阳伤，八味使。各医书，伎止此，甘药调，回生理。建中汤，《金匮》轨；薯蓣丸，风气弭；䗪虫丸，干血已；二神方，能起死。"这些方子能起死回生，都是非常好的名方，要把它背会，就会治疗虚劳病、虚证了。开始说"虚劳病，从何起？七情伤，上损是"，得病的原因是情志不遂，天天郁郁寡欢，一直思考一个问题，钻牛角尖，最后就成了西医所谓的抑郁症，精神崩溃了。这个病怎么治疗？开始要开导，"二阳之病发心脾，有不得隐曲"，他有些说不出来的话，这种患者就要开导他。开导以后给什么药？"归脾汤，二阳旨"，归脾汤就治疗思虑过度、劳伤心脾，出现惊悸、失眠、多梦这些症状。所以，归脾汤要背会："归脾汤用 术参芪，归草茯神远志随。酸枣木香龙眼肉，煎加姜枣益心脾。惊悸健忘俱可却，肠风崩漏总能医。"背熟不就会用了吗？把这方子开出去，患者吃上几服就好了。所以我要求学生把基本功打好，熟能生巧，所以我说"花气力，抓主要，多实践，熟生巧"。光学习理论不行，必须临床实践，既要学经典，还要跟名师、多临床，这样才能学好。

比如上海的何建成，他是我的弟子，在大学的时候就跟我上临床，他背诵的东西多，功底扎实。后来，在第三批全国老中医药专家学术经验继承工作实施的时候，他跟周信有老师，我带的弟子是李应存。最后我和周信有以及带的徒弟，分别获得了全国的名师奖和高徒奖，我非常荣幸。

再比如郭义，现在是天津中医药大学的副校长。他也是在大学时候就跟我上临床，后面学针灸的时候，又跟郑魁山老师学习，之后考到天津中医药大学深造，最后留在天津中医药大学，他是出类拔萃的学生。这是在国内的学生。

我在国外的学生也是很好的。前一段开了一个世界范围内抗击新冠肺炎的大会，我们甘肃中医药大学有4个学生参加，除了现在在甘肃中医药大学任教的李长俊，一个是南非的张毅，一个是在美国的陆彪，还有一个在法国的。其中三个人作了主题发言。我感到非常荣幸，这些学生不仅给母校增了光，也给自己家庭添了彩，给自己的事业铺平了道路，走到国际医学舞台上去表演。我在给1979级、1980级讲各家学说的时候，就要求学生一定要把外语学好，将来到世界医学舞台上去表演，现在看到成绩了。

我的诊室挂着一台电视机，主要是为了普及一些中医的基本常识。普及什么呢？第一个是常见病，应该怎么正确认识它。第二个就是中药怎么煎，因为有些患者第一次吃中药，不会熬，或者虽然一直在吃药，但是熬的方法不对，药效发挥得不好，影响疗效。我就做了一个讲解，录了一个录像。

4. 对后学的寄语

王道坤：我从事教师时间很长了。1961年我考到北京中医学院，老师们很尽心尽力、尽职尽责。特别是1962年毛主席下了一个春节指示，对高校教学质量要进一步加强，我们刚好赶上，当时周信有老师把《黄帝内经》重要的篇章从头到尾、细细地讲了一遍，我印象十分深刻，得益匪浅。

我想对同学们说的，最主要有两点。

第一，要对中医药有正确的认识。用毛主席的话说："中国医药学是一个伟大的宝库，应当努力发掘，加以提高。"习近平总书记指示，中医药学是打开中华文明宝库的钥匙，中医在养生和治疗疾病方面积累了丰富的经验。近几年，习近平总书记又提出"传承精华，守正创新"，同学们应当按照这些指示，深化认识、坚定信念、提高自信心。自信是成功的第一秘诀。

第二，要打好基本功。我觉得，我之所以在课堂上能受到同学们的欢迎，在治病上能取得很好的疗效，治愈了很多疑难病，最主要的就是在大学时基础扎实。另外，我建议同学们从现在开始就要注意养生，先把自己身体锻炼好，再给别人治病。如果医生自己身体不好，每天都病怏怏的，怎么给别人治病？

我们得把基本功打好，对经典著作的重要原文要背诵，对名方、对中药要记牢。"医之理，很深奥；花气力，抓主要；背经典，记方药；多实践，熟生巧；边学习，边创造；通今古、名医昭。"这是我几十年磨炼的体会。基本功打牢了，在以后的学习或工作过程中，还要不断地创新发展。我希望我的学生们个个都成为医德高尚、医技精湛、能为人民解除疾苦的大医。

坚持应用"五十三"诊疗体系，助你早日成为现代名中医。

第二十三章　洪治平

　　洪治平，男，1942年生。辽宁中医药大学附属第二医院、辽宁省中医药研究院中医主任医师，研究员，博士研究生导师。第三、四、五批全国老中医药专家学术继承工作指导老师，全国名老中医药专家传承工作室指导老师，辽宁省名中医。曾任辽宁省中医药研究院副院长、中医应用基础研究所所长、心脑血管病研究室主任。兼任辽宁省卫生系列高级专业技术资格评审委员会委员、辽宁省自然科学研究系列高级专业技术资格评审委员会委员、辽宁省卫生系统等级医院评委会委员、辽宁省医院制剂评委会委员、辽宁省药品审评委员会委员、辽宁省医学会医疗事故技术鉴定专家库成员。担任辽宁省反射疗法协会副理事长、中国中西医结合研究会辽宁分会学术委员会委员、辽宁中医药学会眩晕专业委员会技术顾问、北京市自然科学评审项目专家库专家、《中华现代中医学杂志》常务编委等。

　　洪治平1967年于辽宁中医学院本科毕业，从事中医临床与科研工作50余年。他深入探讨医理、医术，在运用中医药治疗心脑血管病方面总结了一套经验。洪治平运用平肝柔肝、缓急止痛法则，自拟"头痛平颗粒"治疗偏头痛，总有效率达93.4%。2002年，该药获辽宁省政府科技进步奖三等奖；2003年，国家批准该药进行中药新药二期临床研究；2008年，成果转让。他运用补肾益精、平肝息风、活血通窍法自拟"通脑软脉饮"治疗脑动脉硬化、脑供血不足，总有效率达85%。此外，他还自拟"脂稠平饮"治疗高脂血症、高血液黏滞症，"晕宁饮"治疗椎－基底动脉供血不足性眩晕，"降压舒"治疗高血压，"赤甲三藤汤"治疗中风后遗症，"促眠饮"治疗不寐等疾病，均取得明显疗效。公开发表《缺血性中风中医治疗规律探讨》《头痛平颗粒治疗偏头痛临床与实验研究》等学术论文40多篇；作为主编、主审或主要编写人员，撰写《实用文献中药学》《洪治平学术思想与临床经验》等6部医学著作；先后主持或以主要人员参加"头痛平颗粒治疗偏头痛新药研究""中医药（脑络通胶囊）阻止脑动脉粥样硬化的临床和实验研究"等十余项国家级、省部级课题研究；获得辽宁省医药科技进步奖一等奖2项，辽宁省政府科技进步奖三等奖3项。主持"心脑静""延生护心液""冠心苏合软胶囊"等20余种中药新药、保健药的临床研究。洪治平先后被载入《中医人名大辞典》《中国高级技术人才辞典》《中国当代医药界名人录》《中华国医导医指南》《中国名医列传（当代卷）》《中国专家人名辞典》。

名医之路——力学笃行，严于律己

1. 从医之路的起源

洪治平：我 1961 年高中毕业后，考入辽宁中医学院中医本科专业。当时的学制是六年制，学习内容以中医基础理论以及临床各科为主，同时还有西医的一些课程。1968 年，我被分配到辽宁省建昌县老达杖子地区医院，这是一个农村的基层医院，当时也叫战备医院。在大学期间，我努力学习了中医基础理论知识；在毕业前夕，又到附属医院，跟沈仲武、王福安、田嘉禾这些老师临床实习，为我今后治疗疾病打下了比较好的基础。

1968 年到农村基层医院以后，我有两点比较深刻的体会：一个就是刚分配到基层，必须得靠自己的努力，来积累这些临床治病的经验，使自己的医疗水平不断地提高。另一个，在农村这一段时间里，因为接触的都是农民患者，我首先看到他们的思想品质都非常朴实。由于当时农村的经济条件不太发达，农民看病有一定的困难，我就想怎么能够开小方，别开贵重药，剂量不要过大，而且还能治好病，我在这方面下了不少功夫。在基层医院这么做，对我以后到大医院工作也有不少帮助。在农村医院有一段时期，当地急性传染性肝炎的患者非常多，如果说都用医院里的中药来治疗，老百姓的负担肯定要重一些，后来我和一些同事就琢磨，怎么能够利用当地的中草药组个方子治疗急性肝炎。经过反复琢磨，最后就组了一个叫"青苔合剂"的方子，药物组成主要是当地的青苔、地锦草等草药。这个方为急性肝炎的患者减轻了不少负担，因为这些药都是当地的草药，不太贵重，并且还取得了比较好的效果。后来，我把用青苔合剂治疗急性传染性肝炎写成了学术论文，并且在县里的学术交流会上进行了交流。另外，在基层医院这段时间，我为当时的公社，现在是乡、县，还有当地的部队医院，培养了几批"赤脚医生"和"西学中"医生。

我在辽宁省建昌县老达杖子地区这一基层医院工作了 7 年，后来调到县里，又在县中医院工作了 3 年。1979 年，中央有个文件，要在全国六个地区，成立中医药研究基地，辽宁的中医药研究基地就叫辽宁省中医研究所。我就被调到了辽宁省中医研究所。当时刚开始筹建，还没有具体的工作地点，就在辽宁中医学院附属医院暂时借了两间房，在那儿工作。后来建了一个研究楼，我们管它叫基础楼，我们在那里从事中医理论方面的研究。我当时和华友德教授通过讨论，最后就想在脉象方面做点研究。华友德教授原来是大连医学院的中医科主任，后来到遵义医学院中医科任主任，再往后就调到辽宁省中医研究所。他不但中医基础理论比较扎实，功底深厚，而且在物理学方面有着比较丰富的知识积累，所以当时我们就用一种叫"频谱分析"的方法来研究中医的脉象。我们首先对弦滑脉进行了研究，当时国内用频谱分析方法来研究中医脉象的很少，几乎没有。我们通过一两年这方面的研究，取得了初步的成果，并且写了科研论文在东北三省的学术交流会上进行了交流。

后来，研究所的附属医院建立起来了，我就开始一边从事科研，一边从事临床工作。在从事临床工作的这段时间里，我一直在思考，我在哪些病种方面应当下功夫深入研究，或者通过临床实践，能够让它取得更好的疗效。经过这么多年，对于头痛、胸痹、头晕、不寐这几种病，用中医的方法来治疗，我取得了一定的经验。

2. 成长为名中医的过程中具有重要影响的人

洪治平：我跟沈仲武老中医学习的时间较长，他在治疗心肾疾病方面有很丰富的经验，其中对治疗心脏扩大（各种心脏病引起的心肌肥厚、心室扩张及早期心衰等）和肾病（慢性肾盂肾炎引起的腰痛、尿频、尿急等）属阴虚证者疗效突出。毕业后我在临床中应用沈老的思路，收效颇大。为使用方便、便于记忆，我们还把它们编成了方歌："沈氏心脏扩大方，白术茯神丹参尝，党参远枣节龙牡，当芪盔沉甘草襄。"具体药物有白术、茯神、丹参、党参、远志、酸枣仁、节菖蒲、龙骨、牡蛎、当归、黄芪、沉香、甘草。"仲武经验又一方，柴苓黄柏白芍襄，萹蓄党参全加入，阴虚腰痛此方良"，具体的药物是柴胡、茯苓、黄柏、白芍、萹蓄、党参。

1968 年到农村基层医院以后，我主要靠自己努力，通过临床接触患者，来逐渐提高自己运用中医诊疗疾病的能力，同时也学习了当地医生的经验。

职业认同——明辨详察，药简效彰

1. 作为一名优秀中医应该具备的素质

洪治平：我认为，作为一名优秀的中医，首先要刻苦钻研、医术精湛；同时要具备高尚的医德，要想患者之所想、急患者之所急，不要只想开大方、用贵药、多赚钱，要多想如何方小、药专、量适当，还能治好病。多年来，我一直坚持这样的宗旨，从毕业分配到农村行医，一直到现在，我始终这样做。我开的中药方，一周的剂量大都一二百元，而且不少是一剂药服用一天半，一周只用 5 剂药，仍能取得比较好的疗效，其关键是辨证精准、用药得当。

2. 一路走来已经实现和待实现的梦想

洪治平：出版了专著《洪治平学术思想与临床经验》《实用文献中药学》，这是已经实现的。目前希望实现的梦想，就是参与并实现中医"证"的现代化和智能化，并应用于临床的研究。

学成中医——勤学精研，法古开新

1. 学习和从事中医过程中的阶段划分及各个阶段学习和研究中医的方法

洪治平：我学习和从事中医工作，大约分四个阶段：第一阶段是学习阶段，我在本科 6 年中，系统学习了中医理论，打下了一定的中医理论基础，对中医临床各科有了些初步的认识和体会。第二阶段是跟师学习阶段，学习老师多年积累的丰富临床经验，我先后跟了三位老师学习，受益良多，为自己后来独立诊治疾病打下了坚实的基础。第三阶段是基层实践、勇于探索、独立工作阶段。我在基层医院工作了十余年，这十余年，我将书本的理论和老师的经验应用于临床，提高了自己独立诊治疾病的能力，并积累了一些临床经验。第四阶段是勤学精研古籍，博览现代文献，掌握古人和现代名医诊治疾病的经验，通过临床实践探索与应用，逐渐提高诊治疾病的水平。

我在不同阶段学习、研究中医的方法，主要可以谈三点：一是认真刻苦学习，努力掌握中医药基础理论知识和诊治疾病的规律，不管是学校科班学习，还是自学成才，这个过程必不可少。二是深入学习老师的治疗经验，无论是传统的师带徒，还是其他方法跟师学习，这个环节必不可缺。中医治病依靠临床诊治疾病过程的积累，而老师的经验，是帮助尽快提高自己诊疗水平的桥梁和捷径。三是勤学苦读医药古籍，博览现代文献，吸取名医经验，并与老师的经验、个人的临床体会有机地结合起来。具体来说，要善于分析、研究、总结古今中医名家的精髓，通过临床实践，让这些精华为我所用，并使之发扬光大，这样就可以大大提高自己运用中医诊治疾病的水平。

2. 中医经典在中医学习过程中起到的作用及学习方法

洪治平：这么多年来，我在临床应用中医药来治疗各种疾病时，有这样一点体会：我认为现在中药书籍里记载的某味中药的功能主治，或多或少还是有些缺陷。为什么？通过阅读古代中药方面的著作，我认为有些中药比较主要的功能主治，或者有些中药兼治的一些疾病没有被记下来，或是许多中药的独特功能主治没有被记录。比如，夏枯草治"目珠痛至夜则甚神效"，玉竹治"男子湿注腰痛"，地骨皮疗"有汗之骨蒸"，牡丹皮治"无汗之骨蒸"，瓜蒌"舒肝，润肝燥，平肝逆，缓肝急之功独擅也"，红花"止绞痛"，橘红"主一切痰疾，功居诸痰药之上"等。像这些药物的独特功能，我应用了一些，确实有比较好的疗效，值得我们在临床上推广使用与深入探讨研究。现在药书对很多药物功用没有记录下来，就影响了我们在临床上更广泛地应用这些中药。基于这样一种想法，我从 2008 年开始，反复地查阅古代有关中药的书籍，从《神农本草经》一直到明清的中药著作，从中发现好多中药需要增加一些功能主治的内容。在查阅古代中药典籍基础上，我对常用的 353 种中药的功能主治内容进行了增添，对它们的性味归经、用法用量、禁忌等方面内容也进行了充实。到了 2016 年，我和其他同志一起编著了《实用文献中药学》这本书，由辽宁科技出版社出版。这本书有一百多万字，里面收录了常用的 353 种中药，包括药物的性味归经、功能主治、用法用量、禁忌等方面，特别是功能主治方面，我们单独列了一项叫"性能深析"。出版这本书，希望达到什么目的呢？首先是让临床常用中药的功能主治内容更丰富一些，便于临床医生应用的时候提高疗效；其次是为临床中医药工作者提供一本便于检索和参考的书籍；最后，也为深入研究中药药理、药性的学者提供一部可借鉴、可参考的书。

善治疾病——条分缕析，明辨证型

1. 对患者疾病的诊察判断及影响疗效的因素

洪治平：中医看病，首先要通过望、闻、问、切四诊，获取患者的全部症状资料，分析判断是哪个脏腑的疾病、什么证型，才能选方用药。在四诊中，我认为问诊非常重要，问的要详细周全，不能马虎从事。实际上，《十问歌》已为我们提供了较为详细的问诊内容："一问寒热二问汗，三问头身四问便，五问饮食六胸腹，七聋八渴俱当辨，九问旧病十问因，再兼服药参机变。妇女尤必问经期，迟速闭崩皆可见，再添片语告儿科，天花麻疹全占验。"这些都问到，再通过望神色形态、闻声音、嗅气味、望舌象与诊脉象，四诊合参，才能认证准确，用药得当，疗效显著。

2. 运用中医手段诊疗疾病的体会

洪治平：我谈一谈在临床中运用中医手段诊疗疾病的一些体会。用中医手段诊治一个病，首先要确定这个病是什么病。病名一般还是比较好确定的，比如，以咳嗽为主，那就是咳嗽病；以喘息为主，就是喘病；以头痛为主，那就是头痛病；胸痛明显，那么就是胸痹；如果肢体关节疼痛，或者是固定不移，或者是游走，可以确定为痹证；大便稀溏，可以确定为泄泻；身体有水肿，可以说是水肿病。所以总的来看，病名比较好确定。

其次，就是确定这个疾病的中医证型，我认为这个难度稍大一些。因为确定中医的证型，是我们开展治疗的关键所在，证型定准了，这个药就好用。为什么说确定证型比较难一些？因为要通过四诊八纲，把所有症状都记录下来，然后分析这个病、这个证，它属阴属阳，在表在里，属寒属热，属虚属实，它是哪个脏腑的病，所以难度就比较大。另外，近年临床上常看到一些患者虚实夹杂、寒热并见，这样的病证也不少，这给我们确定证型和用药带来了一定的困难。比如，寒热并见，是寒多还是热多？虚实夹杂，是以虚为主还是以实为主？确定之后，才能决定用药着重哪个方面。所以多年以来，我对于"证"这方面有很多的想法。一方面，辨证对我们中医工作者来说有一定的困难；另一方面，它又是最关键、最应该掌握的东西。有时候不同的医生，最后辨的证型可能都不一样，这就给我们提示，对于证型应该深入研究，这是很重要的一项课题。

多年来，我一直在想，对于"证"，能不能利用现在的科学手段，使它客观化，可能现在我们中医系统有人在研究这个工作，但是研究到什么程度，我还不太清楚，现在还没有能够临床应用的一个客观化、智能化的软件。所以我就想在这方面做一些工作，也希望能够得到有关部门的支持。为什么要做这个工作？就是我刚才提到的那个问题——让"证"客观化，便于我们掌握；或者智能化，便于我们应用。这些年，中医本身的证型看似发展了，但实际上复杂化了，有的证型本来就是一个证，现在分出了很多的证型，我们掌握和应用起来反而更困难。我举个例子，脾肾两虚证，包括4个证型：脾肾两虚证、脾肾虚损证、脾肾亏虚证、脾肾虚弱证。这一个证型就能分出来4个，你细细地看一看它们的证候，大同小异，后来我就把这4个证型归成一个证型，就是脾肾两虚证。并不是证型变多了，中医"证"的理论就发展了，这样反而是复杂化了。基于这种情况，我对常见的中医虚证里 55 个证型，进行了系统的分析归纳，把它分成了 15 个证型。当然，这只是我做的一部分工作，为今后"证"的研究打下一定的基础。这个方面的归纳，可以参考 2016 年出版的《洪治平学术思想与临床经验》，我在其中就记录了这方面的内容。

辨证恰如其分地做好了，下一步就是确定治则。证型确定了，治则还是比较容易确定的。比如说，肝气郁结，就对应疏肝理气这个治则；肝胃不和，那就疏肝和胃。所以一旦证型确定了，治则就比较好确定，方和药就比较容易选用。下面谈谈中医诊治疾病的第三个方面。在证型确定以后，有了治疗原则，怎么用好方和药？我个人看，这个方面既比较容易，也比较难。说容易，是因为现代的中医教科书和一些著作为我们指导了哪些病、哪些证，该用什么方，我们只要遵循这些去用，就能取得一定的疗效。那中医辨证论治难在哪儿呢？虽然处方有一定疗效，但是想让它起到更好的疗效，关键就在医生运用方和药的经验。在为广大患者解除疾病痛苦的过程中摸索，把这些方更加灵活地运用、加减，让其疗效更加显著，这是一个比较难的工作。这就要通过临床上长期为患者治病的过程中去摸索经验。

3. 对头痛核心病机、常见证候、治疗方法、核心方药的见解

洪治平：下面我就谈谈用中医药的方法治疗头痛的经验。头痛，特别是偏头痛，是常见病、多发病，也是严重影响人们生活、学习、工作质量的一种疾病。这种病常见于青年人，特别是 20~40 岁的年轻人，但是近年来我看到，60 岁以上的老年人的发病率也有一定的提高。根据国际卫生组织统计，男性发病率一般在 3%~6%，女性发病率是 12%~17%。

中医对头痛或者偏头痛，很早就有相关的记载和治疗经验。比如对于头痛，从大的类别分成两类：一类是外感头痛，另一类是内伤头痛。外感头痛，包括风热头痛、风寒头痛、风湿头痛等；内伤头痛，包括肝阳头痛、肾虚头痛、气虚头痛、血虚头痛、血瘀头痛、痰浊头痛这样一些证型。通过多年来在临床和患者的接触，我觉得肝阳头痛这个证型还是比较多见。肝阳头痛患者除去主诉是头痛，还有点微微头晕；由于疼痛影响，患者有些心烦、失眠的表现；其他症状不太明显。通过对这些症状的分析，我认为这类头痛的发生，属于肝的阴阳调节功能失调。这类患者一般情绪比较容易急躁，有时候好生气。如果是学生，常常是功课或者其他压力太大造成的。从症状表现来看，肝阴偏弱、肝阳偏亢，也就是肝的阴阳失调，但是还没达到高血压

患者肝阳上亢的程度。所以，我在临床上就用平肝柔肝、缓急止痛的方法，通过多年治疗，我总结出一个"消偏饮"的方子。这个方子是用白芍、甘草这两味药作君药。白芍、甘草就是《伤寒论》的芍药甘草汤，起到平肝益阴、缓急止痛的作用。方中加菊花，有养肝明目的作用；蔓荆子，有搜肝风、清利头目的作用；还有僵蚕，古书上记载它是"禀金水之精""金平木也"，有平肝木的作用；石决明，大补肝阴；再用白芷，疏风止痛。这些药辅佐君药芍药、甘草，相辅相成，最后达到平肝柔肝、缓急止痛的目的。

下面我介绍一个治疗头痛的病例。患者姓李，女性，37岁，她是辽中区茨榆坨乡的农民，1997年3月8日初诊。主诉是头痛5年，加重2年。她的头痛以左耳、后枕部及眼眶部最明显，疼痛性质是跳痛显著，有时候也有胀痛，严重的时候可以出现恶心、呕吐，但这样的次数不是太多。发作之前，有时候眼前有散光、雾气感，她是一个典型的偏头痛，每个月一般发作2~4次，特别是月经前容易发病，主要靠止痛片来止痛。来诊时，她说最近这两年疼痛越来越严重，每个月发作四五次，而且疼痛的程度越来越严重，有时一天要吃七八片止痛片。视诊见患者左耳后、后枕部和眼眶疼痛，以跳痛为主，有时候胀痛；另外伴有心烦、失眠、微微头晕；舌红，苔薄，脉弦细。血压135/85mmHg，CT检查无异常，脑血流图提示左侧大脑中动脉血流速度增快。所以我给她诊断的是偏头痛，属于肝阳头痛，治疗的原则是平肝柔肝、缓急止痛，就用消偏饮加减治疗。开始我按消偏饮原方，给她开了7剂，每日1剂，分2次服用。二诊患者反映头痛明显减轻，微微头晕和心烦的症状已经消失，睡眠还是稍稍差一点。根据这个情况，我又用消偏饮原方加延胡索10g增强止痛效果；由于睡眠较差，加合欢花15g，酸枣仁20g来安神助眠。开了10剂，考虑到头痛已经减轻了，所以嘱患者1剂吃一天半，这样10剂药就吃半个月。半个月以后，她来复查说，头痛已经消失了，睡眠已经接近正常。我就给她开了头痛平颗粒，嘱其再服用一小段时间。头痛平颗粒就是消偏饮做成的颗粒。两个月以后随访这位患者，头痛没有再发作。

4. 对胸痹核心病机、常见证候、治疗方法、核心方药的见解

洪治平：下面谈谈本人在治疗胸痹病这方面的点滴经验。胸痹是多发病、常见病，在我国的发病率比较高。本病以老年人多见，目前来看，青壮年的发病率有上升的趋势。胸痹在西医包含冠心病、心绞痛等，目前，西医治疗主要是扩冠、抗血小板聚集、降脂，或者是降压、降糖。如果冠状动脉狭窄超过了75%，西医建议做支架或搭桥手术，但支架或搭桥手术做完也不是一

劳永逸的。做了一根冠状动脉的支架，过一段时间，可能还要做第二个；另外，做完支架，还需要很长时间的西药维持治疗。

基于这样的情况，我多年来在临床上考虑，怎样能用中医药的办法阻止胸痹病情的发展，并起到一定治疗作用。中医认为，无论是实证的痰浊、寒凝、气滞、血瘀，还是虚证的心气、血、阴、阳不足，均会导致胸痹疾病，那么归根结底是什么？我认为主要是心，心胸的阳气受损或不足，由于这个原因，心运血无力，进而导致心脉痹阻，最后发生胸痹。基于这个病因，我立下了一个大的治疗原则，就是"以通为补，通补结合"。"通"主要有两个方面：一是通心中之阳气，受损或者是被阻的阳气；二是通痹阻之心脉。"补"是扶正，主要是补气。两者结合，就能起到比较好的治疗效果。基于这个总体原则，我组建了一个处方，叫"丹参瓜蒌饮"，以丹参、瓜蒌这两味药为君药。我们知道，丹参一味功同四物，而且具有活血化瘀的功能，主要用它通痹阻之心脉；瓜蒌有涤痰散结的作用，还有通阳的作用，主要用它通心中的阳气。在这个基础上，再加上当归、川芎、红花、鸡血藤、赤芍这样一些活血化瘀的药，来辅助丹参通痹阻之心脉。另外，加党参、黄芪、太子参这些扶助正气的药，来辅助瓜蒌通心中之阳气，再加橘红，涤痰散结。最后再用枳实、香附、木香这类行气散结的药，帮助心脉气血的运行，从而起到益气活血、涤痰散结的作用。下面我可以举两个病例。

第一个病例是陈某，女性，51岁，是辽宁省昌图县两家子农场的农民，1997年3月28日初诊。主诉是胸痛，刺痛比较明显。不痛的时候有胸闷、乏力、心悸、气短这些症状，有时候感觉身体比较沉重，嗓子像有痰；舌质红微紫，脉弦细。她患有冠心病5年了，最近1年发作比较频繁，主要靠速效救心丸来维持，基本上不能从事正常的家务劳动，稍稍活动就有胸痛、气短。基于这种情况。她在当地的医院做了些检查，但是因为当时的条件不能做冠状动脉造影，所以她检查了心电图，提示ST段T波有明显的改变，这说明她的心肌缺血比较明显。胸痹的证型，我确定为气虚血瘀、痰浊痹阻证，治疗原则是活血化瘀、益气通脉、涤痰散结。我用丹参瓜蒌饮来进行治疗，开了20剂药，水煎服，每日1剂，分2次服用。用了20天以后，她反映胸痛发作明显减少，心悸和气短也有明显改善，但是还有点头晕，血压稍高一点，我在原方基础上，加了菊花和蔓荆子，再开了20剂药。这20剂的服法和原来稍有改变，1剂药水煎服，分3次服用，早晚各1次，第二天早上1次，1剂药服用一天半，20剂药服用1个月左右。三诊，她说胸痛、心悸、气短症状基本消失,现在能够做一些日常家务劳动。1997—2010 年,她基本上每年都来几个月看病,服用中药。从 2010 年一直到 2020 年,她就改为每年 12 月到次年的 3 月,一次抓 50~70 剂药,从冬季吃到接近开春,就这样断断续续地吃药,一直在坚持。到 2020 年年底,她心绞痛又发作,到医院做了冠状动脉造影,有一支血管狭窄了 75% 以上,才做了支架。从这个患者长期服用中药效果来看,中药本身对心绞痛效果还是比较明显的,也阻止了冠状动脉狭窄的进一步发展。

第二个病例是丁某,男性,58 岁,2014 年 5 月 18 日初诊。当时他以胸痛为主就诊,疼痛程度比较严重,心绞痛发作得比较频繁。找中医看病之前,他到西医院做了冠状动脉造影,冠状动脉狭窄 75% 以上。但是由于血管狭窄的位置特殊,支架和搭桥手术都做不了,只能用西药维持治疗,服用阿司匹林、利普妥,硝酸酯类扩冠、改善供血的药,有一定效果,但是心绞痛还是时发。就诊时,他心绞痛比较明显,伴有心悸、气短、乏力这些症状,肢体也有沉重的感觉,有时候喉中好像有痰,舌红苔薄,脉弦。我诊断为气虚血瘀、痰浊痹阻的证型,也用了丹参瓜蒌饮。他从 2014 年开始断断续续地吃药,一直吃到现在。第一次给他开了 20 剂中药,1 剂服用 1 天,分 2 次服用。二诊他反映胸痛明显减轻,气短和心悸基本消失,乏力也减轻。我按原方给他开了 1 个月的药。他也每年从 12 月底到次年的 3 月,坚持吃一段时间中药。2020 年,他又做了冠脉造影的检查,结果动脉狭窄从 70% 变成了30%,说明中药对阻止血管狭窄的进展、减轻狭窄的进展,起到了比较大的作用。

医患交流——服务患者,抛却名利

对待患者的方式

洪治平:医生的宗旨是什么?我认为就是为广大患者缓解疾病痛苦,为人民的健康服务好。所以,医生要有为广大患者服务好的信心和决心,不为名,不唯利。

传承发展——聚沙成塔，历久弥坚

1. 选拔弟子的标准

洪治平：本人选择弟子的标准有三点：第一，要有一定的中医基础理论和实践经验，这样才能尽快掌握老师的经验，真正学好中医。第二，学习态度要端正，要勤学好问，勇于实践。第三，要有一颗为广大患者服务好的信心和决心，不为名，不唯利。

2. 对后学的寄语

洪治平：我给后学赠送的几句话是——勤求古训，深研医理，博采众长，守正创新，为中医药事业贡献自己的毕生精力！

> 勤求古训，守正创新。

第二十四章　沈舒文

沈舒文，男，1950年生。国家中医药管理局脾胃病重点学科带头人，上海中医药大学博士研究生导师，中国中医科学院中医师承博士研究生导师。全国第四、五、六批老中医药专家经验继承工作指导老师，陕西省首批名中医，陕西中医药大学二级教授，全国名老中医药专家传承工作室传承人。

1972年，沈舒文考入陕西中医学院，开始系统学习中医。学医之路上，他饱读中医经典书籍，坚持阅读、摘抄历代医家治疗内科病症的学术观点与方法、医案名方，奠定了扎实的中医基础。

沈教授从医40余年，擅长治疗胃肠疾病、癌前病变、肿瘤、肝胆疾病、慢性肾病、心脑血管疾病及其他疑难杂症。他在脾胃病领域造诣颇深，提出"虚实关联证"证候结构特征新概念，针对胃癌前病变提出"毒瘀交阻，气阴两虚"的病机理论，采用"纵擒摄宣"法治疗溃疡性结肠炎。沈教授主编有《中医内科病证治法》《内科难治病辨治思路》《良方集腋》《沈舒文疑难病临证思辨录》等学术专著；主持国家自然科学基金项目2项、陕西省科技厅课题2项，陕西省教育厅、中医药管理局课题5项；获国家专利局专利2项；获陕西省哲学社会科学优秀成果奖二等奖1项，陕西省科学技术奖二等奖1项；发表学术论文130余篇，其中SCI论文3篇。

如今，沈教授虽已年至古稀，但仍坚持每周出诊5次，年诊治患者1.6万人次以上，成为"誉满三秦"的一代名医。

名医之路——恫瘝在抱，博极医源

1. 从医之路的起源

沈舒文：对于中医的成才之路，不少医家总结为"读经典、拜名师、勤临床"三部曲。我的行医之路主要是三点。

第一点，树立患者情怀和中医情结。对患者要有恻隐之心，这对于成为一名优秀的医生很重要。我是 1968 年返乡的知青，返乡以后，正好赶上大队医疗站要下基层"送医药上门"，当时抽到我参加这个工作。我跟的是当地一位很有名的老中医，史道明。我跟了他半年的时间，走遍了我们那个生产队。生产队分布在半山区，包括 3 条沟、8 个村子。凡是贫困的家庭、患病的家庭，我们就送医送药上门。那时候基本都是靠中医解决问题，一根针，一把草，开些中药。西药就是一些止痛的药物，就没有什么其他办法了。我感受最深的是，当时山区好多人被疾病折磨得很痛苦，我自然地就对这些患者产生了同情之心、恻隐之心。记得我们当时到一个患者家里，他截瘫在床，家里很穷，患者屁股上长了很大的疮，史道明医生给他换药，我后来知道那个药叫"生肌散"，最后病治好了，患者特别感激。村里有一个 40 多岁的人因为患肺炎去世了，类似的情况在农村很多见。从那时起，我就对患者产生了怜悯之情，也看到了中医在治病中发挥的重要作用。就这样，我从临时学医转变成了立志学中医，后来又进入中医学院学习。这么多年，我对患者的恻隐之心、同情之心从来没有变过。见到一个患者，我就会自然地站在患者的立场上，想怎么才能解除他的痛苦。这种想法一直没有变，这就是我的患者情怀、中医情结。

第二点，学中医要广博地涉猎医典。这个"医典"不仅是指"经典"，而是包括所有的医学著作。对于医学著作，从源到流，要有一种在心里透彻认识它的毅力。我们必须注意理论学习。《黄帝内经》是理论的源头，《伤寒论》开创了辨证论治的治疗方法；中医的变革阶段，是在金元时期，出现四大家形成流派；金元四大家以后，出现了各种流派，对内科疾病理论进行了重大的改革发展；中医达到更高水平、更成熟的阶段，是在明清时期。我刚毕业以后事情不多，用了六七年的时间，每天跑到图书馆学习，把每个时代具有代表性的古医籍摘录成卡片，从治法角度、临床应用角度去摘抄总结。明清时期的医案里，有很多对提高临床疗效有价值的东西，代表作品有明代张景岳的《景岳全书》，清代叶天士的《临证指南医案》，等等。学习这些书以后，我感觉到临床提高特别快。要想提高临床，就要学习医案，看看古人对疾病是怎么治疗的。直到现在，如果我治疗一种病疗效不理想，还会翻书看看古人对这个病是怎么治的。

除去读医案，还要学会探本溯源，在医理上提升，利用原创理论来进行学术创新，提高医疗技能，这样能形成中医理论和临床实践滚动发展的趋势，个人的提高特别快。我在那个阶段梳理了好多东西，当时我是助教，编了一本《中医内科病证治法》。当时全国著名的中医学家、北京中医学院的董建华教授看了这本书，给出了很高的评价，他说："作者从源到流地把古今医籍记载的治疗方法进行了系统的整理、阐述，所立各法论理通达，提出的方药切于临床应用，并反映了时代治法、方药特征。"这是我的第二点体会，要学透中医，必须要从中医理论上梳理中医、悟透医理、指导临床。

第三点，要将临床疗效作为提高技术水平的最终目的，或者说永恒的主题。我在 40 多年的临床实践中，一直在追求如何提高疗效，在这方面走过了相当艰苦的道路。碰到一个病，如果治疗效果好，我就把它记下来；如果效果不好，我下来就要查资料，分析为什么效果不好，临床思维路线正确不正确，用药正确不正确。就这样，一点点悟出了一些临床经验。随着经验逐渐积累，我对疗效就很自信了。

我认为，这三个方面是我在成才之路上领悟最深的地方。

2. 成长为名中医的过程中具有重要影响的人

沈舒文：从我成为医生到现在，对我影响最大的有两个人。

第一个人是乡村医生史道明。前边讲到，1968 年，我作为知识青年返乡，当时医疗站要开展送药上门活动，我负责帮助史道明背药箱，对村里两千多人的身体情况进行摸底，给重症患者送医送药。最后筛选了 17 个重症患者，每周去 1 次，他给患者针灸、开中药。在这个过程中，他对我说："你很勤快，对患者有善心，还有知识面，以后你就学着给人看病吧，要做实实在在为人民服务的事情，成为医生是最好的选择。"我考虑后，开始学医。所以史医生是第一个影响我、推动我学医的人。

第二个是陕西中医学院的何伦老师，他和张学文老师是同一期毕业的。何老师是祖传中医，学风严谨，闲暇时就会给我讲怎么备课、怎么讲课，以及看病的思路。此外，他还被称为"活方剂"，因为他的方剂学讲得特别好，所以我在跟他学习的过程中，理论提高得特别快，尤其是组方用药方面，他对我影响很大。

职业认同——济世仁术，恻隐为怀

1. 作为一名优秀中医应该具备的素质

沈舒文：一名优秀的中医，第一要有良好的医德风范，第二要有坚实的中医理论修养，第三要有扎实的临床功底。这三个是必须具备的。

关于医德风范，在目前的社会环境下，医生不能把经济指标作为主要的目标，要站在患者的立场上考虑，怎样能帮患者用最少的花费，达到最好的疗效。我在开处方的时候，有时就会停下来思考，有些同学不知道我停下来在想什么，其实我就是在想，针对这个病，怎样才能用最少的药味，达到最好的疗效。我一般不用贵重的药物，除非一些特别重的疾病，非用不可。有些患者我用人参，有些患者我就用党参，用党参的机会多，补脾胃之气用党参就够了。如果出现以下三种情况，可以用人参：第一个是垂危救脱，患者出现紧急的脱证，要用人参；第二个是心脏出现问题，比如出现心衰；第三个是患者虚的症状明显，特别是睡觉不好，人参的安眠作用还是比较好的。除去这几种情况，我一般不用人参。费用少，还有效，患者就会觉得医生站在他的立场上为他考虑；如果只考虑效益、被金钱诱惑的话，就永远成不了名医。想要发财，就不要学医。

至于坚实的中医理论素养，就是要博览众书，把中医的理论悟透，悟透医理才能指导临床。扎实的临床功底，就是在临床中反复验证、提高疗效。我之前碰到一个患者，他患有前列腺增生，小便一晚上五六次，同时还有其他一些症状，我一般用益智仁、覆盆子这两种药，问题就能改善。这个患者做过前列腺切除手术，用这两味药，晚上小便减少到三四次。但我觉得疗效不够理想，得找一个让小便再减少的药物，然后我把桑螵蛸加进去。患者说，一晚上小便一两次，这样经验就出来了——在这种情况下，我就要加桑螵蛸。临床经验就是这样积累的。

所以我提到这么几句话：首先，中医善施仁术，这是行善的事情，医术是建立在这个基础上的，如果没有善心，就不要做医生这个职业。其次，非广博的知识，不能明医理。最后，非业精不可行医事，这个"业精"就是医术要精湛，否则就不要当医生。

2. 对医生这个职业的态度和看法

沈舒文：我用一句话总结，医生这个职业是"济世仁术"，做这个职业必须要有善心，所以我认为医德要放在第一位。在市场经济环境下，要把善心变成对患者的同情心，有了这种同情心，才可能成为一名好医生。

3. 对国内公共卫生事件的看法

沈舒文：我是注重实践的一个人，在公共卫生事件这方面，包括新冠病毒，我在之前的临床中没有遇见。我是一名内科医生，对这个事情没有实践就没有经验，但我有看法。

第一，中医可以应对公共卫生事件。中医在从古至今的发展过程中，对人类的繁衍生息发挥了很大的作用。历史上，我国发生过很多次疫情，当时西医还没有传入中国，完全依靠中医。从东汉年间《伤寒论》至明清时期的医学著作中，能看到中医抗击疫情传播的实践记载，说明中医是可以应对突发的公共卫生事件的。

第二，中医与西医在这个问题上，是有异曲同工之处的，都是为了人民的身体健康。"非典"期间，中医最初被排除在抗疫诊疗工作外，不能及时了解病情，且不能参与诊治，导致抗生素过度使用，使患者遗留后遗症。当时广州在邓铁涛老师的带领下，运用中医药治疗，效果明显。新冠疫情期间，中央力挺中医，使得中医可以在一线发挥巨大作用。所以，中西医各有所长，应该取长补短、互相兼容，中西医结合、中西医并重，两条腿并进，共同抗击疫情，在公共卫生事件中为人类健康作出贡献。

4. 一路走来已经实现和待实现的梦想

沈舒文：梦想就是我的初心——成为一名好医生，能为患者减轻痛苦。我的愿望有两个：第一，好好当医生；第二，当个好医生。我对自己有两个要求：一是医术高，二是态度好。被评选为陕西省名中医后，我对医生职业有了更深的想法，总结为一句话："恻隐为怀，但愿春风来指下；恫瘝在抱，不求医誉满三秦。"我在70岁时又总结一句话："医乃济世仁术，做一名好医生，一要有恻隐为怀之善心，二要有博极医源之悟性。"这就是我的初心，也就是梦想。

5. 对目前中医发展的方向性建议

沈舒文：中医总是在继承与创新、弘扬和摒弃中提高和发展的，从历史上来说，都是这个过程。

第一，我认为中医要坚持人文属性。我觉得目前生物医学的研究方法，用在中医的研究上是没有出路的。中医在临床上，如果按照西医的思路或方法来治疗疾病，是行不通的。中医的核心技术是"辨证论治"，而辨证论治具有人文属性，它是一种宏观、整体、个体化的治疗方法。现在对中医的研究，过分强调标准化，过分强调中医融入主流医学的问题，要被西医认可，要用生物医学来研究属于人文科学的中医，要将中医融入西医里面，我觉得出路是渺茫的。现在中医的科研和临床分道扬镳了——中医的临床按照辨证论治，中医的科研是用生物医学的方法来研究某个问题，比如说分子生物学、细胞学，从这些角度研究中医的方药，能说明中医的什么问题？他们对中医的推进，起了多大作用？所以我认为，中医的发展必须坚持人文属性，从古代阴阳、五行、精、气、神这些理论中形成一种治疗思路。中医是全面调节的，又是个体化的。

第二，中医要把疗效放在第一位。中医经久不衰的根本原因，就是它有确切的临床效果。所以在中医的发展中，我们始终要追求疗效，在疗效的追求中生存、发展和提高。不管是科研还是临床，都要把疗效放在第一位。

学成中医——笃行覃思，学以致用

1. 学习和从事中医过程中的阶段划分及各个阶段学习和研究中医的方法

沈舒文：第一阶段是立志学医，我在 1968 年知青返乡后，接触史道明，开始立志成为一名好医生，实实在在为人民服务。第二阶段是求知入道，我进入中医学院，系统学习了中医基础理论知识，才走上中医之道。第三阶段是留校从教，继续提高。在这个过程中，一是夯实基础，二是坚守临床。在夯实基础方面，我当时参加了学校组织的师资班，将四大经典精学了一遍，又到广州中医学院进修学习，在这个阶段形成了爱学习、爱看书、爱钻研的习惯，打下了夯实的基础；在坚守临床方面，我在教学过程中一直坚持上临床，从未放弃。

在我学习和研究中医的过程中，有两点比较重要。

一是向难治病进军。当时我主攻消化系统疾病，后来有一些难治病患者慕名而来，所以我开始钻研难治病，不限于消化系统疾病，因为中医辨证论治的基本方法是不变的。我在临床中主要看中的就是疗效，始终把临床疗效放在第一位，把疗效视为中医的生命线。

二是科技创新，打造科研团队。我们打造了一个科研团队，在 3 年时间中，我们的消化科成为省级重点学科，经过 3 年努力成为国家级重点专科。我带头拿到了学院第一个国家自然科学基金，成为学院第一位二级教授。经过不断发展，目前我们的团队很有实力，在坚守中医疗效、促进中医发展方面，做了很多工作。

2. 中医经典在中医学习过程中起到的作用及学习方法

沈舒文：经典的作用就是"学以致用"，指导我们在临床中为患者治病、解除患者的痛苦。人们把学习中医总结为三句话："学经典，拜名师，勤临床。""拜名师"可以开阔视野，"勤临床"可以提升悟性。关于"学经典"，我认为改成学典籍、学医案更好。《黄帝内经》是中医的源头，《伤寒论》《金匮要略》是辨证论治的开端，在两宋、金元、明清时期，又发展了很多诊疗方法，有理论，也有临床经验，所以学好经典是必要的。但我们不能拘泥于经典，也要注重学习医案，像《景岳全书》《临证指南医案》等。比如张景岳，他将很多杂乱的中医理论知识、临床用法、医案总结在一本书中，提出"鼓胀须攻逐水饮"等观点。因此，我认为"学经典"必须精研经典医案，才能推开中医临床辨证之门，通过在古籍中寻找疗效较好的医案，加以总结、学习才能进步。

善治疾病——提纲挈领，执简驭繁

1. 对患者疾病的诊察判断及影响疗效的因素

沈舒文：采集信息的过程就是辨证论治的过程，所以信息采集是非常重要的。因为病因病机范围较为宽泛，所以重要的是抓住疾病的寒热虚实，这是大方向。方向不能错，方向错了，一切治疗都是白搭。所以辨证要素是必须要采集的信息。以下因素会对疗效产生很大的影响。

第一，要把"病"和"证"弄清楚。从提升临床疗效出发，我们确实要提高病证结合的能力。所谓的"病"是指西医的病，在西医诊断病名的基础上，运用中医辨证论治的方法治疗，这就是目前的中医诊疗方法。而在古代，中医主要靠抓"证"，比如患者以头痛来诊治，医生告诉他就是头痛，这样说不行的，要讲清楚头痛的原因是什么，患者才能真正满意。所以我们要把"病"和"证"弄清楚。同时，诊疗措施也是根据"病"和"证"开展的，所以对于证候的认识要化繁为简，要善于抓住重点。

第二，局部和整体的把握。中医侧重人文属性，侧重整体观与个体化治疗。整体观就是把疾病的发生状态放在自然界当中，和脏腑、气血、阴阳联系在一起，来分析疾病。比如说在抗癌过程中，要扶正与祛邪相结合，最后的结果就是调动全身正气来抵抗局部癌症病变，这就是整体调治与局部抗邪的结合。

第三，时方和经方的结合。用方要精，用最少的药治最难的病，分层次地解决患者最痛苦的地方，而不是铺天盖地一把抓。所谓"用药如用兵"，就是治疗要有重点。

第四，就是药物剂量及毒性问题，不在此展开论述。

2. 对溃疡性结肠炎核心病机、常见证候、治疗方法、核心方药的见解

沈舒文： 在消化系统疾病方面，我研究最多的是癌前病变和溃疡性结肠炎。我认为，溃疡性结肠炎脓血便反复发作，是治疗中最难解决的问题。这种情况，或是湿热之邪恋肠伤络，络伤则出血，或是脾虚则邪从寒化，络伤则便血，由此形成了一种错综复杂的证候。我总结溃疡性结肠炎的特点和治法：黏液便为湿热蕴肠，没有出血说明邪在经；出现脓血便，反映湿热伤肠，邪入于络，重在清化，要用清化肠热的药物；寒湿腹痛要温化，用温化寒湿的药物。此外，久泻便溏，当补脾肾；排便涩滞，应通腑气。我总结的这些，基本能概括溃疡性结肠炎的特点。对于腹痛长期不缓解，我用黄连和肉桂，温补脾肾、暖气血，加椿根皮清化湿热、寒热并治，兼用白及止络血。慎守病机，随症变化用药，坚持一两个月，基本可以巩固疗效。

医患交流——以己度人，润物无声

1. 对待患者的方式

沈舒文： 这个问题就是医患关系问题，要处理好以下两点：第一，向患者交代清楚病情，尤其是疾病的预后。第二，有恻隐之心，要善于站在患者的立场上，要对患者有同情心。

2. 良好医患关系的建立

沈舒文： 要有恻隐之心。对待患者的态度要和蔼，要耐心向患者讲解他

们的疑问。我记忆最深的，是曾经治疗的一位癌症患者，他的病情已经恶化，我作为医生，不仅负责治疗，而且尽自己所能，想办法为患者减轻精神压力、减轻治疗费用的负担，因此对于检查化验单，我都是按需开具的。这些患者都能体会得到，也懂得医生的尽心尽力，即使最后患者面临的还是死亡，他们和家属也会真心地感谢医生。

传承发展——心存仁厚，志美行厉

1. 选拔弟子的标准及培养弟子的方式

沈舒文：师承培养，标准就是国家及省里的师承培养要求。我的要求主要有三点：第一，自身学习目标要明确。第二，跟师学习要善于学习并记录，注意学习典型病例。第三， 努力提高自己的技术，并运用到临床上，要认真负责地对待每一个患者，不能随心所欲，更不能过分依赖现代检查，使患者经济窘迫。以上就是我对弟子最基本的要求。

2. 对后学的寄语

沈舒文：我在 2003 年招收弟子的时候，有几句赠言，这也是我对自己的勉励。一句是："心存仁厚成就生命心自明。"心存仁厚，要有宽容之心，将成就生命作为医生的职责，人生的方向就明确了。另一句是："戒堕饱读经典医术精。"要勤奋不要偷懒，医者要以恻隐为怀。

名医寄语

> 医乃济世仁术，为医者应心存仁厚，笃行覃思，学以致用，时刻做到"心存仁厚成就生命心自明，戒堕饱读经典医术精"。

第二十五章　郭振武

郭振武，男，1951 年生。中共党员，辽宁中医药大学附属第二医院主任医师，博士研究生导师，国家二级教授，第四、五、七批全国老中医药专家学术经验继承工作指导老师，辽宁省名中医，国家临床重点专科（中医肺病专业）、国家中医药管理局中医肺病重点学科学术带头人，郭振武传承工作室指导老师。

郭振武 1968 年经当地卫生部门培训，成为农村合作医疗的一名赤脚医生；1969 年加入中国共产党；1970 年进入辽宁中医学院学习；1974 年以优异的成绩毕业于辽宁中医学院。他早年有幸得到国家名老中医王文彦教授和著名中西医结合儿科专家姚晶莹教授的悉心指导，从事中医临床、教学、科研工作 50 余年；先后任辽宁中医学院儿科教研室主任，辽宁中医学院附属医院儿科主任，全国中医小儿肺炎专病医疗中心主任，辽宁中医药大学附属第二医院副院长、院长等职。

郭老从医 50 余年，形成了独特的学术思想和临证经验，在中医药防治儿科疾病、肺系疾病和疑难杂症方面取得了突出的成就。他应用中医药综合疗法治疗小儿肺炎疗效显著，在支气管哮喘、慢性支气管炎、慢性阻塞性肺疾病、小儿肺炎等呼吸系统疾病诊治方面，见解独特，理论创新，开展了多项行之有效的特色疗法。郭老创造性地提出冬季"数九"天穴位贴敷，与"冬病夏治"夏季三伏贴相配合，对多种呼吸系统疾病，如反复呼吸道感染、小儿肺炎、慢性支气管炎、慢性阻塞性肺疾病、支气管哮喘等起到良好的预防和治疗作用。30 多年来治疗几十万人次，效果显著，深受患者信赖，被纳入"十五、十一五、十二五"中医农村适宜技术推广项目。多年来主持、参与国家及省部级科研项目多项，获得多项科研成果及省、市科技进步奖、发明创造奖及发明专利；撰著了《新编中医儿科学》《中医治疗小儿肺炎精要》《哮喘防治专列》《哮喘病诊疗学》等专著。

名医之路——仁心仁术，治病救人

1. 从医之路的起源

郭振武：当年我曾是赤脚医生，在农村做医疗保健工作。后来考入辽宁中医学院，开始从事中医临床、教学、科研工作，至今有 50 年了。

2. 成长为名中医的过程中具有重要影响的人

郭振武：辽宁中医药大学附属医院原来的儿科主任——姚晶莹教授对我影响比较深。她对患者友好，对工作认真，中西医诊疗技术都比较精湛。20世纪 70 年代，姚教授在中医防治小儿病毒性肺炎方面作出了突出贡献，她曾经还是北方"防治肺炎组"组长。在临床、教学、科研工作中，我经常向姚教授学习，可以说获益良多。

职业认同——防治并重，体悟医道

1. 作为一名优秀中医应该具备的素质

郭振武：这个我还真不好说。我想，要成为一名优秀的中医，首要是干一行爱一行。学习中医，不仅是理论层面的学习，更是临床经验的学习，而且经验学习更重要，此外悟性也很重要。我认为，一名好中医，既应具有优秀的临床辨证能力，不断积累实践经验，也应重视理论基础，提升理论素养。

2. 对医生这个职业的态度和看法

郭振武：医生的首要职责就是治病救人。作为医生要细心，对待工作要热心，对待患者要有耐心和爱心。

3. 对国内公共卫生事件的看法

郭振武：我认为，中医药在突发性公共卫生事件中，不仅要参与治疗，也应在预防方面发挥重要作用。在"非典"时期，我们在辽宁中医药大学附属医院里做"协定方"，研制院内制剂，给予患者口服进行预防。再如小儿手足口病，也要重视预防和后期治疗。

4. 一路走来已经实现和待实现的梦想

郭振武：维护患者的健康，是作为医生的职责，这个梦想已经基本实现了。对于我个人而言，我也希望自己身体能够健康，这样才有精力为更多患者服务。此外，我还希望能培养更多的学生，将中医中药的临床防治效果与经验传承下去，并发扬光大。

学成中医——集腋成裘，融会贯通

1. 学习和从事中医过程中的阶段划分及各个阶段学习和研究中医的方法

郭振武：学习中医，有入门认识的阶段，认识以后还要不断感悟，这是一个"理论→实践→提高→再理论→再实践→再提高"的循环上升过程。举个例子，我在学习儿科时，开始是跟随老中医出诊学习的。有个发热的患儿，老师只给孩子开了中药。当时我还年轻，对单纯用中药是否奏效有所怀疑，结果三天之后，孩子的病情真的减轻了。由此，我认识到中医的疗效，但为什么见效，我又重新回到理论中去寻找缘由，在理论和实践中不断往复积累。在临床的过程中，我们要反复积累理论知识和实践认识，真正用中医进行临床辨证，提升辨证思维，这样才能愈发深刻地理解，领悟其中的精髓。

2. 中医经典在中医学习过程中起到的作用及学习方法

郭振武：对于中医经典，我最早学的是《黄帝内经》，深入到中医基础，尤其是藏象学说中。我非常重视中医基础理论的指导意义。至于如何学习中医经典，我认为最重要的是深入理解其内容，比如"天人合一""冬至一阳生，夏至一阴生"等思想，我们要体会经典对人体生命的深刻认识，这对于临床实践有着重要的指导作用。

善治疾病——谨守病机，各司其属

1. 对疾病的诊察判断

郭振武：我在临床中比较注重问诊，通过问诊，能够全面地了解患者的病史。望诊和脉诊也很重要，尤其是儿童。因为儿童表述不清，舌诊和脉诊更为关键，还要看指纹。此外，患者的精神面貌、体质特征也很重要。唯有四诊俱全，才能深刻准确地把握患者的病因病机，对证用药才会起到疗效。

2. 对哮喘核心病机、常见证候、治疗方法、核心方药、特色疗法的见解

郭振武：在临床上，无论儿童哮喘还是成人哮喘，都是一种慢性病，也是一种难治的疾病。过去讲"医生不治喘，治喘就打脸"，都不愿意治疗哮喘。实际上，哮喘在发作期对症治疗是很容易见效的，难的是缓解期的治疗，我们要考虑如何减少急性发作。因为缓解期患者很多都没有什么症状，让医生无证可辨，这就增加了治疗的难度。但哮喘是有宿根的，这个病的宿根就是"痰"，以宿痰伏肺为主，抓住这个病机，临床用药才有方向。基于此，核心方药以宣肺化痰药为主，例如麻黄宣肺，金沸草降气化痰。中医认为，"痰"的产生源于肺、脾、肾三脏。其中，脾胃为后天之本，若脾胃虚弱，不能运化水谷精微、布散津液，就会导致痰的生成，因此，在治疗中要重视健脾补脾，适当佐以焦三仙之类帮助运化的药味，特别是儿童。至于特色疗法，外治法可以选择"敷胸散"，对于因痰导致肺炎的患者效果很好。

医患交流——平易可亲，无信不立

1. 对待患者的方式

郭振武：对待患者，无论成人还是孩子，首先要让他信任医生。这种信任不是无缘无故就能建立的，医生一定要态度和蔼，同时掌握沟通的技巧。对于小儿，要拉近医生与患儿的距离，很多孩子害怕医生，我就拿小糖块哄哄他，他慢慢就会放下戒心，安心让我诊治。对于成人，要倾听他的痛苦，尤其是老年患者，更要注重精神上的理解和安慰。换言之，不仅要对患者和颜悦色，为他们诊疗救治，更要注重心理安慰、心理疏导。

2. 良好医患关系的建立

郭振武：对于一些慢性病患，比如慢性肾炎、肾病综合征的患者，首先要帮助他建立信心，让他们认为"我这个病坚持治疗肯定能好，能够缓解"。我记得有一位李姓患者，是慢性再生障碍性贫血，用了各种治疗手段，都没有完全缓解，后来找到了我。在诊治过程中，我全面了解了患者的病情和个人情况。这位患者的经济状况不好，当时心态也不太好。从经验来看，慢性再生障碍性贫血一般都能维持治疗，有些甚至不影响寿命。所以，我就一直鼓励她增强信心，坚持治疗。就这样，中药治疗加上信念支持，这位患者已经在我这里诊治 20 多年了。从这个例子可以看到，帮助患者建立战胜疾病、恢复健康的信心，是非常重要的。

传承发展——培养悟性，深入经典

1. 选拔弟子的标准及培养弟子的方式

郭振武：我选拔的弟子，一定要热爱中医专业，并且对中医有一定程度的认识和理解，这是非常重要的。在培养的过程中，我注重引导学生，提升学生自己认识疾病、再从实践返归理论的能力，这也是一种悟性的培养。

我对学生的要求有两点：首先要读书，一定要深入四大经典，精读经典理论。特别是藏象理论，我要求学生一定要学习领会其对于临床的重要意义，只有理论功底扎实，才能更好地指导临床，提高疗效。其次，对待患者要像对待亲人一样，全心全意为患者着想，帮助他们解除病痛。

2. 对后学的寄语

郭振武：在临床从事中医工作，要坚信中医药是中华民族的瑰宝，要从中医角度辨证施治，体会中医的博大精深。中医在未来的发展，有待下一代人的继承、发扬和提高！

名医寄语

> 学医者应做到"仁心仁术，继承创新"。仁心仁术——中医文化认为医乃仁术，心仁才能术智；继承创新——中医传统文化要在继承中得以创新，从而更加发扬光大。

第二十六章　刘德玉

刘德玉，男，1953年生，陕西咸阳人。陕西中医药大学附属医院教授，主任医师，硕士研究生导师，兼任中国中医科学院博士研究生导师，全国第四批老中医药专家学术经验继承工作指导老师，陕西省第二批名中医，陕西中医学院第一批十大名医。中医骨伤科专家，陕西中医药大学附属医院骨伤科学术带头人，享受国务院政府特殊津贴。曾任中华中医药学会针刀医学分会常务理事，中华中医学会骨伤科分会常委，陕西省中西医结合学会骨伤科专业委员会副主任委员，陕西省医学会脊柱学分会第一届委员会委员，陕西省卫生系列高级专业技术资格评审中医综合专业委员会委员，陕西省医学会医疗事故技术鉴定专家库成员，陕西省规范医疗服务项目价格管理工作医疗技术专家组成员，政协咸阳市第四、五、六、七届委员会委员，咸阳市医学会医疗事故技术鉴定专家库成员。全国医药卫生系统先进个人，咸阳市十佳医生。

刘德玉师从李堪印教授，侍诊苦读20年。他1979年毕业于西安医科大学（现西安交通大学医学院），从事教学、临床50余年，擅长治疗颈椎病、股骨头坏死、膝骨关节炎、滑膜炎、椎间盘突出、强直性脊柱炎等多种疾病。提出"辨证""辨病""辨位""辨体"四辨法，指导治疗上应施行不同的整复手法，从而把骨伤科疾病的诊断与治疗原则确定为辨病与辨证结合、辨位与辨证结合。治疗骨折，创新性提出"四动""五步法"，即在"动中整复、动中固定、动中愈合、动中康复"四个原则指导下，运用"手法整复""夹缚固定""中药内服""中药外用"和"功能锻炼"的系统治疗，使骨折得到预期愈合，功能获得满意恢复。

名医之路——专心致意，择善而从

1. 从医之路的起源

刘德玉： 我在中学毕业后回到家乡，参加了乡村医生培训，进入当地医院工作。当时是 1969 年，我们医院有两位比较有名的老中医，一位姓孙，我们称他孙老先生；一位姓谭，是当时医院的院长。他们两位对我影响很深，让我爱上了中医。

2. 成长为名中医的过程中具有重要影响的人

刘德玉： 孙老先生和谭老先生对我影响比较大。孙老先生对我的主要影响在于他的切诊，也就是脉诊。通过摸脉，他能很准确地判断出患者的疾病。更加神奇的是，他能预测疾病的转归。谭老先生对中医中药的认识很全面，对中药的运用掌握得很精准，对理法方药很讲究。大学毕业以后，我到了陕西中医学院工作，进入骨科以后，我的老师是全国名老中医李堪印教授。他对我的影响，主要体现在运用中医中药治疗骨折、骨退行性疾病方面。譬如骨折，他提出了"三辨治疗"——辨证、辨病、辨位，这些学术思想对我的影响非常大。

职业认同——敬业奉献，救民水火

1. 作为一名优秀中医应该具备的素质

刘德玉： 从我的成长路程、多年教学的体会来看，作为一名优秀的中医，第一个是品质，这是最重要的，一定要敬业，要树立稳固的专业思想，要热爱这个行业，只有热爱才能钻研，才能更深入地与他人交流。第二个，一定要有仁爱之心，中医是一门仁术，一定要具备仁心。第三个，一定要处理好专业与自身素质的关系。

2. 对医生这个职业的态度和看法

刘德玉： 大概是受中国传统读书人的影响，我比较信奉一句老话，叫"不为良相，便为良医"。读书，若没有机会直接参与到治理、服务国家的工作中，还想争取有所作为的话，那么就选择一门比较好的、能拯救人于水火的职业，这是我的一个看法。

3. 对国内公共卫生事件的看法

刘德玉： 新冠疫情在全球范围内流行，来势比较凶猛、影响范围很大，是影响人类生命健康的恶性、流行性的传染病。

从医疗实践来看，我们已经证明了，中医在这次疫情中起到了非常重要的作用。中医在减轻症状、缓解病情、减少并发症、缩短治疗疗程、促进治愈转归等方面，都起着很重要的作用。

我们作为中医人，应该怀有非常积极的态度，从疾病本身出发，认真去探讨研究，寻找有效的方药、方法、措施，积极参与到抗疫活动当中。

4. 一路走来已经实现和待实现的梦想

刘德玉： 我实现的梦想，就是服务于人民，为人民的健康服务。不为良相，即为良医，悬壶济世。

现在我的梦想，就是寄希望于后来人和我的弟子。在专业方面，我希望能在骨退行性疾病、骨代谢性疾病领域，寻找到更好的方法，开展积极有效的科学研究，解除患者的痛苦，延缓疾病的发生，或是病发以后减轻症状。在中医"治未病"方面，还有好多工作需要我们去做。

学成中医——循序渐进，豁然贯通

1. 学习和从事中医过程中的阶段划分及各个阶段学习和研究中医的方法

刘德玉： 根据我 50 余年的学医从医经历，我认为学习研究中医应该分为以下三个阶段。

第一个阶段就是学习，纯粹地学习。主要包括两个方面：第一是看书，打好基础，在老师的指导下去读书。第二是临摹，就是跟随老师，观察老师怎么看病、怎么望闻问切、怎么在临床上实际操作。

第二个阶段，稍微具备一点基础以后，在实践的过程中学习，利用学习再指导实践，在实践中遇到问题，再请教老师、请教书本。在实践中，我对中医产生了更浓的兴趣，从客观的学习转变为主观的钻研。在这个阶段，我树立了一个完整的专业体系思想。

第三个阶段，自己能独立处理一些疾病、一些临床问题以后，我又增加了一些思索：如何去探索、研究、发现临床上存在的一些问题？哪些问题还没有解决？用什么方法、用什么方药、用什么指导思想，去解决临床上的问题？达到这个阶段就比较成熟了。

2. 中医经典在中医学习过程中起到的作用及学习方法

刘德玉：中医经典有《伤寒论》《黄帝内经》《濒湖脉学》《金匮要略》《温病条辨》，等等。

学习中医的过程中，在初级阶段，我们只能是照章背诵中医经典，在记忆的过程中去理解。但是结合临床、结合老师的讲解以后，这个学习就不一样了，就是带着问题去学、在解决问题中去学。有时候遇到一个问题，在钻研经典的过程中，我总会有豁然开朗的感受。

善治疾病——诊大于疗，详辨标本

1. 如何采集患者信息

刘德玉：我在门诊经常给大家讲：我们医生一辈子从事的事情，实际就是两个字，一个是"诊"，一个是"疗"。我作为医生是这个看法，既是给大家这么讲的，也是这么做的。"诊"永远大于"疗"，就是诊断永远重于治疗。基于这个思想，我很重视问诊、望诊、切诊、触诊，通过这些方法来采集患者的相关信息。

2. 如何全面认识患者的病因病机

刘德玉：全面认识患者的病因病机，是一个非常有技巧的问题，也是一种需要时间才能积累起来的能力。我认为，要在短时间内全面把握患者的病机，需要把四诊采集到的信息，加上西医的辅助检查结果，做一个综合的分析，进行一个综合的判断，来确定患者的病因病机。

3. 影响疗效的因素

刘德玉：第一是诊断，诊断的准确与否，直接影响疗效。第二是治疗方法的选择，比如骨性关节炎，当多种方法摆在医生面前的时候，医生一定要根据患者的具体情况，去选择最好的、最适合患者的方法，不仅要做到精准诊断，还要做到精准治疗。

4.对骨性关节炎核心病机、常见证候、治疗方法、核心方药的见解

刘德玉: 骨性关节炎的核心病机,要从两个方面来看:从西医的角度去分析,它实际上就是关节内软骨的一种退行性改变,是病变的关节软骨退变的一个过程,产生了一些病理的因素;从中医观点来说,患者大多是辛勤劳作一生的中老年人,这个病与肝肾关系密切。为什么与肝肾关系密切呢?因为肝主筋、肾主骨,人到中年以后,肾阴虚较为明显,肾虚不能主骨充髓;肝肾同源,肾虚则肝亦虚,肝虚则无以养筋、束骨利机关;肝主筋,膝者筋之府,肝气虚则膝痛。此外,人体气血不足,筋脉骨骼失于濡养,也容易导致痹证的发生。营卫亏虚,腠理不密,风、寒、湿、热之邪乘虚而入,致使气血凝涩,筋脉痹闭,而成此病。所以,我们在治疗上,应该从肝肾两脏去考虑。

这个病的临床表现:第一是疼痛;第二,有部分患者关节肿胀;第三,活动功能受影响,这是从症状上看。从体征上看,发病关节周围存在泛发性的压痛,有的患者关节肿胀,有的患者关节里面有积液,浮髌试验有波动感,有的患者功能活动受限,对生活造成一定的影响。所以,我们诊疗的时候,要把关键的信息记录下来。

治疗骨性关节炎,我们要遵守一个重要的治疗原则——确定患者"标"和"本"的问题。这个人是"标实"还是"本虚"?要准确地去辨证。比如骨性关节炎患者,关节肿痛得厉害、积液比较多,那么医生首先要缓解他的疼痛,把积液排除出;如果一个患者就诊时,表现出疼痛、酸困、多汗、无力、倦怠这些症状,我们就要补益肝肾、强壮筋骨。

我们的治疗应该包括两个方面:一方面是全身的治疗,通过四诊进行辨证,选择有效的方药。另一方面就是局部的治疗,我认为对于"标实"的患者,局部治疗更重于全身治疗,比如关节穿刺抽液、玻璃酸钠局部注射治疗、小针刀松解、膏药贴敷、中药热敷等方法,在临床上应用效果非常好,可以积极地推广使用。此外,对患者的健康教育也尤为重要,要让患者对这个疾病有正确的认识,同时掌握一些预防性的锻炼方法,有利于缓解病程的进展。

医患交流——推己及人,尽心无憾

1.对待患者的方式

刘德玉: 这个问题,我经常给弟子们讲,我们要换位思考。换位思考,就是坐在我们对面的那个人，要把他当作我的亲人、我的家人、我的朋友，像对待这些人一样来对待患者。不问他们的出身，不问他们的地位，不问他们的职业，不论富贵贫穷，我们都要视他们为亲人。患者是我们最重要的服务对象，应该这样来对待。

2. 良好医患关系的建立

刘德玉：虽然现在的医患关系紧张，但我从医到现在，碰见的比较少。我主要的体会是，一定要加强与患者的沟通，这不是空洞的沟通，它包括很多方面：比如体现在医生对患者的问诊当中，医生的态度、医生的关切度、医生对患者的重视程度、医生对患者的聆听、医生听患者叙述的耐心程度等，对患者触诊的时候，动作的轻重也非常重要。总之，一定要急患者之所急，减轻他们的痛苦。另外，我们医生也不能解决所有的问题，对于我们能解决的问题，要尽量去解决；还有我们解决不了的问题，包括这个病的转归，一定要给患者及其家属交代清楚。

3. 年轻的医生如何处理医患关系

刘德玉：这方面我要说的话多一点。年轻的医生，着重要理解"大医精诚"这四个字。所谓"大医"，就是一个大专家。那么"精诚"呢？我们当年轻医生的时候，也讲究医患的问题。我个人认为，"精诚"实际就是做人、做学问、做专业的精神，以及良好技术的问题。作为年轻医生，首先心中要有患者，重视、同情他们，为他们解除痛苦，从这个角度出发，用医生的真诚和精湛技术去为患者服务。这是我对年轻医生讲的几句话。

传承发展——襟怀坦荡，自强不息

1. 选拔弟子的标准及培养弟子的方式

刘德玉：我在带研究生的过程中，入学的第一堂课，就给他们讲：先学做人，后学做事。怎么做人？清清白白地做人。怎么做事？正正经经地做事。只有把人做好了，才能把事做好。

我对他们的要求，就是希望他们树立牢固的专业思想，刻苦钻研，夯实专业基础知识，热爱这个专业，在这个基础上，学习老师的具体治疗方法。熟练掌握基础技能，后面的机会就比较多了，但是一定要把基础打好。

2. 对后学的寄语

刘德玉：你们很幸福，赶上了一个好时代。这个时代，是一个平安祥和、民族国家复兴的好时代。在学校和老师的带领下，年轻人可以专心致志地钻研技术、钻研业务，希望年轻人好好学习，好好地在中医传承方面努力。中医在中华民族发展的几千年中，对于国人的健康，对于种族的延续，都起着非常重要的作用。但是，这个领域还有很多需要进行科学研究、进行传承、进行挖掘的东西，希望年轻人在以后的工作学习中，付出更多的努力，将来肯定能取得很大的成就！借用一句名人的话：革命尚未成功，同志仍需努力。

　　四辨结合诊骨病，健康素养需提升，医患合作疗效佳，团队传承是关键。

第二十七章　刘铁军

刘铁军，男，1954 年生。中共党员，长春中医药大学终身教授，博士研究生导师，主任医师。从事医、教、研工作 40 余年。吉林省首批拔尖创新人才；吉林省名中医，第四至第七批全国老中医药专家学术经验继承工作指导老师，国家级名老中医药专家学术经验传承工作室指导教师，国家中医药管理局中医预防医学重点学科学术带头人。长春中医药大学高层次人才团队"脏毒腑秽学说基础与应用创新研究团队"领军人才。曾获得长春市委、市政府授予的"突出贡献专家"及"优秀科技人才"，吉林省、长春市卫生主管部门颁发的"医德标兵"及吉林省卫生系统"先进个人"等荣誉称号。

刘铁军教授创立并日臻完善了"脏毒腑秽学说"，擅治疑难病症、恶性肿瘤（癥瘕积聚）及急危重症，尤其对肝胆胃肠胰腺病和焦虑症、抑郁症的诊治颇有研究。主持及指导团队完成科研课题，获奖超 50 项。获国家药品监督管理局新药临床批件 1 项，实现科技成果转让 1 项，获国家发明专利 1 项。培养硕士、博士研究生 140 余人（留学生 7 人），国家级学术继承人 8 人。完成专著 5 部，主编著作 5 部；发表学术论文 200 余篇。研发院内制剂 8 项。

名医之路——儒门事亲，精研医道

1. 从医之路的起源

刘铁军：学习中医是我从小的志愿，这缘于中医的神奇疗效，令我萌发了对中医的热爱。我家住在吉林省长春市，家中兄弟姐妹总共6个孩子，我是家中的长子，这注定了我要承担起家庭的重担。在我十几岁时，母亲得了一场怪病，发作时，血压能达到高压二百多、低压一百多，头晕脑涨，伴随抽搐，每半年左右就会犯一次，发作时非常严重。母亲这种情况，让我和家人心急如焚，作为家中的长子，我责任重大，如何治疗母亲的疾病，成为我最大的忧虑。我带着母亲去长春的多家大医院，也就相当于现在的三甲医院就诊，但效果不是很理想，母亲的疾病没见明显好转。正在我忧心忡忡、一筹莫展的时候，邻居朱婶介绍我去找一位在附近药店坐堂的老中医。她说："去看看中医吧。我看你们大医院、小医院都跑遍了，也没治好你妈妈的病，看看中医的效果怎么样。"当时我是非常怀疑的，在权威大医院都没治好的病，一位老中医就能治好我妈的病吗？心里犯着嘀咕，但也没有别的办法了，该去的医院都去了，该吃的药都吃了。在这种百般无奈的情况下，我去找了这位老中医，希望能有奇迹发生。

到药店后，我把老母亲的情况说了一下，诚恳地请这位老中医来家里看病，没想到他同意了，我用自行车将这位老中医接去我家。当他来到我们家，兄弟姐妹一起接待，端茶送水，非常尊敬这位老中医。老中医按照现在我们说的那样，首先察色按脉，先辨阴阳，切脉看舌，问问我妈的症状，问家人，在什么情况下容易发病？都在哪里看过病？用过什么药治疗？我们都如实地汇报。这位老中医会心一笑，他说这种病在中医里称为风证，我当时也不懂什么是风证，心想这屋子里也没有风，怎么得的风证？我母亲也没被风刮到，怎么就抽搐呢？这让我很迷惑。老中医解释，这是风证导致的抽搐。学医之后我明白了，这是中医学认为的"肝风内动"。《黄帝内经》说："诸风掉眩，皆属于肝。"现在体会是这么回事。老中医开了5剂药，我们在旁认真注视，他真是笔下生花，字迹漂亮，书写很快，其中有些贝壳类药物。老中医非常自信，说："吃我的药看看，应该有效。"这一刻，我涕泪皆出，心里想我妈有救了。我将老中医送回去，在药店抓了5剂药。吃了2剂药，奇迹发生了，母亲的症状好转了，抽搐也不严重了。5剂药吃完后，母亲病好如初，我觉得真是太神奇了，我心情异常激动。那时候工资很低，我为了感谢这位老中医，买了糕点、吉林白酒、果盒、罐头。在我父亲和奶奶的要求下，把礼品送给这位老中医，借此表达我们的感激之情。当时我几乎拜倒在老中医门下，感谢这位老中医救了我母亲。我想，要成为一名孝顺的孩子，最重要的是保证父母的身体健康，这让我产生了一种想法——长大后我要学习医学，而且我要学中医，依靠中医的力量照顾好家人，守护好家人的身体健康。那时我年轻，没考虑那么多，想得没那么长远。后来我越发坚定，今后我要成为一名好中医，守护好人民的健康。就这样，我走上了学中医的道路。

2. 成长为名中医的过程中具有重要影响的人

刘铁军：这个问题非常好，也是我今天要重点回答的问题。1977 年，我来到长春中医学院开始求学。那时候，中医学院的老师都是当时的名医。在老师们的细心教授、严格要求下，我顺利毕业，走上了临床岗位，留在了长春中医学院附属医院。在临床工作几年后，我突然觉得自己的知识还很不够，还要继续深造学习，于是选择了攻读研究生。经过认真准备，我在 1988 年考取了任继学教授的研究生，当时我 34 岁。任继学教授是首届的国医大师，考他的研究生也很艰难，我常常跟同行们说，我真的是三生有幸，能拜在任老门下，我非常高兴。我很珍惜这次深造的机会，认真地学习任教授的医术。通过一段时间的学习，自己有一种茅塞顿开的感觉。在跟随任教授出诊的过程中，我开阔了视野，认识到中医不应该局限在某一疾病的研究中，更要努力做一名涉猎广泛的全科中医医生，我的老师任继学教授就是这样涉猎广泛的医生——肝胆病、胃病、肠病、胰腺病，以及心脑血管病、糖尿病，任老师都有所涉猎，而且疗效非常好，这让我产生了"学习永远在路上"的想法。

回忆起那些跟师的日子，还像是昨天一样。举个例子，我在临床上非常注重"下法"，这既是偶然，也是一种必然。我最初与下法结缘，要追溯回 30 多岁的时候。有一次随任继学教授查房，一位老年男性中风患者，已经昏迷数日，声高气粗，喉中痰鸣。此人舌体瘦小，质暗红，苔黄燥起刺、燥裂，脉象沉实。当时中西医已经遍施治疗，但都没有获得良效，家属几近放弃了。任教授细究病史，察色按脉，处以大承气汤保留灌肠。灌肠第 2 天，患者的意识稍有恢复，目能识人，继用星蒌承气汤口服。灌肠 1 周后，患者可以简单语言交流，余症也都有所改善。后来，我向老师请教治疗思路，老师说："这位患者是痰热腑实证，六腑以通为用，腑气以降为顺。腑气得通，浊邪下行，则无上逆扰闭清窍之虞。"又讲道："胃气得降，脾气得升，中焦转输顺畅，气机运化有度，则病患无血瘀、痰浊之忧。"我谨遵任老师的教诲，并牢记于心中。在此后 40 余年的临床过程中，我运用"下法"治疗相关病证，收获颇丰。以上就是我的导师任继学教授对我的影响。

研究生毕业后，我又工作了一段时间。作为一名所谓的"专家""教授"，我还是感觉自己离一名优秀的医生太远，这使我萌生了继续跟师学习的想法。于是，在 50 岁左右的时候，我继续拿起笔本，去了我的导师、国医大师任继学教授的诊室，跟随任老出诊。通过几年的学习，收获了丰富的知识。任教授的遣方用药以及对疾病的理解，在我看来是前进路上新的启迪。这次学习，不但促使我的中医理论与临床实践结合得更加密切，更让我感受到经典的魅力，令我更加醉心于中医药事业。同时，我也更深刻地感受到老师的睿智与博学，体会到我们对名老中医宝贵经验进行继承、挖掘、学习的重要性。

到 60 岁左右，作为科室主任的我，已经成为博士研究生导师，第四、五批全国老中医药专家学术继承工作指导老师，以及国家级名老中医学术经验传承工作室指导教师、长春中医药大学终身教授的后备人选。在繁忙的医教工作之余，我抽出时间，跟诊于长春中医药大学终身教授阎洪臣老师。坐在阎老师身边随他出诊，感触是不一样的。阎老师跟我说，学中医要到 60 岁的时候才有感觉，才能体会出滋味。阎老师的话，我是深有体会的。在我 60 岁左右跟随名专家、名中医学习时，更体会到经典的力量。阎老师说，要多看书、多读书，中医为本，西学为用，才能成大医。他更告诫我，经典要背诵，经方要牢记。他给我们举例子，说《素问·阴阳应象大论》讲"阴阳者，天地之道也"，这个"道"是什么？他说："道是一种规范、一种法则。你有这个道，才能不断地前行，不断地发展，路线对了头，才能往前走。"这使我感悟到，只有读经典、诵名方、求古训、勤临床，才能找到成为名医的"道"。阎老的教诲，给予我一种源自内心深处的力量。

受到阎老师的教导与启发，我总结出经典"对方"与"对药"的辨证组合运用，注意到"对方"在临床上的应用价值。比如，柴胡疏肝散和保和丸就是一对"对方"，血府逐瘀汤和柴胡疏肝散也是一对"对方"。应用"对方"，往往可显治病求本之能。"对药"也是如此，比如天花粉和石斛，将"对药"应用好，在临床上往往有四两拨千斤之效。我也有相关论文发表，题目是《刘铁军教授应用"对药"治疗肝病的经验》，这已经是几年前的事情了。在后来的临床中，我一般只使用经典方剂，并且在内心深处坚信，不可随意对经典名方进行加减。我也有几个自拟方剂，是从经典方剂演变而来的。我的学生统计过，我在临床上使用经典方剂的频次有三百多种，中药的使用频次近三百味。我认为还要继续学习，继续进步，在不断的积累下，总结我们自己的用药特色。现在我的年均门诊量大概有两万人次，还要担负每周的科室教学查房、院内院外会诊，以及本科生、研究生的教学任务。这一切都离不开任继学老师、阎洪臣老师、是老师们教授我、给予我的中医思维，令我有了今天的成绩。

职业认同——治学严谨，坚定初心

1. 作为一名优秀中医应该具备的素质

刘铁军：我认为作为一名有素质的中医，首先要治学严谨。在日常的学习中，要认真刻苦，多读经典、熟读经典，将经典带在身边，甚至手机里也存有经典书籍，有事没事的时候拿出来温习一下，这是很有必要的。尤其是对重点条文，要理解背诵，做到熟能生巧，信手拈来。同时，也要学习名医经验，研究名医医案，我认为这对于中医学习非常重要。国学大师章太炎有一句话，他说："中医之成绩，医案最著，欲求前人之经验心得，医案最有线索可寻。循此钻研，事半功倍。"这是非常有见识的一句话，我们应该多多地学习名医医案，才能在医学生涯中不断地开阔视野、积累经验。同时也要紧跟医学进展方向，树立起"学习永远在路上"的信念。在科研方面，我们也要认真负责。在吉林省内，大家都知道我是一位比较多产的科研专家，我的多数课题成果都转换为院内制剂，或是成果转让，最终落实到临床应用中。今年也计划要开发两三种院内制剂。正如习近平总书记所讲："要把论文写在祖国的大地上，把科技成果应用在实现现代化的伟大事业中。"我也要把科研成果写在治病救人的临床一线当中。我认为，想搞好科研，就要在各个环节倾注心血，反复审核，反复修改，坐得住冷板凳，甘于寂寞，不断地创新、创造，这样才能产出高质量的研究成果。

作为一名中医，我们的主要职能是面对患者，救治患者。对待患者要一视同仁，待患如亲，仔细询问患者病情，照顾患者的感受，体会患者的难处，让患者感受到医生的人道关怀，用温暖安抚受伤的心灵，减轻患者的无助与痛苦，让患者产生希望。同时，医生也要有宽阔的胸怀、坚强的意志。在这个医患关系复杂的大环境下，要勇敢地伫立在临床一线，守正创新，保持初心，全心全意地为患者服务。

2. 对医生这个职业的态度和看法

刘铁军：当一名优秀的中医医生，是我少年时代定下的志向，我也会始终坚定，在这条道路上走到底。我认为医生这个职业非常了不起，我们时时刻刻都在为人民的生命健康保驾护航。一名优秀的医生，需要很长时间的知识积累，几十年如一日地辛苦学习，默默地工作在临床岗位中。面对疾病的威胁，医生不会退缩，永远冲向第一线，医生是这个时代最美的逆行者。医生这个职业，尤其是中医，本身就是一个终身职业，我今年 67 岁，愈发深刻地体会到，这个职业学无止境。看看长春中医药大学附属医院，90 多岁的国医大师刘柏龄教授仍然奋斗在临床一线，90 岁的国医大师王烈教授依旧保持站着给患儿看病的习惯，这是我们学习的榜样。还有近 80 岁的全国名中医南征教授、黄永生教授，哪位不是在临床上挥洒自己的汗水？尽管这个职业有高风险、高强度、高压力，也会承受很多无奈、误解，但这个职业给我们带来的极大荣光与成就感，也是其他职业无法替代的。我为自己是一名医生，特别是中医，感到由衷的骄傲和自豪。

3. 对国内公共卫生事件的看法

刘铁军：我们中医在这次新冠疫情的防治中，起到了重大的作用。无论就医学层面，或是国家层面而言，中医的重要性都获得了凸显。国家层面，党中央国务院，特别是习近平总书记，都有过关于中医抗疫的相关指示。医学层面，主要体现在疫情的治疗方面——在西医缺少有效治疗方案的情况下，中医以其独特的诊疗方式，提供了一系列有效的治疗方案，"三方三药"在我们中医界广泛传播，大家都有所了解，这些方案都是从中医经典而来的。中医药大幅降低了重症患者的转化率、死亡率，减轻了临床一线的压力，保障了患者的身体健康。武汉抗疫的过程充分地体现了中医的重要性，中医团队整建制接管方舱医院十二个医疗区，用中医中药治疗新冠肺炎患者，这是一个具有深远时代意义的事件。在疾病治疗过程中，中医药的成果引发了全世界的关注，多名中医院士如张伯礼院士、仝小林院士，都为疫情防治作出了巨大贡献，为中医药伟大复兴作出了卓越贡献，他们是我们的好榜样，我们应该向他们学习、致敬。

我认为作为一名中医人，首先要积极加入抗疫的队伍中，竭尽全力贡献自己的力量，严格遵守并执行党的安排，服从医院的规章制度。我们长春中医药大学附属医院的医护工作者响应号召，参与了武汉抗疫、吉林舒兰抗疫，学习研究诊治新冠肺炎的相关知识，普及中医药防治新冠肺炎的相关知识，帮助更多患者获得中医药的保驾护航。

作为一名老党员，在疫情期间，我曾经两次申请去前线参战，想为这场抗疫战争尽微薄之力。到目前为止，我仍然为自己没能赴一线抗疫感到深深的遗憾。但是我没有气馁，我做了力所能及的工作。在后方的战场上，我和其他中医人一起，通过科普宣传、专家会诊等方式，共同守护了这片白山松水的净土。通过我们自己的方式，对我院肝脾胃病科援鄂、援吉林市人员送书信、打电话进行慰问，支持鼓励他们，做好他们坚实的后盾，不断地为前线送去支援，为前线的战士送去温暖，为他们摇旗呐喊。这是我作为一名老党员、老中医应该做到的事，我必须做好。

4. 古人云"上医医国，中医医人，下医医病"，面对国家和人民应当树立什么样的价值观

刘铁军： 这个问题非常好！不仅仅是医疗工作者，我们每一位中华儿女，都要树立起爱国爱党的价值观——将党的思想作为我们行动的准则，用党的思想武装自己，树立道路自信、理论自信、制度自信、文化自信。作为一名共产党员，我感到非常骄傲和自豪。在成为党员的几十年中，我深切感受到中国共产党的伟大，中国共产党是真正全心全意为人民服务的政党。我们只有跟随中国共产党的领导，才能在前进的征途上克服一切困难，实现中华民族的伟大复兴，实现中医药的伟大复兴。我们应该在心中牢记党的纲领，时刻向党看齐，不被境外分裂、颠覆、恐怖主义势力所蛊惑，认清形势。我经常对我的学生说，要做热爱祖国、热爱人民、努力奋斗、积极进取的中华儿女。

5. 一路走来已经实现和待实现的梦想

刘铁军： 对我来说，有三个意义重大的梦想已经实现了。

第一个梦想，就是走进中医这座宏伟的殿堂，成为一名中医。自从那位老先生用精湛的医术治好我母亲的疾病，一颗向往中医的种子就在我的心中生根发芽。当时只是弱冠少年，为了接近梦寐以求的事业，唯有不断向前求索。在乡镇卫生院中药房工作期间，药房老先生常常笑话我好像"着魔"了，一边手摸中药，一边喃喃自语药效和配伍，眼睛看着患者的时候，右手不自觉就做出号脉的姿势。1977年，我来到长春中医学院，开始正式求学，这为我实现梦想奠定了坚实的基础。毕业后，我顺利地实现了成为一名中医的梦想。到如今，40余年过去了，我对中医的这颗赤胆忠心依然没变。

第二个梦想，就是成为一名中国共产党党员。在年少时，党员是先进、光荣的代名词，唱红歌、听红色故事是那个时代年轻人的流行生活。本着对党的热爱和向往，我下定决心，一定要成为一名又红又专的共产党员。正所谓"精诚所至，金石为开"，工作时我抓住机会，走进了这支年轻有为的队伍之中。一晃几十年过去了，入党宣誓的场景仍然历历在目。每当我看见白大衣上这枚鲜红的党徽时，心中就会油然生起一分责任与感动——我为自己是一名共产党员而骄傲。

第三个梦想，是成为一名老师。求学时我很幸运，遇到了很多优秀的名老中医，像任继学教授、阎洪臣教授、南征教授等，正是这些老师的悉心教诲，毫无保留地将知识和做人的道理传授给我，我才能踏进中医的殿堂，在知识的海洋中遨游。正因为自身求学的经历漫长且艰难，所以我深知一位好老师对学生成才的重要性。我感谢我的老师，同时我也要当一位好老师，将前辈的经验继承好、传承好，这样才能对得起中医前辈们一代又一代的辛苦付出。20世纪90年代，我开始带教研究生，正式开始了我的教学生涯，到现在共培养了博士、硕士一百多人，跟我出诊学习的本科生就更多了。看着他们一双双渴求知识的眼睛，我似乎看到了当年的自己，所以我一定要教育好祖国的花朵，他们是中医的未来和希望。

说起尚未实现的梦想，我想就是对中医的探索仍不满意。我常说，中医要尝试治疗各科疾病，治不好病就是自己能力不足，所以，我们要时刻反思学习。直到今日，每一次翻阅古籍，我都会有很大的收获。所以，学习永远在路上，一刻都不能骄傲自满。从事消化疾病诊疗几十年，我希望能将治疗相关疾病的经验形成一个体系，目前正在开展这项工作。借此机会，一方面，可以将我对中医的理解进行一个系统的总结与整理，发掘新的内容，希望能有所突破；另一方面，希望提出一个优化方案，给临床医生提供一套切实有效的中医诊疗经验，推动临床工作，回报广大患者，也帮助更多学子找到学习中医的法门。

学成中医——学海无涯，厚积薄发

1. 学习和从事中医过程中的阶段划分及各个阶段学习和研究中医的方法

刘铁军：刚开始在乡镇卫生院学习，对中医的认识可以说是一片空白，一切都是新鲜又陌生的，老中医说的话听得似懂非懂、云里雾里。在这个阶段，我的学习方法就是勤奋。在药房里，我一味一味药地学习，对每味药的四气五味、功能主治进行熟悉和了解。在跟诊时，我仔细地听老师询问患者的过程，观察患者的脸色、形态，学习脉诊的手法。老师开完处方，我会拿本子记录，那时候也没有手机，抓住机会就记在脑中，然后记在本上。等到老师休息的时候，就去问老师"这是什么方""为什么开这些方"。有时候，老师说的没有听懂，回到家就自己查书学习。这个阶段就要勤奋，如果因为自己什么都不会，就胆怯、害怕、逃避，那是学不到真本领的。总能找到事情去做，知识就是勤奋的结晶。

当我步入中医学院学习时，接受了与卫生院截然不同的教育方式。每位老师都会系统地讲授一门课，我知道了什么是中医基础、诊断学、方剂学、中药学、内科学，也知道了中医四大经典的重要性。这个阶段的学习，就是要跟上老师的脚步，熟读熟背，不能落下进度。老师课上讲的知识，一定要及时消化，不然越积越多，最终就无从下手了。在跟诊期间，有幸得到各位大家的指点，逃出了死记硬背的牢笼，渐渐产生了自己的中医思维，也开始从中医的角度去考虑、解释生活中的每一件事。

到了工作岗位，接触各类患者的时候，我深感知识不够。在34岁、已过而立之年的时候，我考取了国医大师任继学教授的研究生，其后长期跟诊于任老，不断探索学习任老的学术思想，并在继承中发扬。在这个阶段，要将理论与临床相结合，彼此促进，我总结出"读经典，诵名方，跟名师，悟医道，求古训，勤临床，三年五载打基础，十年八年成大医"这句话。这就是我学习中医各个阶段的过程和方法。

2. 中医经典在中医学习过程中起到的作用及学习方法

刘铁军：中医经典是古代先贤毕生研究的结晶，经过了几百年、几千年的临床验证，在其理论指导下形成治法方药是卓有成效的，其重要性可想而知。学好经典，是学好中医的必备条件，我们每个人都要深刻认识经典的重要性。《黄帝内经》对天人关系的探讨，说明人与自然的关系是非常密切的，其对于阴阳五行的阐释、对病因病机的诠解，时至今日仍然是实用的，是我们进行临床诊疗的指导思想。后世医家根据《黄帝内经》理论，发展出一系列效果卓著的方药，这是我们临床治病的利器，必须掌握好。

我常说，中医要有自信，自信从哪里来？从疗效中来，实践是检验真理的唯一标准，疗效能说明一切。所以我们学经典，不但要把理、法、方、药镌刻在自己心中，更要落实到行动上、运用到临床实践中。我的大部分学习时间，都用来阅读经典。经典是指南针，只有掌握好，才能不断创新，才能有疗效自信。实实在在地说，如果没有疗效，患者为什么找医生看病呢？医生怎么才能实现自己学医的誓言呢？我的年门诊量有20000人次，这就说明学习经典带来了疗效。具体而言，学习经典重在"熟""巧"二字，熟能生巧，巧能生妙。我对经典的热爱是深沉的，特别是在50岁左右跟随老师学习后，这种感受尤其深切，在老师的身上，我看到了经典的力量。经典赋予我们智慧，将经典理论应用到临床实践当中，反复不断地体会其中的奥妙，只有这样学习经典，才能学得深、学得透、用得好。

善治疾病——综合辨证，善用下法

1. 对疾病的诊察判断及影响疗效的因素

刘铁军：我们钻研经典、跟师学习的收获，最终都要落实到临床的实践当中。

在临证时，首先要收集患者的基本资料，了解患者的身体状况、生活背景、习惯嗜好等。这是一项基础但又很重要的事情，有些发病的原因，乃至制订治疗方案的根据，就潜藏在对基础资料的思考中。我经常跟学生们讲，关于看病，我有几句小口诀："治病先治心，治心先知心，治心用心法，心静病亦安。"了解患者的心境、疾病如何显现，才能很好地处方用药。

其次，就是采集主诉、现病史、刻下症、既往史等方面。通过这些信息，可以直观地了解患者的诉求，也有助于医生对患者疾病整体状况、发展趋向的把握。患者之前的诊疗经历，有助于医生对疾病作出正确的评估，对当下辨证起到重要作用。同时，信息采集是否正确，与患者预后及复诊治疗密切相关，医生可以由此了解处方是否有效，判断复诊患者的疾病走向，根据刻下症进一步确定治疗策略。

同时，我也很重视舌、脉的诊察。即使在疫情中，我也会让患者摘下口罩进行舌诊。舌诊主要是诊察舌质和舌苔的形态、色泽、润燥等，以此判断疾病的性质、病势的浅深、气血的盛衰、津液的盈亏、脏腑的虚实，我认为舌象对中医遣方用药非常重要。通过切脉，我们可以了解疾病的寒热属性、正邪盛衰，由此测知病因、病位和判断预后。脉诊属于四诊合参的一部分，切脉是一种功夫，需要长期积累才能掌握。通过传统中医的望、闻、问、切与西医的实验室检查，我们要尽可能全面、精确地把握患者的病因病机。辨证正确，才是产生疗效的保证。

2. 对肝病和萎缩性胃炎核心病机、常见证候、治疗方法、核心方药的见解

刘铁军：在临床中，其实各类疾病我都有所涉猎，所以我更喜欢称自己为"杂家"。前面谈到我的两位恩师，其实，我多方面涉猎疾病的思想，也是对老师的一种传承。中医讲究的是整体观念、辨证论治，不仅是擅治某一种病。我们可以举肝病和慢性萎缩性胃炎的例子，这两种疾病，相对来说都是比较局限的疾病，看似没有联系，但是根据辨证论治，通过对证型进行分析，我们可以在治疗上找到某些共通性的思路。

肝病，包括病毒性肝病、酒精性肝病、免疫性肝病等。肝病是我在诊室中最常见的疾病。在长期临床实践中，我认为应该重视下法在肝病治疗中的应用，这种观点源于我跟随任继学老师学习的成果。举例来说，我们运用利胆退黄法治疗高胆红素血症（黄疸），根据"六腑以通为用"的生理特点以及胆红素的"肠－肝循环"，提倡"通下"治法应贯穿于治疗黄疸病的整个过程。治疗以大黄为主药。大黄是通下治法的主要药物，通过通腑泻下，阻碍胆红素的肠－肝循环，使其吸收减少，进而配合大柴胡汤、茵陈蒿汤等疏肝利胆之方，共同促进胆汁分泌，增加胆汁流量，疏通肝内毛细胆管，改善肝内微循环，达到利胆退黄的目的。再举个例子，我们运用急下阳明法治疗肝性脑病。有些学者将肝性脑病称为终末期的肝病，相当于中医古籍文献中论及的"神昏""昏不知人""谵妄"等神志方面的病证。肝性脑病的发病机制，主要是肠道的一些有害代谢物，由于无法被肝脏解毒、清除，进入了人体循环，导致中枢神经系统代谢紊乱及功能障碍。在中医看来，此为湿热之邪侵犯肝脏，致肝失疏泄、脾失健运、肠道传导失司，进而腑浊上攻、神明被扰，引发此病。《医学入门》有句话对我很有启发，书中说："肝与大肠相通，肝病宜疏通大肠。"根据这一思路，我们以承气类方剂为主方，随症加减，急下阳明、通泻腑实、祛除毒邪、推陈致新，以达到清肠毒、降血氨的目的。此外，根据肝病的相关症状，我们在临床治疗中也很重视经典方剂的组合，比如血府逐瘀汤合复元活血汤治胁痛，当归六黄汤合牡蛎散治汗证，四逆汤与当归四逆汤治寒证，柴胡疏肝散与自拟"七消饮"治腹水，等等。这就是我治疗肝病的用药特点。

再谈谈萎缩性胃炎。一般认为，慢性萎缩性胃炎是一种比较严重的胃炎，有人说它是癌前病变，所以有些患者一听说癌前病变，就惊恐万分，惶惶不可终日，怀疑自己要得癌症了，这带来的精神压力太大了。我认为，在临床上治疗慢性萎缩性胃炎，应以毒损胃络来立论，脾胃虚损是其发病基础，寒邪则是主要的病理因素，我常常说"十人九胃病，胃病多虚寒"。同时我也多次谈到，肝气郁结贯彻在这个病的整个过程。正像刚才提到的，患者担心慢性萎缩性胃炎转变成胃癌的不确定性，那么焦虑和抑郁就不可避免地伴随产生了，所以"疏肝解郁"是我治疗这种疾病时的必要手段。综合来看，我主张以温阳通络、肝胃同治为基本治则，临证时以方证为主导，运用经典方剂合方加味进行治疗。具体而言，使用温中补虚、散寒通络的方剂，配合疏肝解郁之方，同时，我还提倡"下法"在慢性萎缩性胃炎治疗中的运用。通过黄芪建中汤、厚朴温中汤、柴胡疏肝散、四逆散、黄龙汤、新加黄龙汤、承气汤类经典方剂的辨证组合，可以逆转或阻断胃黏膜肠上皮化生和不典型增生，体现"已病防变"的中医"治未病"特点。

医患交流——感同身受，信者为医

良好医患关系的建立

刘铁军：前面提到，我立志当一名医生，就是为了治病救人。我母亲的患病、治病、痊愈经历，令我深切感受到医生的神圣。当年母亲患病无法救治时，我们全家都忧心忡忡；后来母亲的病治好了，我们全家都喜笑颜开。从我的亲身经历就可以看到，患者作为弱势群体，在得病时是多么痛苦与无助！我们作为医者，对此一定要感同身受、换位思考。一名医生，要发大慈恻隐之心，了解患者的痛苦，体会患者的难处，如果患者没有难处，何必要来医院呢？所以，医生要通过语言沟通，拉近与患者的距离。有时候患者和学生跟我说，老师的气场太大了，有些病到您身边都被"吓跑了"，当然这是笑谈。

我是一名开朗热情的医生，这种性格也是多年形成的。医生在患者面前，要表现出积极向上的精神、乐观而体贴的态度。患者来找我，就要让他们感受到有温暖在、有爱心在，这样患者才能对我产生信任，对疗效有所期待；也只有患者感受到疗效，才会安心坐在我身边。我认为这种医患关系非常重要，而它是依靠良好沟通获得的。我在前几年面试研究生的时候，曾经出过这样一道题："你能不能运用现有知识，谈一谈医学文化的理念是什么？"这个问题可以说包罗万象。在我看来，最根本的一点，就是在看病过程中怎样对待患者？如何让患者相信医生？正所谓"信者为医"。只有信任医生的患者，才能相信医生的话、吃药，产生想象不到的疗效。所以，医生应该通过举止言谈，帮助患者消除紧张，使患者对医生充满信心和希望，这样才能改善不良情绪，增强治疗信心，摆脱焦虑、抑郁，而心态对于疾病治疗是非常重要的。在临床中，我们也经常会遇到脾气急躁的患者，在这种情况下，安抚他们的情绪，在理解的前提下疏导患者，对于疾病治疗是事半功倍的。因此，医者还要有足够的胸怀，不卑不亢，晓之以理，动之以情，耐心等待患者发泄述说之后，在他们情绪平稳的状态下进行诊疗，这样既能取得更好的疗效，也能建立起良好的医患关系。

传承发展——追梦奋斗，守正创新

1. 选拔弟子的标准及培养弟子的方式

刘铁军： 选人的确是一件大事。老师是什么样，带出的学生就是什么样；老师的学问深度，可能也决定学生未来的学问深度。我是从20世纪90年代开始带教研究生的，至今培养了国内外硕士、博士一百多人。他们在自己的工作岗位上，都发挥了积极的作用。有些已经成为当地的名医名家，有些成为医院科室的骨干力量，有成为科主任的，有成为研究生导师的，也有成为国家级优才的，他们都很优秀。作为老师，我感到非常欣慰。有人说刘老师"桃李满天下"，走到哪里都有学生迎接，这让我感受到满满的幸福。我将近古稀之年了，作为老师最慰藉的是学生出息了，我才有成就感，他们发达、发展了，是我最愉悦的事。当老师就是想教几名好学生。我最难受的是，有太多人想报考我的研究生，但因为名额限制，选择谁、婉拒谁，每年都有这个重大问题需要我来决断。比如今年（2020年），学校要求我们这样的老师最多只能带6名学生，结果因为报考学生太多，我今年带了8名硕士研究生、1名博士研究生。有些人非常遗憾，没有成为我的学生，我说我们以后接触的机会还很多，今后我们可以通过临床、微信等方式进行交流，为中医的发展贡献我们的力量。

回到刚才的问题上：选拔弟子，首先要看人品。价值观要正确，爱国爱党是必须的，这是大前提；孝敬父母，尊敬师长，善于处理人际关系，这些方面也是不可或缺的。然后就是热爱中医，只有热爱中医，才能学好中医、用好中医。那些真正以中医复兴为己任，认真学习、刻苦钻研的学生，是我应该培养的，也是我应该遴选的。我经常跟弟子说"学习经典，背诵经典，三年五年打基础，十年八年成大医"，这是完全可能的。实践经典，打好基础，不断用经典提升自己，能成大医。

新冠疫情期间，我有些学生支援武汉，有些学生在当地抗疫过程中表现出色，他们向我汇报运用中医辨证论治，特别是参考国家第六版、第七版新冠肺炎诊疗指南治疗新冠肺炎，取得了突出的成绩，这让我感到非常高兴。无论是驰援武汉还是坚守阵地，穿上防护服的那一刻，他们就是勇往直前、不顾生死的战士。作为军人，要有血性；作为医生，也要有为国奉献、不怕苦、不怕死的血性。这是一种精神，这种精神我们的队伍里必须有。习近平总书记有一句话，我认为说得特别好，铿锵有力："一个有希望的民族不能没有英雄，一个有前途的国家不能没有先锋。"我的学生也要争当英雄、争当先锋，作为国家的英才，战斗在工作岗位上。那么，作为中医人，应该如何落实习近平总书记的指示？我认为应该"读经典，诵名方，求古训，勤临床，学习永远在路上"。我经常对学生说，要多背诵经方，记牢原文，多研究医案，这样在临床中才不会自乱阵脚。只有拓宽视野，才能发现中医的博大精深，提高治疗疾病的疗效。我是培养弟子的第一责任人，我鼓励大家，要做一名有责任、有担当的人，甘于奉献，甘于付出，始终向前辈看齐，学习身边的榜样，比如任继学老师、阎洪臣老师，要用榜样的力量推动我们进步。同时要为国为党，认真学习党的思想，践行党的纲领。在生活中，要做一个开朗乐观的人，不要被困难吓倒，要积极进取，努力拼搏。坚持这样做，才能成为大医。

2.对后学的寄语

刘铁军：要说的话太多了，再总结性地说几句话。我想对年轻的学子说，我羡慕你们生活在一个好时代，国泰民安，国家繁荣昌盛，中医药事业正处于前所未有的上升环境中。这是一个追梦者的时代，也是一个奋斗者的时代，借助新时代的春风，年轻的中医学者应像习近平总书记说的那样"遵循中医药发展规律，传承精华，守正创新"，将其落在实处。深入经典学习，传承前人经验，尊百家之术，跟巨擘名师，绘中医宏图。努力让自己成为一名"真爱中医，真信中医，真用中医"的"铁杆中医"，用汗水挥洒你们的青春吧！未来的中医事业，定能在你们手中大放异彩！

　　　启古纳今精医道，源头活水经典来。

第二十八章　周建华

　　周建华，男，1958年生。长春中医药大学附属医院教授、主任医师、博士研究生导师、硕士研究生导师，中医外科教研室主任、肛肠科主任。中华中医药学会肛肠分会副会长，中国中医药研究促进会肛肠分会副会长，中华中医药学会肛肠分会副会长，吉林省中医药学会肛肠专业委员会主任委员。

　　周建华1978年考入长春中医学院，1982年毕业，留校任教，并从事中医外科的临床工作。1998年成为硕士研究生导师，2000年聘任为主任医师，2012年成为博士研究生导师，2018年被评为长春中医药大学二级教授。

　　周教授基于对直肠脱垂病因的新认识，设计了"扳机点"注射治疗直肠脱垂，临床疗效确切，基于此项研究的课题获得吉林省中医药管理局立项资助，并获得2016年吉林省科技厅科技进步奖三等奖。根据多年临床经验，他选取白环俞及膀胱俞，创立肛门病术后电针白环俞止痛法，2012年获中华中医药学会科学技术奖三等奖。在溃疡性结肠炎的治疗中，他善用泻心汤类方，以半夏泻心汤、生姜泻心汤、甘草泻心汤三方变化施治，在《中华中医药学刊》发表学术论文《论运用辛开苦降法治疗溃疡性结肠炎》；运用辛开苦降思想治疗溃疡性结肠炎的相关研究，2009年获吉林省第七届自然科学学术成果奖二等奖。

名医之路——力学笃行，昼耕夜诵

1. 从医之路的起源

周建华：我十几岁的时候，正好高中毕业，当时听说中医学院的中医班招生，就去报名试试，结果就考进去了。那时我们一共也没几个班，统共几十个人。因为我小时候营养不好，发育比别的孩子慢，我的手指相对来讲不太粗。后来毕业留在医院，就有老师建议我学肛肠，因为做指诊的时候患者不疼，我就一直留在医院的肛肠科了。

2. 成长为名中医的过程中具有重要影响的人

周建华：在学习和工作的过程中，令我印象深刻的人与事有很多。记得上学的时候，刚刚接触临床课，当时教内科的是王贵臣老师，当着我们的面背经络，背得非常熟练，可以说是行云流水，我们那一批同学回去，对王老师的评价都非常高，也很受鼓舞。等到上临床后，发现很多老师都有自己独特的学术见解。当时带我的是周新林老师，周老师是"西学中"的，中医和西医两方面都讲，他总是强调，中医和西医并不矛盾，二者能够结合在一起。

职业认同——以德为本，与时俱进

1. 作为一名优秀中医应该具备的素质

周建华：作为医生，对患者仅有满腔热忱是不够的，还要掌握高超的医术，追求医学领域最前沿的科学技术。因此，我会用大量时间进行业务学习，引进新项目，促进我与我的团队掌握更多本领，更好地为患者服务。

在诊疗过程中，我经常遇到各种便秘患者，患者本人十分痛苦。然而，对于便秘的系统诊疗研究，在世界范围内也是近十几年才开始的，有些检查项目和疾病治疗手段还不太成熟。为此，我查阅了大量资料，多次外出学习考察，开展了排粪造影、肛管直肠测压等检查，在吉林省内率先施行了"出口梗阻型便秘"的手术治疗。借助这些手段，帮助大量便秘患者解除了痛苦，也取得了良好的社会效益和经济效益。每项工作的开展，在初始时期都是困难的，治疗便秘也是一样。比如排粪造影检查，需要放射科的配合，但放射科缺少诊断人员，而新工作却又必须开展，所以对于每一位检查的患者，我必须亲自去指导操作，虽然花费了大量精力和时间，但最终成功地落实了这项工作，为大量患者解除了痛苦。自己虽然辛苦，却很值得。

2. 对医生这个职业的态度和看法

周建华： 做医生，首先要有"济世救人"的精神。我时刻谨记唐代大医孙思邈的话："凡大医治病，必当安神定志，无欲无求，先发大慈恻隐之心，誓愿普救含灵之苦。若有疾厄来求救者，不得问其贵贱贫富，长幼妍媸，怨亲善友，华夷愚智，普同一等，皆如至亲之想。""如此可为苍生大医，反此则是含灵巨贼。"我将这种"治病先治德"的精神，视为自己行医工作的圭臬。我总是和学生们说，一定要记住学医的初心。习近平总书记说"不忘初心，牢记使命"，医生的初心是什么？就是为患者治病。使命是什么？就是给患者治好病。

高超的医术也是双刃剑，只有用道德的手秉持这把剑，才能真正为患者解除痛苦，否则医学就成了谋利的手段。我从医近 30 年，目睹了形形色色的人，因为疾病而生死离别，因为经济困顿而无法生活，他们求助的眼神始终在提醒我——千万不要麻木不仁，要用高尚的道德驾驭精湛的医术，去帮助他们。今天这个时代，经济的变革发展使医务人员的价值定位发生了变化，同时也令医患关系更加敏感，所以我们要更加努力，做到态度好、技术好，这样能避免很多不必要的矛盾和纠纷。

3. 对国内公共卫生事件的看法

周建华： 2008 年汶川地震的时候，我就第一个报名去援助四川——这是身为医生的本能，只要有需要，就必须报名。还有新冠疫情，我这个岁数，医院是不可能让我去前线了，我就和护士长讲，动员我们的护士去，这是个很锻炼人的机会，而且这个经历一辈子都忘不掉。"非典"那个时候，任继学老先生还在，当时他通过辨证，新创了清瘟除疫方，在长春市免费发药，各大高校也都给学生发药，起到了很大的作用。咱们中医在治疗一些疾病上真有奇效。

4. 一路走来已经实现和待实现的梦想

周建华： 算不上什么梦想，我想是个人对工作的一种追求吧。我一开始在四平市中医院，后来调到长春中医药大学附属医院。刚来的时候，我在外科工作，继而调到了肛肠科，当时我是副主任，那时候科室不到 30 张病床，科里一共才十几个人。主任退休后，我就直接担任主任了，当时患者很多，患者的认可度也高，我就希望把肛肠科好好建设起来。那时，科室只能做一些痔（痔疮）、漏（肛瘘）、脓（肛周脓肿）、裂（肛裂）等基础的肛门病手术，基于我原来的工作优势，我就计划开展一些其他手术。科室逐渐开始做一些结直肠手术。最开始是开腹的手术，结直肠癌的手术，还有应用腹腔镜技术的手术。在临床中，我接触到一些溃疡性结肠炎的患者，我就边学习、边工作，逐渐发现张仲景的辛开苦降法对溃疡性结肠炎的治疗效果很好。此外，用中药治疗便秘的效果也很显著。

临床工作之外，我也承担着教学任务，已经带了十几届的研究生，逐渐有一些留院、留科的学生，为科室建设作出了贡献。现在的肛肠中心主任是我的领导，在我要退休的时候，把博士研究生导师的资格申请下来，看着科室从当时的十几个人，变成现在的 40 多人，床位数达到一百多张，我感到很欣慰，希望他们可以继续努力。

学成中医——学思并重，本固枝荣

学习和从事中医过程中的阶段划分及各个阶段学习和研究中医的方法

周建华： 在入门的阶段，一定要学好基础知识，像中医基础理论、中医诊断、方剂、中药，这些都要学得扎实。此外，还要重视经典，中医经典都是临床经验的精华，《伤寒论》《金匮要略》必须要熟练掌握。说到学习方法，最主要的就是背。先将它记下来，才能在以后的学习实践中不断想起，反复深刻地理解它，这样才能学会应用。在临床的阶段，常常要回过头、反反复复地学习。比如今天开了小半夏汤，就要再深入拓展下去，看看别人怎么用这个方子；还有加减药物的配伍，进一步看，药物的配伍和中药相关，还要细致学习各味中药的功用，思考自己在临床上该怎么用。

善治疾病——详察病史，紧扣主证

1. 对疾病的诊察判断及影响疗效的因素

周建华： 首先要问患者的病史，以及此次就诊的主要原因。其次，还要了解患者以前做过什么检查、吃过什么药物，等等。比如一些肛周脓肿、肛瘘的患者，有的以前在别的医院做过手术，问诊时更要仔细问清楚病史，了解他在哪里看过病，做过什么手术。有时候患者一来，就能把基本情况说清楚，"我拉肚子多少天了""我以前去吉大一院拍片了，说我是肠炎"，因为结直肠类疾病，大都病程时间很长，很多患者都走访过多家医院。此外，我们在问诊的时候，一定要问患者的主要症状。一般来说，西医讲的溃疡性结肠炎，基本都伴随有脾虚的情况，这时从脾胃论治最好，用正气散、半夏泻心汤都比较有效。

2. 对溃疡性结肠炎核心病机、常见证候、治疗方法、核心方药的见解

周建华： 治疗溃疡性结肠炎，运用辛开苦降法，以半夏泻心汤治疗效果较好。辛开苦降法，是仲景"治疗外感热病以脾胃为本"指导思想的具体体现。脾胃同居中焦，为气机升降之枢纽，脾升胃降，枢纽运转，清阳上升，浊阴下降，共同维持人体气机之正常运行。若太阳病误下，苦寒药物损伤脾阳，或素体脾胃虚弱，正气抗邪无力，以致热由外陷、寒自内生，寒热错杂于中焦，脾胃升降因而失和，将出现一系列气机逆乱、阴阳不和的临床表现。如胃失和降而见恶心呕吐，脾不升清而有腹泻肠鸣；上下阴阳不能交通，可见上热下寒证；寒热互结心下，可见心下痞满。无论临床表现如何，其病机总以脾胃升降失常、寒热错杂为特点，其病因不外乎寒、热、湿几个方面，其性质为虚实并见、标本同病。施治用药，若纯用苦寒之品直折其热，则脾阳愈伤；妄投辛热之剂专祛其寒，又更助其热，皆非病机所宜。仲景遵《黄帝内经》"谨守病机，各司其属"之旨，以辛热祛寒药与苦寒清热药配伍组方。具体而言，有以下特点。

首先，调整气机升降。一方面用辛温药，辛主宣通，能理气、健脾、开痞；温能温阳散寒。另一方面用苦寒药，苦主降泄，能泄痞健胃，寒能清胃中郁火。辛苦同用，以清热和胃，顺气降逆，俾中焦痞结得开，呕吐能平，气机升降得宜。

其次，相互制约，防其偏盛。辛温太过有伤阴之弊，配以苦寒之品，可免辛燥助热生火，使阴阳协调，寒热并除；苦寒太过，易损脾伤阳，配以辛温之味，防寒凉偏盛，使之各自发挥应有的治疗功效。

最后，取法反佐从治。若用大剂量的辛温药或苦寒药，致患者不能受纳，发生格拒情况时，可按"从治"之意，反佐少许性能相反的寒药或热药作为引导。

辛开苦降法的代表方剂为半夏泻心汤，始见于《伤寒论·辨太阳病脉证并治》。其所主之证为少阳误下，脾胃气伤，脾气不升，胃气不降，气机不利，升降失常，阴阳不调，寒热互结，中焦痞塞不通之痞证。方中半夏、干姜，味辛性温，行走散通，可助脾气上升，二者相须为君，以辛助辛，辟阴通阳，开泄湿浊，畅通气机。辅以黄芩、黄连，苦寒沉降，下气燥湿，二药寒凉，既可遏制辛燥之药化热之势，又可救弊于已成，清泄湿热内蕴中焦之证。四药相合，辛开苦降，燥湿和胃，协同受理中焦。此外，在重剂祛邪的同时，扶正补虚，固护胃气，故以人参、甘草、大枣为佐使，补中、和胃、健脾，迅速恢复受损的胃气。观全方配伍，辛开、苦降、甘调，泻不伤正，补不滞中，旨在令气机通畅，升降复其司职，清浊归还本位。总言之，辛开苦降法是《伤寒论》运用较多的一种重要治疗法则，主要用于邪热与寒、痰湿等互结中焦，胃气壅滞，升降失调，肠腑不和，肝胆疏泄不畅，以致胃肠、肝胃、胆胃不和，具体表现为心下痞满、脘胁疼痛、呕吐酸苦等寒热不调的一类病证。辛开苦降法巧妙运用中药药性、药味的配伍，充分体现了中医辨证施治的优势，配伍灵活，变化多端，遣方用药，丝丝入扣。依本法组成的方剂，历经千年，久用不衰，因一法而应多证，恰当精妙，疗效卓著。

根据西医研究，有学者提出治疗溃疡性结肠炎的药物，应具有以下6种作用：①抑制细胞因子 IL-1、IL-6、肿瘤坏死因子（TNF）和血小板活化因子（PAF）；②能抑制增生反应和 IL-2 的产生；③能抑制肥大细胞释放的炎症介质；④能减少干扰素和 TNF-α 联合作用所致的杯状细胞损伤；⑤能清除结肠黏膜花生四烯酸的合成；⑥能清除氧自由基。

半夏泻心汤治疗溃疡性结肠炎的机制，可能与其对黏膜的保护作用有关。近年来，有不少研究通过药理实验，发现半夏泻心汤确有治疗溃疡性结肠炎的药理学基础：①清除氧自由基作用：半夏泻心汤具有明显清除羟自由基等氧自由基活性的作用，并可阻碍自由基生成系统。②抑制前列腺素样物质等炎症介质生成：有研究发现，半夏泻心汤对大鼠大肠黏膜中前列腺素 E2 有抑制作用，而其作用强弱与剂量有关。③止泻作用：有研究发现，半夏泻心汤对炎症性腹泻有抑制作用。④调整胃肠运动的作用：半夏泻心汤有双向调节胃肠运动并使之趋于平衡的作用。⑤诱导消化系恶性肿瘤细胞凋亡的作用。以上几点药理作用有利于溃疡性结肠炎的治疗，并可作为临床参考。

医患交流——设身处地，博施济众

1. 对待患者的方式

周建华：作为一名高年资医生，同时又是科主任，管好自己、带好队伍始终是我的责任。更重要的是，将维护患者利益放在第一位。医生的职业是高尚的、受人尊敬的，但当他每天与病痛的人打交道，慢慢容易产生麻木不仁的情绪。此外，每天与贫富差距悬殊的人打交道，也难免产生不良的心理影响。为了防止类似情况发生，我们经常会在科室内开展同情心的教育：第一，患者来住院，是出于对医生极大的信任，才会把自己的健康交托给医生。患者人数众多，是医生服务的主体。作为医务工作者，我们的眼中、心中只能有"患者"，而不能有"贫富"，为患者着想是我们的必然使命。第二，无论贫富，人格是平等的。在医院，每一位患者都应获得尊重和优质的服务。

举个例子，我们科室有一位农村的患者，出院时多收了 10 元钱的换药费，当时我让经治医师给患者退回，经治医师嫌麻烦，说："患者没反映我们多收费，再说 10 元钱算什么呢？别退了！"针对这一问题，我们科室内部开展了"10 元钱的意义"的讨论。10 元钱对我们是什么概念？对农民又是什么概念？最后，大家得出的结论是：对我们来说，10 元钱可能还买不了什么，但对农民同志而言，可能是全家人一天、甚至一周的菜钱，这个钱是应该退还的。通过这样的学习与讨论，那位经治医师怀着愧疚的心情，为患者退还了 10 元钱。从此以后，我们科室再没发生过多收费、滥收费的现象。

2. 良好医患关系的建立

周建华：要建立良好的医患关系，就要设身处地、换位思考。做人要善良，做医生要更加善良，这样才能做好医生。我们科室也有过很多令人感动的事情。记得从公主岭市农村来的一位患者，他患有肛周坏死性筋膜炎，当时已经向下蔓延到右大腿至膝关节，向上至腹壁，白细胞高达 2.6×10^{10}/L，同时伴有极度消耗，重度的低蛋白血症。这种情况，患者需要大剂量、高质量的抗生素和白蛋白。但是，患者只带了 2000 元，交了住院费以后，患者和陪护人员连吃饭的钱都没有了。对于这样的患者来说，钱是可以"买命"的。面对这种情况，我们科室的很多同志都献出爱心，捐款捐物。我率先为患者和两位陪护人全程订餐，保证早餐要有鸡蛋，中餐、晚餐要有肉，一直到出院，总共是 50 天。我们科室的陈亮同志，一次就捐了 500 元。我们的行为也感动了身边人：有一位在药厂工作的患者，为患者提供了近 30 天的抗生素，价值大约 3000 元；还有一位患者，在自己也治病用钱的情况下，在药店购买了两瓶白蛋白，又捐了 1000 元钱。在大家齐心协力的帮助下，这位患者最终痊愈出院了。我们在后来的随访中了解到，这位同志出院后不久，就可以正常工作了。

传承发展——口传心授，融贯中西

1. 选拔弟子的标准及培养弟子的方式

周建华：要说标准，只要想学肛肠专业，想好好学习，奔着我来的，分数线过了学校的要求，我就要。想学好这个专业，必须要付出，不仅要学好中医，还得学好西医，尤其是肛周部的解剖结构、各种病的病理特点、手术的操作原理，说到最后还是基本功的问题。研究生这三年其实很快，我要求学生一定要多看多学，更重要的是自己要主动学，希望他们毕业之后都能更好地为社会作贡献。

2. 对后学的寄语

周建华：希望学生们能努力学习，不断提高医术，有时间多读经典，多学习中医基础的东西。假设今天看到一个病，感觉不太熟悉，回去要找资料学习，再对比临床遇到的患者是什么情况，形成自己的认识，以后再遇到这种情况，就会有自己的思路了。

名医寄语

学好中医应立足实践，从经典中来，到经典中去。

立足实践——要巩固临床实践知识。

从经典中来，到经典中去——要反复学习经典，结合临床重新学习经典。

第二十九章　李景华

　　李景华，男，1959年生。吉林省松原市中医院名誉院长，主任医师，全国家第六、七批老中医药专家学术经验继承工作指导老师，全国基层名老中医药专家传承工作室负责人。

　　李景华1981年毕业于白城卫校中医班，1982年考入长春中医学院中医函授专修班，1992年参加吉林省高等医学教育自学考试，1994年获得大学本科毕业文凭。毕业后，他先后在扶余县第三医院、石桥乡卫生院、扶余县妇幼保健院工作，1999年调入扶余县中医院工作至退休。在扶余县中医院，他师从吉林省名老中医董治中先生，成为其学术继承人。

　　李老从医40余年，经过几十年的理论学习、深研经典、临床实践，并得到董治中先生的亲自点拨，在中医经典理论方面有一定造诣，在使用经方治疗内科常见病、多发病、疑难病方面多有建树。擅治肝脾胃病、心脑血管疾病、糖尿病、肾病，尤其是慢性胃炎、高血压、冠心病、失眠、脑中风后遗症、慢性肝病、慢性肾炎、糖尿病并发症。经过大量临床实践，提出"痰瘀内阻，百病由生"、临床"致中和"思想及"以和为贵"原则，参编了《中医药科普大系》《吉林省基层中医适用方选编》等书。李老总结的老扶余县百年中医史及个人学术经验合集《李景华主任医师从医述医录》即将出版。

名医之路——道艺兼习，德术并举

1. 从医之路的起源

李景华：我出生在一个农民家庭。父亲去世得比较早，母亲领着四个孩子，当时还有奶奶，在一起生活。对我来说，学中医还是很有机缘的。我朦朦胧胧记得，四五岁的时候，和一群孩子在外边玩儿，当时我不知从哪儿找了一堆瓶子，把瓶子里都装上土，再把瓶子装进小书包里，就跟其他孩子说："我出去卖药。"至今在我的印象里，我仿佛还能闻到那个瓶子里有草药味，这可能就是冥冥之中与中医结缘的开始。

那时候，我的家庭比较困难。父亲很早就去世了，我高中在朝阳中学只念了一年，就辍学了。为什么辍学呢？因为那时我们家所在的公社土木大队卫生所缺个调剂员，大队领导就找到我家，说："你们孩子想不想干这个活？这活挺好。"用老百姓的话说，做了调剂员，就不用下庄稼地了。我和我母亲一商量，那就去卫生所吧。那个时候，不知道后期能考学，对前途也非常迷茫。什么是调剂员？什么是医生？那时候分不清。就想着当调剂员，过几年之后，也能当个农村的赤脚医生，寻思当一名赤脚医生就挺好了，所以就同意到大队卫生所当调剂员。

正是因为这个机缘，1977 年国家恢复高考之后，我第一志愿报的就是白城卫校。我们那届一共有五个班，两个护士班，两个西医班，一个中医班。可能是缘分，接到通知书，通知书上写着我被白城卫校中医班录取了。虽然我不信命，但我感觉自己开始学医的过程，就是这样一个机缘，或者说巧合。

2. 成长为名中医的过程中具有重要影响的人

李景华：我到大队卫生所后，第一位老师就是沈国富先生，他是当时土木大队卫生所的医生。沈老先生虽然是农村赤脚医生，但他本人是扶余县中医世家出身。老先生的爷爷叫沈发，父亲叫沈学仁，都是当地的老中医。沈先生的二叔叫沈学礼，是当时非常有名的一位中医，沈学礼曾经参加吉林省中医进修学校的学习，大概是第三期或是第四期的学员。吉林省中医进修学校就是长春中医药大学的前身，当时这些学员都是各个县输送进来的，选拔中医方面比较优秀的人员，到进修学校学习。所以说，沈国富老先生确实是"门里出身"。我印象最深的就是这位带我入门的老师。我到了卫生所，第一次知道什么叫《药性歌括四百味》，什么叫《汤头歌》，他对患者非常热情，态度非常和蔼。农民来看病，他几句话问下来，不光老百姓，连我们听着心里都热乎乎的。小孩哭了，他就能哄小孩儿高兴。那时候我在想，他怎么三个手指头一摸脉，跟患者一讲，患者就说："你说得对呀！"每到这种时候，我对老师的敬佩之情就油然而生。这样患者也都高兴。

第二位对我影响很大的老师是杜克诚老师。杜老师是当时扶余县第三医院的内科主任，我毕业后分配的第一站就是那家医院。杜克诚老师是长春中医学院的学生。那时候在扶余县，正规中医大学毕业生没几个人，其中也包括后面的王信老师。当时邀请杜老师到扶余县中医院去，他就是不去，一定要在农村行医，就因为他喜欢田园恬淡的生活。所以，杜老师给我留下最深的印象，就是不拘名利——他就是喜欢在农村给老百姓看病，他也不往大城市去，就在这种田园生活里，为大家服务。这种心态给我的触动非常深。我还记得，当时我们俩座位挨着，他紧靠窗户，我挨着他坐。那时候我查完房没事就学中医。杜老师就说："李大夫，你好好学，你还很年轻，我们看着你进步就是了。"那时候他五六十岁了，我们俩相差20多岁。杜老师和董老师都给我这样一种感觉，就是《黄帝内经》说的："恬恢虚无，真气从之，精神内守，病安从来。"另外，杜克诚老师是本科毕业，确实有水平，有素质。一个人的性格，从他的处方就能看得出来，老先生开方平平稳稳、不温不火，他自己也是这样一种性格。

第三位是陶国良老师。我到长春岭三院的时候，他是内科的医生，后来当了内科主任。我调走之后，陶老师又当了三院的院长。他给我最大的印象就是规矩、谨慎，非常谨慎。患者来了之后，他非常较真、求真。看病的时候，他如果没想好，一定不出处方。我从他身上学到了谨慎，对待患者一定要谨慎。他对患者也非常负责任，绝不是简单看看、潦草了事。那时候吉林省卫生局从基层选拔300名中医考试，充实到公立医院中，陶国良老师就是300名内考上来的。那一批人确实是有真才实学的人。其中一部分人参加过扶余卫校学习，陶国良老师就是。

第四位是兰学老师，这也是我在长春岭三院遇到的一位老师。这位老先生现在已经去世了。他的性格是属于大刀阔斧型的，你看他治病就能看出来。他擅长治阑尾炎。那时候治疗阑尾炎，很多人不同意手术，怎么办？还得治。他的基础方是大黄牡丹皮汤，但是药量非常大，另外又加了金钱花、连翘、蒲公英这些药，能用到30~50g，量非常大，包括红藤。但用这个方子也有一个尺度，化脓的就不行了，老先生能非常准确地把握用药的时机。我记得他给过我一个方子，就是治疗阑尾炎的。从他身上，我学到了，中医该有胆识的时候就得有胆识，当然，该谨慎的时候必须谨慎。

到了扶余县中医院以后，对我最有影响的是两位老师，一位是王信老师，另一位是董治中老师。王信老师是我在长春中医学院中医函授专修班的班主任。王老师擅长治疗疑难杂症，像甲状腺瘤、甲状腺癌、慢性淋巴细胞白血病等，用药也特殊。我记得他用两头尖，还有治疗血液病用的一些药，都是别人不常用的药，这是他的特点，我感觉他有中医杂家那种博采众长的思想。后来，我和他儿媳妇小彭在同一个诊室工作了十多年，小彭留了一本王老师写的门诊病志，我看了一段时间，后来就给她拿回去了。我看王老师用药有点怪，就是超出其他医生常规的用药，这正是他的特点。

最后一位是董治中老师。董老师是扶余县的名老中医，也是吉林省的名老中医。董老师给我最深的印象就是那种大医的精神。无论是对同事，还是对患者，他始终都温文尔雅，和蔼可亲。我和他在一个屋工作近两年，我来中医院的时候，医院把他聘回指导查房，同时也出门诊。当时指导查房的是他和张横江老先生，他俩一个查中医，一个查西医，对我影响比较深。董老师也喜欢用合方，他最常用的方就是逍遥散。

应该说，在这40多年的行医生涯中，对我影响最深的，就是这六位老师。

职业认同——良医医病，济世活人

1. 作为一名优秀中医应该具备的素质

李景华：我认为，要想成为一名优秀的中医，起码应该具备四方面素质：第一，要有高尚的医德。第二，要有精湛的医术。第三，要有扎实的经典基本功。第四，要有良好的与患者沟通的能力。我认为这是作为一名医生，应该具备的素质。

首先说高尚的医德。我们作为医生，首先要有"大医精诚"的精神。这不是拔高，是当一名好医生的首要前提。当医生，一定要多为患者着想、为患者服好务，用现在的话说就是因病施治、合理用药。患者确实也不容易，我们都有过当患者的体会，所以医生首先要将心比心，对患者好，为患者着想。

其次，光有高尚的医德还不够，还要有医术，要真正有能力帮患者解决问题，这就要求医生要多学习。选择了医生这个职业，就是选择了不断奉献、不断学习的事业。用周总理当年的话说，就是"活到老，学到老"。

再次，我们中医跟西医不一样，我们需要扎实的经典基本功。经典就像一棵树的大根，这个树的大根要是扎得不深、扎得不牢，以后的成长和进步都要受到影响。反之，这个根扎得越深，吸取的营养物质就越丰富。所以，要做一名优秀的中医，就要在经典上下功夫，比如《黄帝内经》《神农本草经》《伤寒杂病论》，包括后世的《温病条辨》经典医籍。

最后，还要有良好的与患者沟通的能力，这也很关键。《黄帝内经》有句话说"病为本，工为标，标本不得，邪气不服"，患者要是依从性不好，这个病就治得很不顺利。

总的来说，我认为作为一名优秀的中医，应该有这四方面的素质。

2. 对医生这个职业的态度和看法

李景华：医生这个职业，是个救死扶伤的职业。"救死扶伤，实行革命的人道主义"，这是毛主席给医生下的定义。中国古人也有句话，说"不为良相，当为良医"，说得也非常好。良相医国，一个好的国家治理者，对国家的繁荣兴盛至关重要；良医医病，我们当一个好的医生，能解决患者的痛苦，也是非常高尚的。所以我认为，医生是一门济世活人的职业，是一种无上光荣的职业，是一项崇高的事业。我对医生就是这样一个看法。

3. 一路走来已经实现和待实现的梦想

李景华：我的梦想也不大，就是准备在有生之年，第一要带出几批师承学员，培养一批临床实战能力强的学生。不能说完全像我，但是和我类似的一批人，将来这批人能够运用中医的思路、中医的思维、中医的辨识方法、中医的治疗方法，去治疗疾病，这是我的第一个梦想。第二个梦想，就是要写点东西。目前来看，第一，要把我这几十年的临床经验，包括失败的经验都写出来，让大家能踩着我的肩膀再往前走，能走得更远一点；第二，我想把中药文化的相关知识整理成一本书；第三，因为我所在的地区是松原市，是老扶余地区，我想要把老扶余地区的中医历史整理出来。目前，我完成了老扶余地区中医历史的整理，现在已经成册了，正在研究出版。另外两个，现在还没写完，培养的学生到目前为止已经有几个，但还没达到我理想的程度。以上就是我的梦想。

4.世界观、人生观、价值观和职业观

李景华：中医是我们国家原创的医学，是中国的国粹，它具有原创性、实用性、有效性的优势。特别是现在，我们国家已经为中医专门立法了，同时也将中医药列入了国家的战略发展纲要。从这里我们可以看出，中医在国家今后的发展中，要进一步发挥重要作用。我认为中医是唯物的，也是辩证的，它用天人相应理论去指导诊断和治疗，用阴阳对立、依存、互根、转化，以及五行生克乘侮理论去解释和说明人体的生理功能、病理现象、临床诊断及治疗，是具有中国特色的一种原创医学。从《黄帝内经》算起，到现在至少有两千年的历史了，历史是最好的检验，证明中医在临床上确实既实用又有效。拿这次新冠疫情来说，中医药确实发挥了非常重要的作用，国家中医药管理局推出了"三方三药"，《伤寒论》的大青龙汤、麻杏石甘汤、小柴胡汤以及吴又可的达原饮，它们的影子在这"三方三药"里都可以找出来。两千年的抗疫史，也证明中医学在中国历史上历次疫情中都发挥了有效的预防和治疗作用。正因为中医药的科学性、实用性、有效性，我们作为中医人更应该把老祖宗留下的宝贵遗产继承下来，并且进一步发扬光大和创新。弘扬中医药文化，继承中医药传统，用中医药的理论和技术为患者治病，是我们这一代，或者我们下一代、下几代中医人的责任和义务。

我的人生观比较简单，我很同意《黄帝内经》这句话："美其食，任其服，乐其俗，高下不相慕，其民故曰朴。"我的人生观就是这样的，吃穿随便一点，名利地位少争一点。

我的价值观，就是要为患者服务，因为医患关系是性命相托。做医生就要施行仁术，不是为了像经商那样去赚钱，所以要自觉减少我们的贪欲。要做到这一点，就要发扬"大医精诚"的思想，好好为患者服务。

对于职业观，主要是以患者为上，以济世活人为务。对待老师，要尊师重道；对待同事，要讲五湖四海；对待弟子，要倾其所有，量才施教；对待事业，要精究方术，赤胆忠心。

5.对国内公共卫生事件的看法

李景华：作为一名中医，我也一直在关注国内的公共卫生事件。首先，我们中医有两千多年的光辉历史。在这两千多年的历史长河中，中国应对历次瘟疫疾病，都有中医的功劳。张仲景所在的东汉末年，当时患者也很多，用张仲景《伤寒论》自序的话说："余宗族素多，向余二百。建安纪年以

来，犹未十稔，其死亡者，三分有二，伤寒十居其七。"当时传染病确实很厉害，但是中医运用自己独特的思路和方法，对于遏制瘟疫流行起到了非常重要的作用。张仲景的《伤寒杂病论》这部著作，是中医抗击瘟疫的一座宝库。拿新冠疫情来说，我也一直在关注，虽然无缘参与救治，但我也做了一些思考，我们中医怎么治疗？我认真地在想这个问题。这次，中医参与到新冠疫情的救治中了，并且参与得非常好，得到了国家的认可，像张伯礼院士、仝小林院士，还有北京中医医院的刘清泉主任医师等，这些中医代表亲临到第一线，亲自制订方案。国家肯定了中医"三方三药"在治疗新型冠状肺炎中起到的作用。下面我就简单谈谈我对这个病的认识。

中医有两千多年治疗传染病、流行性疾病的经验。刚才我说到，东汉张仲景的《伤寒杂病论》，实际上就是治疗传染病、流行病的一个经验总结。从东汉到金元，到明代吴又可的《温疫论》，到清代叶天士，再到薛雪，两千年来中医一直在努力研究治疗传染病的方法，这是不可否认的。在研究的过程中，中医陆续提出六经辨证、卫气营血辨证、三焦辨证这些理论。医学本身就是一门实践的学问，要不断地摸索和实践，历史上的这些中医大家，张仲景、吴又可、叶天士、吴鞠通，他们都是优秀的代表。

现在，中医治疗新冠肺炎已经初显成效。我的观点是新冠肺炎就按时行感冒治，这是我提出的一个观点，不一定对。我认为新冠肺炎没什么可怕的，它无非就是一种时行感冒，不管这个病叫"新冠"还是叫"旧冠"，或者有其他什么面目，我们都可以按照中医的思路去办。《诸病源候论》里有这么一段话说："时行病者，是春时应暖而反寒，夏时应热而反冷，秋时应凉而反热，冬时应寒而反温，此非其时而有其气，是以一岁之中，病无长少，率相似者，此则时行之气也。"这段话很好地说明了时行感冒的发病原因、病证特点、病情轻重。时行感冒，实际上就是感受了四时的不正之气。正常情况下，春天应该温，夏天应该热，秋天应该凉，冬天应该寒，气候反常就对人体有伤害了。比如说，这次新冠肺炎发生在2019年冬季，就是2020年春节之前。仝小林教授到过武汉，他说当时武汉连续半个多月下雨，天气非常冷，在这样一个气候条件下，疫毒才急剧蔓延。所以中医看待疫病，讲的是"非其时而有其气"。中医对传染病怎么认识？《素问》有句话叫"五疫之至，皆相染易，无问大小，病状相似"，瘟疫来了，不管是老的少的、男的女的，都要感染疫毒发病，这是《黄帝内经》最早的认识。冬应寒而反温，春应温而反寒，非其时而有其气，这就是发病原因，无论是寒疫、温疫还是湿疫，都是"非其时而有其气"。那么我们的辨治方法是什么呢？《伤寒溯源集》里有句话说得非常好，叫"受本难知，发则可辨，因发知受"，我们不知道这个新冠病毒到底是什么病毒，但它侵犯人体发作之后，我们就能辨出来。根据发作情况来辨，阴阳、表里、寒热、虚实，运用八纲辨出来；再根据六经辨证、卫气营血辨证、三焦辨证等方法，分清邪气在哪个部位、哪个层次。另外，"观其脉证，知犯何逆，随证治之"，这就是中医的治疗原则。比如沈谦益教授提出"辟瘟、净秽、普济、辨治"，这就是具体措施。有防有治，除了治疗，怎么去预防它？刚才我也提到，就是《素问》所说："黄帝曰：余闻五疫之至，皆相染易，无问大小，病状相似，不施救疗，如何可得不相移易者？岐伯曰：不相染者，正气存内，邪不可干，避其毒气。"从这段话可以看出，无论男女老少都可能得疫病，而且发病率非常高，死亡率非常高。那怎么样才能"不相染易"，截断这个传染链呢？"正气存内，邪不可干"，这就是预防思想。我们把自身正气调整旺盛了，或者配合吃一点药、采取一些措施，可以不得病，或者得病也很轻。另外，"避其毒气"是什么？我们现代的隔离就是这种思路。做好隔离，就碰不着毒气，也就不会得病了。我感觉古人两千多年前的防疫思想已经非常先进了。像武汉封城，还有隔离，人和人之间保持一米左右的社交距离，实质上都是"避其毒气"。

总之，从病因上看，非其时而有其气，冬不藏精，春必病温，天运失时，大疫则至，新冠肺炎疫情的暴发，也证实了中医病因理论的正确性。从辨证上看，"受本难知，发则可辨，因发知受"，这是清代医家钱潢提出来的，也反映了中医认识疾病的重要方法。疾病在不断变化发展。很多疾病都是历史上中医没认识到的，但现在病来了，我们中医能不能治？虽然我们不认识这个病毒，但是"发则可辨"，侵袭人体后发病了，我们就知道是寒、是热、是湿。从治疗上看，就是《伤寒论》提到的"观其脉证，知犯何逆，随证治之"。这个原文在《伤寒论》第16条："太阳病三日，已发汗，若吐，若下，若温针，仍不解者，此为坏病，桂枝不中与之也。观其脉证，知犯何逆，随证治之。"尽管病因不同，但病邪侵犯人体之后，就会与机体正气作斗争，从而表现出阴阳、表里、寒热、虚实的病理变化。我们根据这个病理变化，确定治疗方向和原则，进而拿出具体的治疗方案。这就是中医的治疗。

有人说，中医过去两千年的这些东西落后了。我认为不落后，拿到今天来看这些原则，我也感觉非常先进。"避其毒气"自不必详谈，封城、戴口罩、保持社交距离，都是在避其毒气。那么"正气存内"呢？我认为人和自然界应该和平相处。从大的层面说，自然界的病毒细菌是"阴"，而自然界的阳光雨露是"阳"。《黄帝内经》有句话说："阳气者若天与日，失其所则折寿而不彰，故天运当以日光明。是故阳因而上，卫外者也。"太阳出来之后，阴霾自散。我们人体也一样，人体的抗病能力就是"阳"，而病毒是"阴"，只有调动起自身正气的力量，才能使邪毒不侵，或者侵而不病，或者病情比较轻浅。中医讲"阴平阳秘，精神乃治"，最终目的是归于平衡，达到人体与自然界的和谐与平衡，是远离疾病最好的办法。对于这次新冠肺炎疫情，我没有参与具体救治，只是通过一些报道了解到中医专家亲赴一线救治的方案，又参考了一些典籍，大概提出这样一些不成熟的看法。

学成中医——温故知新，博采众长

1. 学习和从事中医过程中的阶段划分及各个阶段学习和研究中医的方法

李景华：我认为学习中医可以分成三个阶段：第一是启蒙阶段，第二是成长阶段，第三是成熟阶段。我记得王国维在《人间词话》中讲道："古今之成大事业、大学问者，必经过三种之境界：'昨夜西风凋碧树，独上高楼，望尽天涯路'，此第一境也。'衣带渐宽终不悔，为伊消得人憔悴'，此第二境也。'众里寻他千百度，蓦然回首，那人却在灯火阑珊处'，此第三境也。"我感觉学中医，也是这么三个阶段：一开始进入中医，先看到的是朦朦胧胧的，在里头不断寻觅。然后你在这里面吃苦、流汗，这个过程就是成长阶段。最后，猛然醒悟，那人正在灯火阑珊处。我个人也经历了三个阶段，我也可以跟大家分享一下。

第一个阶段，是从困惑迷茫到崇敬热爱。这个阶段，大约在1976年的9月到1981年的4月，从我去卫生所工作，到中专毕业。1976年9月，当时我高中还没念完，就正式走入社会，到朝阳公社土木大队卫生所当一名调剂员。初到卫生所的时候，我对一切都非常陌生，对于医生和护士没有什么概念，对药剂也不太懂。我的第一任老师是沈国富老先生。他为患者看病，摸完脉，回手就开方。患者吃完药之后，感觉特别好。我一看这真能治病，就去请，老先生就说："你先背《药性歌括四百味》和《汤头歌》吧。"那时候书不好买，我就把他那本书借回来抄："人参味甘，大补元气，止渴生津，调荣养卫。黄芪性温，收汗固表，托疮生肌，气虚莫少。"那时候我对书中内容理解是懵懂的，老师让背我就背。到 1977 年，国家恢复高考制度，当时就想去考一下试试。因为有在卫生所工作这个经历，我第一志愿毫不犹豫地填写了白城卫校。一接到中医班通知书，我心里就很高兴，当时立志一定要学会中医。刚开始到白城卫校，学中医听不进去，虽然背了一点《药性歌括四百味》《汤头歌》，但是对中医理论，像阴阳五行、脏腑经络、气血津液，不理解，也看不明白。但是已经走进中医这个行当里，那就努力学吧。那时候国家刚恢复招生考试，教材非常紧张，想买书根本就买不着。当时个别同学有第三版教材，我一看那书写得这么好，还没错字，就把书借回来。但是人家同学白天学习用，自习时还用，怎么办？只能等人家下自习了，商量一下，借来在被窝里抄，现在我还留着那时抄的《中医基础理论》和《中医内科学》的部分内容。当时是一个字一个字抄下来的，确实下了一些笨功夫，但在今天看来很有好处，抄了一遍，顶看四五遍，对我的学习可以说非常有益。反过来看看，现在书多了，看得却少了！所以我感觉这个世界上的东西，都要辩证地看，坏事和好事其实在转化。没有书，可能是"塞翁失马，焉知非福"，我借着书抄，可能学得更好。有了书之后，可能就不看了，反正也是我自己的书。就这样，随着学习的深入，我对中医越来越热爱，感觉中医好，它的道理特别符合辩证法，说得非常好。当时我在两个医院实习，一个是前郭县中医院，一个是扶余县中医院，各待了半年。前郭县中医院给我印象最深的，就是王奎老先生。老先生那时七十五六岁，耳朵特别聋，看儿科看得好，一天百十来患者，给他累得不行。我记得那时候麻疹特别多见，他治麻疹都是协定方，方子都是十二味、十六味，药房已经提前把方子抓出来了，老先生协定方一开，药房直接就取走，如果当时现抓，根本赶不上。我记得临近实习结束，王老先生把他的临床经验的一本书拿来给我们抄写，说对我们将来看病有用，这份资料至今我仍然保存着。扶余县中医院，也是一个名医荟萃的地方，当时董治中老先生、张敬芳老先生、张忠良老先生、王信老先生、刘学儒老先生、乔维民老先生，都是老扶余地区非常有名气的老中医，那时候就是如饥似渴地跟他们学习。有时候上药房把老先生的处方拿出来看，其实也看不明白，大体猜这个处方是怎么组成的，是小柴胡汤还是逍遥散。因为没学到一定程度，思维就理解不了老先生处方的奥妙。这就是我学中医的第一个阶段。

第二个阶段，是从苦苦寻觅到渐入佳境。这个时间大概从 1981 年 4 月到 2010 年 6 月。当时毕业之后，我听从组织分配到了长春岭，就是扶余县第三医院。当时长春岭虽然离县城比较远，但它算是一个西医综合水平很高的医院。为什么很高呢？因为毛主席发表了"六二六指示"，号召下乡支援农村，吉林省人民医院的医生到长春岭三院支援。等到我去的时候，虽然那些医生已经返回省城了，但是他们带出的这批医生，看病的水平也很高，包括抢救急症。当时老百姓的防护意识差，有机磷中毒的特别多。我记得当时因为高粱上长腻虫，有人空着手，连手套都不带，就拿农药往高粱上抹，结果有的人得了急重症就死在田地里了。我非常佩服三院医生的抢救水平，有的患者到了之后就是肺水肿、左心衰竭，吐粉红色泡沫痰，经过治疗就好了。当时三院虽然是一家西医医院，但我感觉自己是中医，我要把我的知识运用到临床实践中。我们那个老主任也非常好，他是学西医的，从白求恩医科大学毕业，叫张本孝。张老先生说："我支持你。"张老先生是个比较开明的西医，虽然平时我们在一起的时候，我们意见有分歧，也打嘴仗，但在临床上，他会让中医参与治疗。

我记得当时最典型的，就是遇到一个大叶性肺炎合并左心衰竭的患者，这个患者病情特别重，他到医院来，给我的第一印象，用老百姓的话说，就是穿得非常埋汰。

因为工作环境差，穿着、卫生各方面都不好。可能是感冒没好好治，到最后就发展成大叶性肺炎了。当时到医院，他体温非常高，特别热。寒战、高热、咳嗽、咳铁锈色痰。听诊有管状呼吸音，肺实变体征非常明显。后期出现呼吸困难、咳粉红色痰，就提示出现了严重的左心衰竭。当时西医把治疗心脏的药、消炎的药、支持疗法，这些都用上了，但是患者始终高热不退。后来我们主任说，你看看中医还有什么办法吗？当时我看患者，就想到了白虎汤。白虎汤怎么用？就记住四大症：身大热、口大渴、汗大出、脉洪大。就用白虎汤。我记得当时石膏用到 100~200g，效果非常好，高热很快就退了。我感觉这个很神奇。我不否认，西医有西医的作用，但是中医参与进去，起码能缩短病程、增加患者治愈的机会。

后来过了三四年，这个患者又来了。来了之后是上不来气儿，心脏瓣膜出现杂音，各方面检查，确诊是风湿性心脏病。他的家庭条件可能不行，没有好好治疗，挺可惜的。现在他还在不在，我就不知道了。当时除了胸膜炎，像急、慢性肾炎，肾盂肾炎，我也用了一些中医的方法治疗。我记得当时有两个孩子都是肾炎，浮肿特别厉害，用了中药之后，效果不错，中药确实有很好的作用。

1994 年 8 月，因为工作需要，我就调到扶余县妇幼保健院工作，担任副院长。妇幼保健院是个专科医院，用中药的机会少，但我尽量还出诊。那时候，我在当时的石桥卫生院和长春岭也积攒了一些患者，这些患者有病就来找我，我就把办公室变成诊室，行政的事该处理处理，病该看还看，那时候一天也有 20 多个患者，整天忙忙碌碌的。这些年，我对于中医始终在探索，在追求，也可以说是东闯一下、西闯一下，走了很多弯路。之前在长春岭三院、石桥乡卫生院、妇幼保健院，虽然不是中医医院，但我通过这些机缘学到了一些边缘学科的知识。现在看这不是坏事。我们中医应该善于吸取，一个是西医的知识，一个是边缘学科的知识。古人有句话叫"他山之石，可以攻玉"，我们不能完全排斥西医，因为现在西医客观存在，我们也不否认它强大。但是，我们中医可以把西医的东西有所借鉴，为我所用。在中医的历史上就是这样，很多中药就是原来外国的东西，比如血竭、各种香料，不少都是从西方传过来的，我们中医就能拿来变成自己的东西，研究它们的性、味、归经。所以，我认为不管在什么岗位，作为一名中医，就要充分利用机会，把各种知识多补一点，多学一点，并且能够为我所用。

1999 年 1 月，我正式调入扶余县中医院，就是现在的松原市中医院。对我来说，这是个重大的转折。一个是到这儿之后，患者多了；另一个是出去参会的机会也多了。这时候随之而来的就是中医思路也就开阔了。比如 1999 年 9 月，国医大师任继学老先生发起倡议，在长春市举办全国名老中医临床经验高级讲习班。我了解到这个消息是当时的王希军院长拿了个通知给我，说："景华，你看看这个好不好，你去看看。"每个地区有一两个名额，非常珍贵。我一看，授课老师有邓铁涛、陆广莘、颜德馨、张琪、李今庸、焦树德、刘炳凡、张学文、朱良春、王绵之、何任、任继学、晁恩祥、周仲瑛、路志正，全国的大佬都来了！我说我一定要去。我记得课程有 10 天的时间，白天学完，晚上捋一遍白天讲的知识，把重点整理一下，12 点钟才睡觉。我感觉对我最大的帮助，就是开阔了思路，原来外面的世界这么精彩！而且听了那些老先生的讲座，经常有种茅塞顿开的感觉，原来的一些困惑，经过老师一讲就明白了！

后来，第三届全国名老中医高级讲习班在上海举办，我又参加了一届。在这两届里，内科的名家我基本都见到了，这些老师现在有些已经作古了。这段经历，到现在我也引以为豪，对我的成长过程非常有帮助。

那段时间，北京的郝万山老师也办了一个伤寒应用班，郝老师是刘渡舟先生的学生。这个班也非常好，其中大部分参与者都是"国家优才"第一批的学员。这是个 30 人的小班，就在北京中医学院的宾馆里上课。培训总共 7 天时间，将六经讲了一遍，听完之后，我对《伤寒论》确实有了更深的理解。

还有 2008 年，我在北京参加了一届全国扶阳论坛。扶阳派是我们中医的一个特殊学派，它的特点就是注重阳气。《黄帝内经》说："阳气者若天与日，失其所则折寿而不彰，故天运当以日光明。"扶阳学派就主张人体的阳气最重要，虽然有阳有阴，但是以阳为主、阴为从。这个学派的代表有李可、吴荣祖、卢崇汉、张存悌、刘力红等，这个学派的观点给我开拓了一个新的视角。这些就是我学习中医过程中的第二个阶段。

第三个阶段，是从融会贯通到得心应手。大概从 2010 年 6 月开始，那年我继续深入学习经方，我认为这是自己中医历程里的一段"大学时光"。2010 年 6 月，全国经方论坛在北京召开，当时是北派伤寒的经方大师冯世纶老师倡导的。我得到消息之后，就和我们医院的于殿宏主任说："你学伤寒学得好，今年北京有个伤寒论坛会，咱俩去看看。"在会议上，见到了冯世纶老师、仝小林老师、黄煌老师、刘方柏老师、钱超尘老师、郝万山老师、熊继柏老师、马文辉老师、毛进军老师。从张仲景《伤寒论》诞生，到现在快两千年了。从学术传承来看，经方不是唯一的主流，但其中孕育了很大的光辉。用冯世纶老师的话说，经方和《黄帝内经》不是一个体系，经方是《神农本草经》《汤液经法》体系的。后来陆续几年，经方的研讨会分别在北京、南京、广州召开。经方派，北京以冯世纶老师为代表，广州是以李赛美老师为代表的南派，南京以黄煌老师为代表。后来，我又见识了全国比较知名的经方大家，比如河南的王付老师、涂华新老师，对这些经方家的思想进行了一些了解和学习。这些对我影响很大，学习经方之后，感觉自己进入了一个全新的世界——一个小柴胡汤可以出神入化，变成柴平煎、柴苓汤、柴归汤、柴陷汤等，一个桂枝汤也可以千变万化。这些年我在临床上以经方为主，辅以时方，或是经方和经方合方，或是经方和时方合方。通过学习经方，不断从其中汲取营养，我对中医的认识进一步提高了。我的门诊量，最多一天达到一百多人，现在身体不好，改成出半天诊，也要看五六十人。虽然患者越来越多，但处理问题更得心应手了。

以上就是我学习和从事中医的三个阶段，也是不成熟的一点看法。

2. 中医经典在中医学习过程中起到的作用及学习方法

李景华：中医经典就是中医的根，根深才能叶茂，吸收的营养才能丰富。要当一名好中医，不读经典是万万不成的。《黄帝内经》《伤寒杂病论》《神农本草经》《温病条辨》，这都是中医的经典。经典这关必须得过，这关不过，中医就学不好。怎么学经典呢？首先要背诵重点条文，然后细心体会经典的深刻含义。先去背，背会之后再去体会；如果背不熟、背不下来，这个体会就不深刻。我学习经典始于白城卫校时期，当时我们开设了经典选读课，使用的是北京中医学院主编的《中医原著选读》。那时候我背了一部分《黄帝内经》和《伤寒论》的原文，念函授专科的时候、本科自考的时候，又陆续强化了一些，所以我的经典实际上不是一次背完的。学习的方法，主要就是背诵、理解。说到这里，我感觉中医的五版教材，是目前为止中医界最好的教材，像《内经讲义》《伤寒论讲义》《金匮要略讲义》《温病学》等，基本是以这个为参考，这版教材讲得非常好。

善治疾病——四诊合参，调和阴阳

1. 对疾病的诊察判断及影响疗效的因素

李景华：我看病的基本程序，一般首先问诊，了解患者的年龄、职业、生活习惯、既往史、婚育史、发病的诱因和经过，然后再进行脉诊和望诊。在这里，我一点也不否认问诊的重要性。《难经》讲"望而知之谓之神，闻而知之谓之圣，问而知之谓之工，切脉而知之谓之巧"。问诊十分关键，如果不重视问诊，治疗上会有很大偏差。望诊主要是通过观察患者的全身情况和局部情况，对疾病进行简单的判断。望诊也很关键，我当时学习《医宗金鉴·四诊心法要诀》，望诊部分讲得非常好，怎么判断患者有神无神，什么是真神，什么是假神，什么是真色，什么是假色，非常重要。至于脉诊，首要是熟练掌握临床需要的那些，我认为主要是浮、沉、迟、数、滑、涩、虚、实、促、结、代。二十七脉也好，二十八脉也好，分得过于细了，主要的问题要辨清。通过辨脉，实际是要辨什么？辨阴、阳、表、里、寒、热、虚、实。

再看采集主要信息，包括病之新旧、有无寒热、出汗与否、二便情况、本次发病情况和伴随症状，还有实验室检查的一些资料。我认为西医资料也不能落下。我在临床上体会，有些患者虽然症状很相似，但由于疾病不同，可能预后就不一样。举个简单的例子：比如说一个血尿的患者，如果是尿路感染、肾小球肾炎，可能预后就会好一些；如果是膀胱癌、肾癌，预后肯定要差。所以我要再次强调，我们不能排斥西医。

常用的辨证方法，我会运用八纲辨证、六经辨证、脏腑辨证等。具体到临床上，根据患者病情总结出几个点，比如寒、热、虚、实、痰、瘀，根据几个要点确定治疗方案。我比较喜欢用合方，一个是经方合经方，一个是经方合时方，在临床运用的效果会比较好。从辨证体系来看，我最喜欢用的是八纲辨证、六经辨证和脏腑辨证，特别是八纲辨证。一般患者来了之后，我会首先按照八纲辨一下，就是阴、阳、表、里、寒、热、虚、实，我认为这对病情、病性、病位的判断都非常重要。然后根据患者病情总结出几个点，比如寒、热、虚、实、痰、瘀，临床上这几个点我抓得比较多。抓住关键点以后，就往下再细分，具体落到哪个脏腑上。我在临床上是按照这个整体思路给患者看病的。

关于影响疗效的因素，我认为有几个方面：第一是疾病诊断；第二是临床辨证；第三是用药技巧；第四是情绪，也就是患者的依从性。首先说疾病诊断，诊断直接影响预后，就像我前面举的例子，肾盂肾炎患者可能预后好些，膀胱癌患者预后肯定差些。所以诊断很关键。其次是临床辨证，辨证也很关键。如果辨明确了，治疗效果就会好；如果辨得不明确，那就可能犯虚虚实实之戒。再次，用药技巧也很重要。常说辨证论治，现在辨病论治也有很多。除了辨证论治、辨病论治，针对疾病的某一点去辨治，也是很好的办法。在这个问题上，我们要集众家之长。最后，患者的依从性也很重要，《黄帝内经》说"病为本，工为标，标本不得，邪气不服"，如果患者依从性差，治病效果就会不好，比如饮食宜忌，有人吃药之后又不听医生的，还是什么都吃，那会直接影响疗效。所以，这四点都是影响疗效的重要因素。

用四诊怎样诊病，我认为，尽管中医四诊讲究望、闻、问、切，但每一个中医医生的具体侧重都不太一样。因为我的门诊患者相对比较多，现在半天要接待 40~60 人，以前整天出诊要接待近百个患者，所以我看病这套程序，有时候就要快捷一点。患者来了之后，我一般先进行简单问诊，除了问患者的年龄、职业、生活习惯、既往史、婚育史、发病经过和诱因之外，还有一些细节的问题，比如婚育史也很关键，临床上如果疏忽问诊，就容易在治疗上出问题，疗效会受到影响。此外，患者的职业和生活习惯也非常重要。比如开网吧、开烧烤摊的人总熬夜，容易得高血压、失眠，身体的功能紊乱了。咱们中医讲"阴平阳秘，精神乃治，阴阳离决，精气乃绝"，因为他把阴阳颠倒了，疾病就出来了。所以我感觉临床问诊非常重要。

除了问诊，我还需要进行望诊和脉诊。望诊，除了望患者的一般情况，更重要的是望他的舌象，因为每个患者的诊断过程比较快，所以我很重视舌诊。舌诊确实可以反映疾病的性质,特别是反映胃气的变化。比如脾胃湿滞患者的舌象,一看苔就特别厚,还有酗酒、抽烟的患者,舌象往往能反映很多问题。其次就是脉诊,我从医 40 年,要说脉诊精到什么程度不敢说,我认为国内的脉学是百花齐放、百家争鸣的,甚至有的摸脉能摸出十几个层次来,这个我确实办不到。我主张,如果刚开始入中医门,先别着急求全,先看这十一部脉:浮、沉、迟、数、滑、涩、虚、实、促、结、代。比如浮、沉、迟、数,是搭手就能得到,还是重按才能得到,是快是慢,就辨别出来了。是虚是实,是寒是热,先能够定性的问题。促、结、代脉,主要是了解患者脏气的情况,特别是心气的情况,是不是?"数而时止名为促,缓止须将结脉呼,止不能回方是代,结生代死自殊途,"要了解心气的变化,区分这些脉象非常重要。

这些年来,我对四诊问题的体会是,作为一名年轻医生要学四诊,还是要多背点东西,因为中医和西医不一样。《医宗金鉴》的"四诊心法要诀"写得非常好,大家如果要学四诊,除了背诵原来的四小经典,像《药性歌括四百味》《汤头歌诀》《濒湖脉学》《医学三字经》这些书,也应该把《医宗金鉴》的"四诊心法要诀"背下来。背诵熟练之后,在临床上确实非常有用。刚才我说到脉诊,作为一个刚刚开始看病的医生,首先要掌握这十一部脉,把这些掌握了,基本的脉象就掌握了,之后就了解了病邪的性质属寒,属热,属虚,属实,然后再根据寸口脉的分布,落实到脏腑辨证上。

此外,在论脉这个问题上,我还想说一点。可能两个大夫、五个大夫摸脉,会摸出两样或五样不同的脉象,这说明,对于脉象,每个人的体会确实不一样。王叔和在《脉经·序》里有一段话,说得非常好:"脉理精微,其体难辨。弦紧浮芤,辗转相类。在心易了,指下难明。谓沉为伏,则方治永乖;以缓为迟,则危殆立至。况有数候俱见,异病同脉者乎?夫医药为用,性命所系。和、鹊至妙,犹或加思;仲景明审,亦候形证,一毫有疑,则考校以求验。故伤寒有承气之戒,呕哕发下焦之间,而遗文远旨,代寡能用,旧经秘述,奥而不售,遂令末学,昧于原本,互兹偏见,各逞己能。致微痾成膏肓之变,滞固绝振起之望,良有以也。"这段话我能背下来,也在反复理解。王叔和那个时代,就体会到脉象难辨。即使像扁鹊、医和那么好的大夫,还要好好想想;像张仲景这样创立了六经辨证的名医,也要认真求验、反复考校。所以讲"伤寒有承气之戒,呕哕发下焦之间"。所以,我认为脉诊要从最基本的开始,扎实地学,一步一步地学。每个人的理解和侧重不一样，有人可能更擅长望诊，有的人可能对脉诊研究更深入。但首先要把基本功打扎实了，再深入研究，那就更好了。我是这样一个想法。

关于这个微观辨证，我感觉很重要。中医的特长是宏观辨证，我们的整体观念、辨证论治，更多是从宏观角度看。

而微观辨证，是西医给我们提出的一个新问题，包括现在的实验室检查、CT、核磁等，都属于微观辨证的范畴，它们往往也能反映一些本质性的东西。时代发展了，我们现代的中医，也不能完全用三个指头诊百病了。假设回到张仲景的时代，那时候如果有显微镜、CT，那张仲景也会使，但是张仲景的时候没有，没办法。所以我认为，应该把西医的实验室检查吸收过来，将这些辅助检查作为中医望诊的延伸。

在治疗方法上，每个医生都有自己的特点。举个例子，我们吉林省原来卫生厅的老厅长王喜天老先生，据说他一辈子就使用藿香正气散加减。所以每个人都不一样，特别是作为一名医生，越到老的时候，他的认识可能越精炼。过去我听有人说："你读这个人的书，要读他老年时候的书。"我们看李东垣，要看他的《内外伤辨惑论》，因为这本书在他晚年成书，体会更加精深。在中医八法里，汗、吐、下、和、温、清、消、补，我临床比较常用的是和法、下法、温法、消法。其他法也会用，但是比较常用的是这四个。其中，我最常用的是和法，特别是在 2010 年之后，我在思想上有了一个比较大的转变。下面我就和法的问题，重点谈谈自己的想法。

所谓"和法"，从思想源头上看，最早来源于子思的《中庸》。子思是孔子的孙子，孔鲤的儿子。子思的父亲孔鲤出息不大，但子思这个人很有出息，他写了一本书叫作《中庸》，如果没有子思的继承，孔子的思想可能就不会传下来，他是一个承上启下的人。《中庸》里有这样一段话："喜怒哀乐之未发，谓之中；发而皆中节，谓之和；中也者，天下之大本也；和也者，天下之达道也。致中和，天地位焉，万物育焉。"他这个"致"是什么意思？就是"达到"。"致中和"是什么？就是人的道德修为要达到不偏不倚、不走极端、十分和谐的境界，这就是中庸。我前面提到的杜克诚老师、董治中老师，他们对这个问题的体会比我还深，他们就是那种不偏不倚、不走极端、温文尔雅、十分和谐、善待患者的医者，这不就是中庸最好的一个体现吗？我感觉，根源就是"致中和"的思想。从大的角度看，未来世界要走向大同，我认为最理性的，是用中国传统文化里的"致中和"观念，也就是"和而不同"的思想。"致中和"不是完全求同，是和而不同。不同的民族，有不同的饮食，不同的风俗习惯。世界未来的大同，就要走"致中和"道路，而我们中医要治好病，也要走"致中和"的道路。达到了"致中和"的境界，天地各归其位，万物生长发育，这就是和谐。

我认为，儒家的"致中和"观念对中医影响非常大，中医的和法，实际就是秉承古代哲人这种"致中和"思想提出来的。中医的和法就是运用和解、调和的方法来祛除病邪，它体现了中医独有的"中和"思维。和法与汗、吐、下攻邪三法不一样，与补法也不一样。成无己在《伤寒明理论》里这样讲："伤寒邪气在表者，必渍形以为汗；邪气在里者，必荡涤以为利。其于不外不内、半表半里，既非发汗之所宜，又非吐下之所对，是当和解则可矣。"说病邪在半表半里之间，这时候下不能下，汗不能汗，而和法就是非汗、非吐、非下的一种治法。

《黄帝内经》虽然没有提出"和法"这个概念，但其中"和"的思想很明确。比如《素问·生气通天论》说："阴平阳秘，精神乃治；阴阳离决，精气乃绝。"治病要以"和"为最高的法度，所以这篇里还有句话说"因而和之，是谓圣度"，这个"和"也可以理解为和法。《素问·六微旨大论》说："出入废则神机化灭，升降息则气立孤危。故非出入，则无以生长壮老已；非升降，则无以生长化收藏。"人的生命过程，实际就是气升降出入的过程，如果气的升降出入运动停止了，生命也就终结了。这个运动维持着人体生命的动态平衡，实质上也就是维持"和"的状态。能够维持"和"的状态，就基本达到"阴平阳秘"，生命就是健康的；如果失去"和"的状态，就是"阴阳离决"，生命就不存在了。《素问·脏气法时论》也有一句话体现了和法："毒药攻邪，五谷为养，五果为助，五畜为益，五菜为充，气味合而服之，以补益精气。"有些疾病治疗到一定程度不能一直吃药，要通过"五谷为养，五果为助，五畜为益，五菜为充"的办法，来调和身体。《素问·五常政大论》说："大毒治病，十去其六；常毒治病，十去其七；小毒治病，十去其八；无毒治病，十去其九。谷肉果菜，食养尽之，无使过之，伤其正也。"强调的也是"和"，思想上都是相通的。《素问·六元正纪大论》说："木郁达之，火郁发之，土郁夺之，金郁泄之，水郁折之，然调其气，过者折之，以其畏也，所谓泻之。"木郁怎么办？应该用疏肝解郁法。火郁怎么办？应该用发散郁邪法。土郁怎么办？应该用化滞通腑法。金郁怎么办？应该用疏利肺气法。水郁怎么办？应该用温阳利水法。这些治则的根本精神，就是顺达病势，以和为度。这些都是《黄帝内经》中"和"思想的体现。

我们再看《伤寒论》，虽然也没有明确提出"和法"的概念，但是看一看第 58 条："凡病若发汗、若吐、若下、若亡血、亡津液，阴阳自和者，必自愈。""阴阳自和者，必自愈"，也深刻体现了"和"的思想。用汗、吐、下这些方法治疗疾病，出现了亡血、亡津液的情况，造成了体内的正气耗伤。我们就要通过五谷、五果、五畜、五菜，以及锻炼身体的办法，来增益人体的正气，人体的阴阳自和。阴阳自和了，病就好了。再看《伤寒论》第 230 条："阳明病，胁下硬满，不大便而呕，舌上白胎者，可与小柴胡汤。"小柴胡汤能达到什么效果？后边说是"上焦得通，津液得下，胃气因和，身濈然汗出而解"，这讲的还是"和"。另外，《金匮要略·脏腑经络先后病脉证第一》提到"若五脏元真通畅，人即安和"，就是说人体脏腑的元真、元气通畅了，身体达到一个动态的平衡，人就安好了。

和法的适应证非常广泛。举例来说，常见的第一个适应证，就是虚人感冒。虚人感冒不能攻，患者身体不能耐受；又不能补，一补就把病邪滞结在体内了。那怎么办呢？用和法。广义上来说，桂枝汤也是和法，用桂枝汤的目的是要调和营卫，通过调和营卫的办法来祛除病邪。第二个适应证就是慢性病，像慢性胃炎、慢性肝炎、慢性胆囊炎这些疾病，用和法的效果很好，通过慢慢地调理，以求"阴阳自和"。第三个适应证，我认为是小儿病和老年病，临床上这类患者的一般特点是虚中夹实。我们中医讲儿童，叫"稚阴稚阳"之体，稚阳未充，稚阴未长，这样一个状态。老人也是，八八就是"五脏皆衰，筋骨解堕，天癸尽矣"，更别提八九十岁的，虽然看着挺健康，实际上正气已虚。所以像老人和小儿患病，就不能完全用攻的办法，患者耐受不了，那怎么办？用和的方法。所以我在临床上治老年人感冒，用小柴胡汤非常多，可以起到很好的退热和解作用，这是我的体会。第四个适应证，就是营卫不和、表里不和、上下不和、内外不和、寒热兼杂、肠胃不和、肝脾不和的这些病证，我认为用和法效果都非常好，可以起到调和营卫、调和肠胃、和解阴阳、表里双解、调和肝脾等作用。所以，凡邪气在少阳、在膜原，以及肝脾不和、肠寒胃热、气血不调、营卫不和的情况，都可以考虑用和法治疗，这就进一步扩大了和法的适应证。进一步看，在临床中我们用和法，也要根据不同情况来具体运用，或用清、温、消、补。程钟龄在《医学心悟》里有段话说得非常好："有清而和者，有温而和者，有消而和者，有补而和者，有燥而和者，有润而和者，有兼表而和者，有兼攻而和者。和之义则一，而和之法变化无穷焉。"将和法的适应证扩展之后，再兼清、兼温、兼消、兼补，它的应用范围就更加广泛了，我认为这也是中医临床一条大的研究路径。

关于如何运用经方，我的学术思想是在40多年的行医过程中逐渐积累的。年轻的时候比较莽撞，就照着教科书开方。这些年来，特别是从2010年开始，我的学术生涯经历了一次很大的转折。具体来说，就是学习经方之后，我的临床思路有了很大的变化，我感受到经方是最朴素、最规范、最实用的。西医有"诊疗指南"，我认为张仲景的经方，实际上就是中医的一部"临证指南"。这些年，我的思想也在变化，以前我提出过一个"痰瘀内阻，百病由生"的观点，认为在临床看内科杂病，大部分和痰瘀有关系。这跟我们现在的气候、生活方式、生活习惯有关系，现代人的很多疾病都源于痰瘀内阻。后来，经过逐步摸索和临床实践，这些年我最喜欢用的经方有这么几类：第一类是小柴胡汤类方，第二类是桂枝汤类方，第三类是半夏泻心汤类方。这些方的临床效果确实好，特别是小柴胡汤，临床门诊上的很多疾病，都可以用以小柴胡汤为主加减、合方来治疗。所以我秉持这个观点："在临床上，把握住经方的本质之后，就可以将经方与经方合方，也可以将经方与时方合方。"我简单举例跟大家说说我用小柴胡汤及其类方的经验。

小柴胡汤是张仲景《伤寒论》的一个著名方剂，这个方具有疏肝、清胆、理脾、开郁、和解的作用，运用在慢性肝胆疾病、孔窍疾病、免疫性疾病的治疗中，效果都非常好。可以举《伤寒论》的两条条文来说明这个问题。第96条说："伤寒五六日中风，往来寒热，胸胁苦满，默默不欲饮食，心烦喜呕，或胸中烦而不呕，或渴，或腹中痛，或胁下痞硬，或心下悸，小便不利，或不渴，身有微热，或咳者，小柴胡汤主之。"第97条说："血弱气尽，腠理开，邪气因入，与正气相搏，结于胁下。正邪分争，往来寒热，休作有时，默默不欲饮食。脏腑相连，其痛必下，邪高痛下，故使呕也。小柴胡汤主之。服柴胡汤已，渴者，属阳明，以法治之。"我认为这两条就揭示了小柴胡汤的病机，就是气血不足，同时外邪侵入。体内气血不足，血弱气尽腠理开，加之感受外邪，就出现后世讲的小柴胡七证：寒热往来、胸胁苦满、默默不欲饮食、心烦喜呕、口苦、咽干、目眩。这些症状出来了，我们就运用小柴胡汤来和解。比如柴胡，主要是透达半表半里之邪，我们知道，仲景的认识是，这个邪既不在表，也不在里。就得把邪透出去，用柴胡透邪；里边还有热，用黄芩将内热清出去；这两味药组合之后，就起到了和解少阳、兼清内热的作用。同时，因为患者有呕，所以用半夏、生姜和胃降逆止呕。另外，仲景在整部书中，都贯穿着对胃气的重视，这个小柴胡汤也是，用党参、甘草、大枣来扶正祛邪，补益胃气，调和营卫。总体来说，这个方法能达到"上焦得通，津液得下，胃气因和"，肝气疏、胆热降、郁结开、气机畅、津液下、胃气和的目的，最终疾病能够自愈。所以，我认为很多疾病都可以考虑用这个方加减。

小柴胡汤的类方我也常用，第一个就是柴胡桂枝汤。适合这个方的患者主要有什么特点？一般体质相对比较差，有病就不容易好，那么感受外邪之后，除了有寒热往来、口苦这些症状，重点还有身上疼。根据我的临床体会，包括学习经方的经验，桂枝这个药治疗身痛非常好用。所以我就用小柴胡合桂枝汤，来治疗这一类病——既感受外邪，体质又弱，患者有寒热往来，有呕，同时兼有肢体烦疼的时候，用这个方效果非常好。吃了之后，外邪也解了，也不发热了，身上也不疼了，这是第一个好用的方子。

第二个我常用的方是柴朴汤。柴朴汤实际是小柴胡汤和半夏厚朴汤的合方，临床常用于一些情志不畅的女同志。用老百姓的话说就是，这个人小心眼儿，特别容易着急、上火、生气。患者有抑郁的表现，心情不好，同时胸胁苦满、两胁发胀，嗓子也觉得有东西、不舒服。像这样的患者用柴朴汤，临床上效果很好。除此之外，临床上遇到慢性气管炎，或者过敏性鼻炎，用半夏厚朴汤效果都不错。黄煌教授也讲过这个问题，他说用半夏厚朴汤，不能局限于《金匮要略》那一句话："妇人咽中如有炙脔，半夏厚朴汤主之。"从鼻子开始，一直到气管、支气管、肺部的不适，都可以考虑用半夏厚朴汤。我感觉他这个思路挺好。我在临床上遇到气管炎、过敏性鼻炎、支气管哮喘，还有一些焦虑抑郁症、神经症的，用它效果都不错，这是第二个我常用的柴胡汤类方。

第三个我常用的方是柴平汤。我说的这个柴平汤，就是小柴胡汤合平胃散的合方。大家知道，小柴胡汤是和解少阳的，而平胃散是燥湿健脾的一个方子。患者往往有胆囊炎病史，常感觉口苦，我感觉慢性胆囊炎最大的一个特点就是口苦，同时也有胁痛。看舌象的话，舌苔一般是厚腻的，尤其是厚腻而干的时候，用这个效果好。我认为舌苔厚腻是用平胃散的重要指征，而舌苔厚腻的程度，决定了我们用厚朴量的大小。我平时用厚朴，常用量是15g左右，但如果这个患者舌苔特别厚腻，我最多可以用到30g。30g用完之后，患者的厚腻苔很快就下去了。临床上我用这个方子，治的主要病机就是胆经有火，兼有脾胃湿滞，患者往往表现出恶心、呕吐、胃脘部胀满、舌苔厚，有时候口苦，遇到这种情况，用柴平汤的效果好，这是我比较常用的第三个方。

第四个我常用的方是柴苓汤。这个方也挺好，实际就是小柴胡汤合五苓散。往往患者表现出少阳症状，比如胸胁苦满、口苦咽干、大便秘结，同时又有浮肿、小便不利，用这个方。特别是中年妇女，容易生气，而且喝点儿水就胖，这种情况用柴苓汤效果比较好。

我最喜欢用的，就是刚才说的这四个柴胡汤类方，除此之外，柴陈汤、柴归汤、柴陷汤也常用。

2. 对慢性胃炎和失眠核心病机、常见证候、治疗方法、核心方药的见解

李景华：慢性胃炎和失眠这两个病，在我临床门诊中诊断率高，前来看病的患者很多，所以我体会也比较深。

慢性胃炎在临床上很常见，用中药治疗效果也非常好。尽管西医有四联疗法等，但我感觉用对中药，可以优于西医的治疗效果。先看病机，我认为慢性胃炎的基本病机，就是气机出问题了，我总结成"升降失常，寒热错杂"。这个病就是脾胃升降功能出现障碍了，脾不能升清、胃不能降浊，气机升降的关系紊乱，就带来这些症状。另外，成年人患慢性胃炎，纯寒纯热的情况非常少，大部分是寒热错杂。临床上，慢性胃炎最常见的症状是胃脘部胀满、疼痛、腹泻，其中又有寒、热、虚等主要区别，有的表现偏寒，有的表现偏热，有的表现偏虚，当然，细分还有很多。临床方剂，像半夏泻心汤、理中汤、小建中汤、温胆汤、平胃散，这些都比较常用；核心药物，包括半夏、黄连、黄芩、人参、甘草，都是我在临床上治疗慢性胃炎不能少的药味。至于特色疗法，过去在临床门诊我也常用，但现在门诊量太大了，兼顾不过来。一般来说，吃了汤药之后，大都能达到比较好的疗效。针对慢性胃炎，我基本是这样一种认识。

失眠这个病，也是临床比较常见的病，同时也是用中药治疗效果比较好的病。我认为这个病的主要病因是情志所伤、饮食不节、劳逸失调、久病体虚，这些因素造成了脏腑功能紊乱、气血失和、阴阳失调、阳不入阴而发病。对于这个病，中医的基本观点是"阳入阴则寐，阳出阴则寤"。所以，阳不入阴就是失眠的主要病机。临床特点以夜不能寐，或者晚睡早醒，或者伴有抑郁、焦虑倾向为主要特征。我在临床上常用的方剂有温胆汤、血府逐瘀汤、柴胡加龙骨牡蛎汤、八味解郁汤、八味除烦汤、黄连阿胶汤。核心药

物有半夏、黄连、桃仁、生地黄、龙骨、牡蛎、连翘、栀子，我感觉这些药味对失眠有很好的疗效。我在临床上，这两个病看得比较多，治疗效果也比较好，所以总结了一点不成熟的认识。

医患交流——理解倾听，一心赴救

1. 对待患者的方式

李景华：我认为，作为一名医生，应该始终秉持一种基本态度：把患者当成亲人或朋友。我非常钦佩唐代孙思邈《大医精诚》的这一段话："凡大医治病，必当安神定志，无欲无求，先发大慈恻隐之心，誓愿普救含灵之苦。若有疾厄来求救者，不得问其贵贱贫富，长幼妍蚩，怨亲善友，华夷愚智，普同一等，皆如至亲之想。亦不得瞻前顾后，自虑吉凶，护惜身命。见彼苦恼，若己有之。深心凄怆，勿避险巇、昼夜、寒暑、饥渴、疲劳，一心赴救，无作功夫形迹之心，如此可为苍生大医，反此则是含灵巨贼。"这段话非常好，谁都想当个苍生大医，谁也不想当含灵巨贼。尽管目前医患之间会出现一些问题，但是作为医生，应该始终以"一心赴救"为己任，治疗患者以因病施治、合理用药为原则，我是这样看待这个问题的。

2. 良好医患关系的建立

李景华：关于这一点，我还是重复之前提到的话，就是《黄帝内经》说的"病为本，工为标，标本不得，邪气不服"。这句话非常好，强调了医患关系，强调了患者的依从性。记得已故吉林省名老中医阎洪臣老师，多次在讲课中，包括到松原来讲课，常会引用这句话。每次想到这句话，我都会反思：怎样能让患者理解？怎样增强患者的依从性？怎样提高疗效？这对于医生来说，都是很重要的问题。我想关键的一点，就是理解和倾听。患者来了，他为什么来找医生？因为他身体有病痛，而我们作为医生，首先要体会患者之心，主动理解患者的心情，确实像《大医精诚》所说，"不得问其贵贱贫富，长幼妍蚩，怨亲善友，华夷愚智，普同一等"。患者身上有病痛，医生要在理解的前提下，让患者充分表达他的想法，哪里不适了、有痛苦了，这个倾听也很关键。美国医生特鲁多的墓志铭是这样说的："偶尔去治愈，常常去帮助，总是去安慰。"偶尔去治愈，医生施治的目的当然是治愈患者，但实际上不是治一个就能好一个。有些病，比如有些肿瘤终末期患者，治不好了，但医生同样要去努力，让他活得愉快一点、心情快乐一点、生活质量更高一点，要"常常去帮助，总是去安慰"。所以说，理解和倾听非常重要，一定要充分理解患者的心情，倾听患者的主诉，取得患者的信任。当患者信任你了，他的依从性自然就提升了，治疗效果就会更好。只有医生理解患者，才能获得患者的理解。我对这个问题是这么看的。

传承发展——济世活人，功不唐捐

1. 选拔弟子的标准及培养弟子的方式

李景华：我选拔弟子、培养弟子有六条标准：

第一，要有济世活人的志向。想当医生，首先就要立志当一名有良心的医生，只当作养家糊口的技能是不行的，一定要有济世活人的志向。民国时期，著名老中医张锡纯说得非常好："故学医者，为身家温饱计则愿力小，为济世活人计则愿力大。"学好中医，一定要有这个愿力——济世活人！良相医国，良医医人。

第二，要有为患者奉献的精神。医生要有爱心，对患者有奉献精神。当医生确实很不容易，是一个终身学习的职业，每时每刻都在学习，那学习靠什么做动力？就靠对患者的奉献精神，这也是毛主席说的"全心全意为人民服务"。

第三，要热爱中医。想学中医，首先要热爱中医，热爱是最好的老师。只有热爱中医、相信中医，才能学好。

第四，要有一定的古汉语基础。我认为学中医不需要理科多好，当然理科好了就更好，更重要的是扎实的古汉语基础。我们现在能找到的、保存的东西，都是以古汉语形式存在的，如果没有这方面的基础知识，连书都看不懂，怎么知道里面有宝？屠呦呦研究青蒿素的时候，是从我们古代文献里头找，从葛洪留下的方里找，开始经过几百次实验不成功。因为没用对方法——那时候不是熬的青蒿，而是"青蒿一握，以水二升渍，绞取汁，尽服之"，不按古人的法，就提不出来。

第五，要有坐冷板凳的耐力。当中医，不要总想着一下子当名人，要慢慢学、慢慢实践，多跟师、多临床，耐得住冷板凳，若干年之后就能成为一个好医生。

第六，和前面略有重复，就是有一个做人的基本良心。

我认为选拔好的弟子，就应该具备这六个条件。学习中医的入门课，就是唐代孙思邈《大医精诚》和张锡纯《医学衷中参西录》自序的那段话，将"大医精诚"和"济世活人"当成自己的终身理想。然后，要背诵中医经典的部分内容，比如《黄帝内经》《伤寒杂病论》《神农本草经》《温病条辨》；还有中医的四小经典，包括《药性歌括四百味》《汤头歌诀》《濒湖脉学》《医学三字经》。另外，还必须要完成跟诊任务，每周要跟老师抄方。我常用的方，比如说150首，我要求学生背诵这150首方剂，在跟诊期间要学习老师的思维模式、用药特点、治疗特色，把老师的经验继承好，同时如果有机会、有时间，还要向其他老师学习。我是这样一个想法。

2. 对后学的寄语

李景华：要想学好中医，成为一名真中医，就要有济世活人的思想，有一定的经典基本功，真正地跟师学习，没有付出就没有回报。

名医寄语

> 学好中医需要大医精诚的志向，济世活人的宏愿，刻苦坚韧的毅力，良好的古文基础，苦读经典的钻劲，勇于奉献的精神。

第三十章　李立新

李立新，男，1959年生。中共党员，主任医师，博士研究生导师。吉林省中医药科学院原副院长，第六批全国老中医药专家学术经验继承工作指导老师，吉林省名中医，享受国务院政府特殊津贴。吉林省突出贡献中青年专家，全国第二批老中医药学术经验继承人，国家中医药管理局"十一五"重点专科带头人，吉林省重点学科带头人，世界中医药学会联合会儿科专业委员会常务理事，中华中医药学会儿科专业委员会常务委员，全国中医药高等教育学会儿科教学研究会常务理事，吉林省中医药学会儿科专业委员会名誉主任委员，吉林省中西医结合学会儿科专业委员会儿科学会名誉主任委员。先后荣获全国医德标兵、全国创先争优先进个人、吉林省五一劳动奖章、吉林省优秀共产党员、吉林省直机关优秀共产党员标兵、吉林省医德楷模、白求恩式医务工作者等称号。

李立新自幼勤奋好学、善于发现，其对中医的兴趣来源于武侠小说的点穴技能，它的神奇效果让儿时的李立新对中医的经络穴位充满了好奇，年龄稍长后又对中医的偏方产生了兴趣。正是由于年少时对中医的良好印象及浓厚兴趣，加之母亲的鼓励，1979年高考时，李立新坚定选择了中医专业，自此踏入中医之途。大学毕业后，李立新拜于王烈教授门下，成为其学术继承人，从事中医儿科临床至今。

李立新师从国医大师王烈教授，学术造诣深厚。在继承前人经验的基础之上，博古而不泥古，既勤求古训，又博采众方。从医30余载，在大量的临床实践中，逐渐形成了自己的学术思想，他在防治小儿咳嗽、哮喘、湿疹、抽动等方面，具有诸多独到见解。他先后承担吉林省厅级科研项目10项，市局级科研项目7项，主编儿科专著1部，发表行业内学术论文30余篇。

名医之路——始于兴趣，成于责任

1. 从医之路的起源

李立新： 在 50 年前，应该是我十多岁的时候，我爱看武侠小说。看到小说里那些武林高人点穴，我当时觉得点穴太神奇了，由这个出发，我开始对人体的经络感兴趣。那个时候，我就能认识二三十个穴位了，比如说百会、天突、神阙、涌泉。

接下来，到了十几岁上初中的时候，接触中医更多一点。那时候就听老人讲，有人哮喘，到哪都没看好，后来回家以后，就用个中药偏方——比如说用自己的尿，或者是童子尿泡鸡蛋，泡一周以后，吃那个鸡蛋，病就能好。我亲耳听到我亲属说这些经历，那时候我还是刚懂事的孩子，心想有这么神奇吗？那鸡蛋泡尿就能治病吗？后来逐渐了解，这就是民间传说的偏方。偏方不是也属于中医的吗？就这样，我逐渐对中医产生了兴趣，但还只是感兴趣，是萌芽，还不知道什么是中医。接下来，就到了考大学，当时我可以上教育学院，也可以上工程学院。在这里，我要感谢我的妈妈，她说我的性格适合搞中医，所以填志愿时就填成了"中医"。当时是 1979 年，我就报考了中医学院，念了 5 年，毕业留校，从事中医儿科教学和临床。

后来，我出去进修，进修期间就感觉到，有很多常见病、多发病，在学校的时候，看老师们用中药方，像王烈老师、朱永厚老师，几天就给治好了。我在西医院进修时，看见一个肺炎患者，用了 3 天青霉素，病却越来越重。有的时候我就困惑，这个病怎么越治越重了呢？有些用简单的方法能治好，为什么要打针呢？等我进修回来，最大的感觉就是，中医药真神奇！它治病，能治好病，而且还能防病。从那时起，我就重新对中医药产生了兴趣，一直到今天。

2. 成长为名中医的过程中具有重要影响的人

李立新： 我 1984 年大学毕业。大学毕业后为什么要到儿科？那时候的长春中医学院附属医院，儿科占据了半壁江山，在社会上特别有名气，患者特别多。那时的儿科主任是王烈老师，儿科还有朱永厚老师。王烈老师主要从事呼吸系统疾病诊疗，朱永厚老师主要从事消化系统疾病诊疗。我当时就是跟着这两位老师抄方，学习方方面面的知识。我在他们身上感受到了中医，尤其是在儿科方面的疗效。到毕业的时候，我当时就想成为像他们那样的老师、医生，所以就毅然决然地选了儿科。其实很多人不愿意上儿科，"金眼科、银外科，金不换小儿科"。好多人选择了眼科、外科，但我选了"金不换"的小儿科。

王烈老师在全国中医儿科界是第一位国医大师，我认为这是名副其实、实至名归的，这是他用 60 年的汗水浇灌成的。影响我很大的老师就是王烈老师。首先，他在治学方面特别严谨。王老师去上课的时候，我经常给他拎包、擦黑板，当助教。他的教案，连个角都不会折，要是哪个字写错了，他就会用同样的纸重新给粘上，然后再把字写上。红字、黑字的教案，一看就知道是王老师！其次，王老师在工作方面非常认真。那时候中医院的中医儿科比较弱，只有 10 张病床，虽然门诊量很大，但很多重患者不敢收住院，尤其那时候还有些脑瘫的患者。后来，王烈老师写了一篇文章，就是用口服中药、人参液注射穴位，治疗小儿大脑发育不全，我们就在老师的指导和带动下，天天按照这个方案治疗患儿。一路走来，王老师对我最深刻的影响是身教。他给我传递的是治学要严谨，工作要认真。直到今天，对我们吉林省，乃至全国中医儿科界，王老师的影响都是不可磨灭的。他不是影响了一代人、两代人，而是几代人，为我们中医儿科界争了光，立下了汗马功劳。

再有就是我们之间的小故事。刚毕业两年，我就要上台讲课，讲课之前必须要试讲。我当时比较自负，感觉一个在大学当学生会主席的人，大会上多少人都可以讲，这一个小儿科课我还讲不了吗？王烈老师让我讲"水痘"，因为"水痘"这课最好讲。我把讲稿写完之后，就给人讲去了。结果还没讲 10 分钟，王烈老师就把我撵下来了，他说了一句："李立新，你这是干啥呢？咱这课怎么讲的？没有头，没有尾，全是那些听不懂的话，讲下来也没有条理。"然后，王老师把他的讲稿扔给我，让我回家看一下。我从来没被别人说过，那种感觉，就像老师在你背后猛击一掌。接下来又让我去试讲，也是讲了 10 分钟，老师说："不讲了，OK！"接下来，没过 1 个月，长春中医学院举行助教演讲比赛，受老师的影响，我就参加了。当时老师问："你那稿是自己写的？""那当然是自己写的！""背下来没有？"因为是自己写的，基本没问题，我就脱稿讲。我讲了 15 分钟，结果第一名！当时几十位老师参加比赛，现在想起来，如果没有老师那一掌，没有老师的督促，就没有我的进步。另外，王烈老师对白屈菜的研究是很深入的，老师研究白屈菜时，带领儿科全体成员去采菜、晒菜、制作。这一路走来，回顾起儿科这些故事，实际上也是吉林省中医儿科发展史的一个缩影。在今天看来，对我的影响是非常非常大的。

2003 年，我从中医学院来到中医药科学院儿科，到 2019 年有 16 年了。这 16 年，一路走到今天。最初期的时候很困难，在那些困难的日子里，让我一生都感激、感恩的老师就是王烈老师。老师那时候已经 70 多岁了，时而自己一个人上楼，慢慢地注视我。但他不一定告诉我，后来还是别人告诉我，王老师看你来了。记得师母那时候胳膊骨折，挎着胳膊，他俩来了不止一次。这就是老师的牵挂——他看他的学生已经出去了，他怀着一种祝福、期盼、担心、挂念的心情，来看我们。

还有已故的全国方剂学领域的一位大家，就是我们最敬爱的胡永盛老师。同样的，胡老师那时候已经 80 多岁，默默地来看我。看似没有多少交集、交流，但是老师在给我力量，让我在这个力量的基础上充满信心，再去开拓，让我坚定不移地把这个工作做好。这样的老师、这样的场景，是我一生都无法忘怀的。所以，一个人的成功，绝不是说这一个人如何做到的，一定是一个群体共同努力的结果。包括今天的采访，其实如果没有儿科，没有我们现在的这个团队，没有今天的我，那也没有这个采访，我也不能成为你被采访的人。

职业认同——性命相托，精诚所至

1. 对医生这个职业的态度和看法

李立新： 我已经从医 40 年了，从开始到现在，从一个普通医生，到能够带学生，做全国老中医药专家学术经验继承工作指导老师。在我看来，医生这个职业，首先是高尚的，是纯粹的，是所有行业中最受人尊重的。因为患者把生命托付给了医生。世界上有什么比生命更重要呢？所以，医生这个职业是至高无上的。就我而言，这么多年来，非常珍爱它，珍惜它，始终不移地坚守着它，这就是我对医生这个职业的看法。

2. 对中医的理解

李立新： 中医是我们的国粹之一。既然是国粹，就一定有它的历史沿革，我们有着悠久的中医药文化历史。新中国成立以后，在党的领导下，在国家中医药管理局的大力推动下，在各省、市领导和众多中医人的共同努力下，中医取得了长足的发展和进步。但是，中医一路走来，它的坎坷、它的艰辛，只有中医人才能最深切地体会到。中医为我们民族的繁衍昌盛立下了汗马功劳，我们中华民族能够在世界之林崛起，中医发挥了积极的作用，这是很不容易的。

3. 作为一名优秀中医应该具备的素质

李立新：吉林省中医药科学院附属医院的办院理念，我觉得就很好，叫"医道天德"。作为一名中医人，我们要以德为医、先德后医，只有这样才能达到"大医精诚"。如何成为一名对社会、对民族有价值的医生？从内心来看，"认真"二字要永远印刻在脑海，"祝福"二字要时刻镌刻在心头。

首先，在看病的过程中，一定要认真，做到一丝不苟。"知之为知之，不知为不知。"不知者，就要尽力去学；已知者，就要充分发挥中医药的特色。其次，还要"祝福"。中医里有"祝由学说"，我觉得有它的道理。从更深的层面看，"祝福"是很关键的。医生在给患者看病的时候，每一句话、每一个处方里，都要贯穿着"祝福"两个字。这个"祝福"不是写在纸上的，而是心意所至，所谓"心之所系，气乃至焉"。当医生精诚所至的时候，患者服的药也就"金石为开"了。这不是老百姓说的迷信，而是一代代中医践行传承下来的，超越了具体技术，是对医生精神境界层面的一种要求。

4. 与西医相比较，中医的优点和不足

李立新：这个问题问得挺好！这也是大家都在思考的事，不单我们自己，国内、国外都在讨论。相比西医，中医有什么特色？我想关键在于，中医强调整体观念，辨证施治。万变不离阴阳。健康的人是"阴平阳秘，精神乃治"，人生病以后就是阴阳失衡，中医的整体观念是这样的。那中医调的是什么？是人的精、气、神。西医看病，是针对一个点，阑尾炎就是阑尾炎，胃炎就是胃炎，该手术手术；中医不一样，一个患者得了阑尾炎，如果是在初期、没有化脓的时候，我们可以清热解毒、扶助正气，通过调整恢复人体自身平衡的方式，来治愈阑尾炎，这就免去了手术。尤其是近些年来，中医凭借自身的特点、优势，越来越彰显了它的伟大和神奇，老百姓也更容易接受。现在很多人说中医缺少循证、缺少精准，但我认为它既不缺少循证，也不缺少精准。打个比方，就拿新冠疫情来说，张伯礼院士带领中医团队在方舱医院随机地抽取了 50 个患者，经过 7~10 天的努力，运用纯中医药的方法，轻症转重症为零，重症转危症为零，没有死亡病例。这样可靠的疗效，你说精不精准？所以什么叫精准？病治好了就是精准。我们老祖宗长久以来总结的经验是实践的精准。只是我们目前的技术，还没有研究透它。比如说，中医讲"肺与大肠相表里"，你说它精不精准？为什么它俩相表里，是什么关系，你用现在的手段研究不透。这有待挖掘。我们现在期盼着、期待着。

5. 中西医怎样结合

李立新：首先，中医和西医是两个理论体系。中医在诊病过程中，一定要知其病位、病机，方能用药；若辨证不明，则用药不能。西医的体系与中医不同，因此从理论上看，我自始至终认为这是两个轨道，很难来交叉，因为两者的"体质"不一样。这些年来，我们中医是进步了还是停滞了，这也是个课题，留给未来解释。比如搞科研，用现代手段来研究中药，一张中药方里如果有 50 味药，那研究不了、提取不了，必须得是 3 味、7 味、8 味、9 味药。而我们提取出来的东西，无论是元素也好，成分也好，它都失去了原来的、原汁原味的成分组成，药的疗效就差。

明确了这一点，我们再看中医和西医能不能结合。我的观点是，中西医虽然理论不同，但它们的目的是相同的，所以从这个角度看，当然可以结合，我赞同结合。毛主席说"中西医并重，要结合起来"，那么结合的目的是什么？对于西医，我主张叫现代医学。将现代医学的手段、技术，与我们中医的古老经验融合在一起，更好地为患者服务，我想这是中西医结合最关键的地方。

在理论的方方面面，二者能不能融合？我想这个问题要回归到理论的语境下去讨论。在临床实践中，比如急危重症，在还没有现代手段的时候，中医用生脉饮，只能抱着药碗喝。如果患者马上就要失血性休克了，我们要抓紧抢救生命，这时候如果能利用现代手段，马上就可以输液。难道输液就只是西医的吗？也不是，我们中医也一样可以输液。所以我认为，在理论层面融合的问题，需要理论家去探讨；对于主攻临床的医生而言，我们叫"中医"，我们的拳头、主打就是"中医"，那么临床上一定要以中医为主、西医为辅，在这个前提下，两者融合在一起，为患者更好地服务，我认为这是未来发展的一个方向。

比如临床上静脉滴注的喜炎平，它是中药还是西药？它是用现代的手段、技术提取的药物，以最快的速度输送到体内，达到病所。这种情况下，就不能断定它是中医或者西医，其实是将二者融合到了一起，运用现代的手段来提升中医药的起效速度。

6. 对国内公共卫生事件的看法

李立新：我一直很关注公共卫生事件，因为它们中的大多数都跟儿童有关，甚至有些疾病的主要危害群体就是儿童。比如手足口病，记得 20 世纪80 年代末、90 年代初，那时候我刚参加工作不久，手足口病还没有被正式命名，鲜有报道。我在门诊的时候，经常发现一些发热患儿的口腔、手、脚伴发疱疹。因为我知道牛会得一种病叫"口蹄疫"，当时就感觉这个病跟牛的"口蹄疫"特别像，为了提醒大家，我还在《吉林日报》发表过一篇文章，叫《慎防儿童"口蹄疫"》。后来，由于发病率逐年增高，而且有了局部暴发流行的情况，国家就将这种病正式命名叫"手足口病"，列为丙类传染病。2009年，手足口病在长春地区暴发流行过一次，那次暴发的特点是病情普遍比较重，病死率比较高，所以受到了国家的高度重视。当时我作为省里的专家组成员，到传染病院去实地调研，参与了中医救治方面的工作。

应该说，这种突发的公共卫生事件，尤其是传染性疾病，暴发流行的频率有逐年增加的趋势。我个人的观点是要及早发现、及早识别、及早预防、及早治疗。重点就在于"早防"，这也符合中医"治未病"的观点。具体应对有两点：第一，要提高意识。这就要求所有的医务工作者，尤其是工作在临床一线的医生们，在平时的诊疗过程中要有这样的意识，能够及早发现某些疾病暴发流行的苗头，尤其是类似新冠肺炎这样的新病种，要及早识别、及时上报、及早宣传，呼吁大家注意防范，争取把它扼杀在萌芽状态。第二，要重视中医的作用。中医抗疫有着悠久的历史，积累了丰富的经验，无论是防、治，还是后期的恢复、调理，中医都具有天然的优势，而且手段多样，疗效显著。我们从这次新冠疫情可以看到，由于国家的重视、政府的支持，中医有了大显身手的机会，它的神奇疗效也是大家有目共睹的。

7. 一路走来已经实现和待实现的梦想

李立新：其实，我的梦想是一点一点实现的。拿我们儿科来说，开始是15年前（2004年）那样，处于初期；接下来，升为了国家重点专科，又成为省里重点学科。这一路走来，逐渐获得了社会的认可、百姓的认可、行业的认可。我就在儿科，和大家一起手挽着手、肩并着肩，打拼了这么多年，看着我的弟子们逐渐长大，看到他们每个人都实现了自身的价值，这确实让我发自内心感到骄傲。现在虽然退居二线了，但我仍然坚守在这个岗位上，要带学生、要传承下去。我始终感觉，这种传承不仅仅是业务的传承，更是思想、理念方面的传承，也包括未来的发展。

我还有什么梦想没实现？那就是希望在大家的共同努力下，有一天我能看到一家吉林省很著名的"中医儿科医院"。到那个时候，我可能已经更老了，我就拄着拐，站在医院的门前，天天来给你们打更、扫地、倒水，那就是我最大的希望！实际上我是希望我们这个科室，能够越来越壮大，越来越好，不辜负社会、百姓的信任和期待，不辜负老一辈恩师的嘱托、期望与厚爱。这是我最想实现的。一个人的成功，更是科室的，是医院的，是集体的，我只是一个带头人，年龄大点，跟大家一起做，就是这样。我很欣慰。

学成中医——知行相资，回归经典

1. 学习和从事中医过程中的阶段划分及各个阶段学习和研究中医的方法

李立新： 大概可以分成四个阶段。

第一，是以兴趣为主的萌芽阶段。这与我的个人经历有关，前面我说到，我小时候看武侠小说，里边一些人物运用点穴技艺，起到非常神奇的效果。此外，就是身边一些亲戚朋友生病后，尤其是一些比较疑难的疾病，四处寻医无果，最后被中医神奇的小药方治好了。这些经历和见闻，都激发了我对中医的强烈兴趣。

第二，是系统学习的阶段，主要是在大学期间。出于个人的意愿和家人的鼓励，我考进了中医学院。通过大学的系统学习，我对中医有了比较系统、全面的了解。当然，这时候认识还比较粗浅，还停留在书本上。

第三，是迷茫的瓶颈阶段，这是我刚刚走出校园、开始职业生涯的一段时间。因为自身能力不足，以及客观环境的影响，当时我对中医事业和自己的未来都产生过怀疑，也陷入过一段迷茫。这段时间，幸好有名师的指点，像王烈老师、朱永厚老师，这些老师在前面给我做榜样——榜样的力量是无穷的，他们的关心、帮助、鼓励，让我对中医重拾了信心。

第四，是深信与热爱中医的阶段。名师的指点、朋友的鼓励、患者的信任、满意的疗效，这些都帮我拨开了阴霾，走出了迷茫，再次投入中医的怀抱。中医的神奇疗效，以及它背后博大精深的文化底蕴，都让我越来越喜欢，越来越热爱，流连忘返，乐此不疲。

2. 中医经典在中医学习过程中起到的作用及学习方法

李立新： 中医经典既是学习中医的基础，更是提升诊疗水平的手段。在大学时期，我们就学习过很多中医典籍，虽然那时对经典的理解并不深，但是经典给我们搭起了中医的框架。随着学习的深入，尤其是临床实践以后，逐步将理论应用于临床，有时会对经典理论产生很多困惑与不解，这正是我们进步的过程。每到这种时候，就要重新回到经典，复习其中的理论，这时的中医经典又成为我们不断学习、提升的理论支柱。只有经历这样一种从理论到实践、从实践回归理论、反复打磨的过程，我们对中医的理解才能越来越深入。

善治疾病——深察病情，知常达变

1. 采集患者信息、全面认识患者的病因病机以及影响疗效的因素

李立新：在门诊，主要还是采集望、闻、问、切四诊的信息。在这里，我可以分享一些采集四诊信息的技巧。

首先是望诊。第一点，就是望孩子，看孩子的整体情况怎么样，比如高矮胖瘦、精神面貌、性格特征等。第二点，还要望家长。儿科又叫"哑科"，小儿性情未定，能提供的信息有限，所以在诊病过程中，跟家长的交流，起到非常重要的作用。和家长交流也要讲方法，要因人而异。具体来说，就是根据家长的文化背景、行为习惯、思维方式，选择恰当的交流方式，这样既可以让他们更好地理解医生的想法、提高依从性，又能够减少医患矛盾。在某种程度上说，跟患儿家长的交流，比处方用药更重要。第三点，注重望眼神。眼神实际上就是一种沟通、一种交流。诊病的时候，要用眼神跟患儿、家长沟通交流，同时也要学会读懂他们的眼神。

其次是闻诊，主要是闻声音。除了平时查体要求做到的各部位听诊，以及患儿的咳嗽等声音，还要听患儿家长的话语。通过他们的谈吐，可以察觉出家长的思维方式，也能间接了解患儿的真实病情。

再次是问诊。在儿科四诊里，我认为问诊是最关键的一环。详细的问诊，不仅能让医生了解孩子的病史长短，病情的轻重、疑难程度，而且可以通过询问患儿的就诊过程，增长医生自身的见识，进而再去更有目的地问诊。这种有针对性的问诊，还能达到令患儿家长更信服、提高依从性的目的。

最后是切诊，儿科切诊有技巧。孩子来医院看病，多数有一定的恐惧情绪，所以切诊的时候，要求医生快速而准确。我的方法是先摸颅部，然后耳前、耳后、枕部、下颌、颈部、胸部，最后进行双手脉诊，一指定关。这样的流程方法自然流畅，既可以快速地完成西医胸部以上的触诊，又可以完成中医的脉诊，同时更是跟患儿亲密交流的过程。医生慈祥的眼神、轻轻地抚摸，

可以大大减少患儿的恐惧和不安。

2. 对儿童多发性抽动障碍核心病机、常见证候、治疗方法、核心方药的见解

李立新： 儿童多发性抽动障碍是近些年临床上常见的疾病之一。我常说，可以把它列为"现代儿科四大证"之一。近 20 年来，这个病有逐年增多的趋势，它的特点是男孩多、女孩少，临床上男女比例是（3~5）：1，同时，各地域的发病率也不一样，北方偏多一点。我在临床上发现，得这个病的孩子，一般性格特点是自尊心强、自信心差，主要表现就是清嗓子、眨眼睛、抽鼻子，甚至会打人、骂人。

这个病的病因，有内因和外因之分。内因主要责之于情志，比如过喜、过悲、过怒，或者孩子的学习压力大、心理承受能力差，等等。外因就比较复杂，像接触电子产品比较多、空气污染、食物残留农药，都有可能。

这个病的病机，从脏腑角度来看，我认为它不是某一脏器的问题，而是五脏六腑功能失衡导致的。临床上比较常见的证型是脾虚肝旺，占了 50% 以上。其中，脾虚为次、肝旺为主，即便是虚证，也是虚中夹实。另外，要注意到得这个病的孩子，大多阴分不足。阴主静，阴不足，自然就静不下来，表现出来就是多动。

对于这个病的治疗，我个人主张防在先、治在后，因为一旦患病以后，治疗就比较困难，所以预防更重要。有人说这个病 6 岁以后才得，但是在临床上，我们发现很多孩子 2~3 岁的时候就有症状了，所以一定要及早干预、及早预防。我认为这个病的防治是一个大工程，需要全社会共同参与。因为这类患儿的性格特点就是自尊心强、自信心差。一方面自尊心强，所以孩子总想表现得最好；另一方面，孩子的自信心又特别差，对外界的刺激比较敏感。孩子的自信来自家长、老师、同学的关爱和肯定，也包括医院的医生、患者家族里的亲朋好友。所以我说，这个病的防治工作是一个大工程，不是一家医院、一个医生能解决的事，它需要多方面的参与和关注。同时，我们也应该动员全社会，把快乐还给孩子，把睡眠还给孩子，这样的话，抽动症、多动症的患者会少很多。

近 20 年来，抽动症可以说是逐年"井喷式"暴发，以前只有 2%、3% 的患病率，现在看来，临床上远远超出这个数字了。咱们刚才说到，男孩和女孩发病的比例是（3~5）：1，男孩多，女孩少一点。另外，这个病还有一个特点——很多患儿胆子都比较小。问诊的时候，家长自己就会说，孩子出生以后胆子特别小。这些东西都不是我们看书得来的，是患者告诉我们的，患者是最好的教科书。我们要耐心听患者讲，让他说透，不要怕浪费时间。很多时候，我们对疾病的了解，无论是症状、疗效还是方法，都是从患者口中得到的，所以看一个患者，如果一两分钟就看完了，得不到这么多信息。比如我刚才说的情况，患儿开始怕生人、比较胆怯，逐渐就出现清嗓子、眨眨眼睛、抽抽鼻子，时间长了，如果家长不在意，不去纠正，它就会发展成一种不良习惯了，再往下发展就是疾病了，这种疾病的形成有这几个阶段。

所以我对这个病的看法，就是防治在先，首先要防。一旦得上这个病，我们都知道难治。很多人说 6 岁以后才得病，我不赞同，临床上很多孩子 2~3 岁就已经有症状了——胆小，偶尔清清嗓子、挤眼睛。现代社会的电子产品多，家长给孩子的压力大，有些小孩从小就得学这个、学那个，还有空气污染、食品安全问题，包括转基因食品的因素，致病因素太多了。从西医的病理分析来看，还没有确定究竟是哪一部分受损。把该病灶归为大脑只是一种学说。在我们中医来看，这种病并不是一脏的问题，我认为是五脏六腑功能失衡的问题。《黄帝内经》讲"阴平阳秘，精神乃治"，那这个"阴""阳"都不"平"、不"秘"了，就是"阴阳离决"了，阴阳失衡就导致疾病的发生。我认为，它的重要原因就是阴不足。阴主静，阴不足，人就静不下来，孩子就表现为多动症状。现在不仅中医在研究抽动症、多动症，西医也在研究，全世界都在研究。中国的发病率在南方、北方也不一样，北方发病的更多一些。

再看这个病的治疗。在治疗过程中，我始终侧重七情六欲和五志。教科书讲这个疾病的分型，有肝亢风动、痰火扰心、脾虚肝旺、阴虚风动，这些分型和相应的方药都没错，它们是全国的名老中医专家在一起商定的。但我们也要注意，应该在这些认识的基础上，结合当地的特点、临床的经验，进一步深化、丰富我们的治疗思路。打个比方，临床上我们看到的脾虚肝旺证很多，占 50% 以上。同样是脾虚肝旺证，如果孩子一来就发脾气，那可能与肝的关系更大，这时候就是脾虚为次、肝旺为主，我们治疗的侧重点就更加明确了。所以，我们在临床上可以通过观察情志表现，深化对病机的把握。另外，这个病还有一个特点，就是变化非常快，症状交替出现，可能这次医生判断患儿是一个虚证，或是虚中夹实，结果一周之后他又变成另外的情况了。

　　我在临床上的常用方药，主要是归脾汤合钩藤饮或白芍散加减。很多时候，只用一个单方、几味药不够，因为患者的症状表现往往很复杂，不是单一的，所以在用药时，应该根据孩子的情况具体分析，知常达变。比如我们说患儿自尊心强、自信心差。自信与否来自心，心主神明，所以在用药的时候，像茯神、当归、远志这类养心安神药，应该贯穿疾病治疗的始终，这就是"常"。再比如疏风解痉的药物，有的孩子已经没有风证了，那就不一定要用疏风药，如果风象明显，就要酌情使用，这些都要在临床上具体分析，这就是"变"。

医患交流——望闻问切，将心比心

1. 良好医患关系的建立

李立新：其实我的技巧就是四个字，望、闻、问、切。

　　患儿进来的时候，医生首先望一望，就大概知道患儿现在是什么样的状况，病情重不重；然后还要望家长，大体了解家长的素质是什么样的。从全面把握患者病情、为患者着想的角度来看，这叫因人制宜。打个比方，如果你跟患者，谈两句，就感觉他的知识程度不是很高，或者经济方面比较拮据，那么作为医生，就应该用一颗火热的心去理解他、感动他，让他相信你。现在我们常常把很多矛盾都强加在医护人员身上，尤其是一线的医生护士们，医护人员承受着巨大的压力。出于各方面的原因，有些患者对医生会比较怀疑，那么如果医生每做一件事，他们都认为医生有猫腻，用这种怀疑、戒备的态度和医生交流，可能医生说什么都没有意义了，这样治疗起来，依从性就很差。所以，我们要重视"望"。医生的眼神就是一种很好的沟通、交流的方式。如果患者看到医生非常舒服，医生看到患者也非常舒服，诊治的氛围很融洽，那么医患关系就不会出问题。比如，有的患者来了以后，眼神是木讷的，或者很凶，这就是他们心态的表现。所以要用好这个"望"，来达到理解和交流的目的。

　　其次说"闻"，闻声音。你们有没有这种感觉，有的人来了，可能开始没注意，但他一说话，你马上就想抬头看看他。可能这个人其貌不扬，颜值不高，但你会注意到他，为什么？因为他说话的时候，语言有条理，吐字圆润，一听就感觉这个人有知识、有素养，我们说"腹有诗书气自华"。这就是

"闻"带给我们的重要信息。所以我们和患者交流的时候，无论面对什么样的人，都要用心去倾听、去感受，这样才能更全面地了解患者的情况，有助于疾病的治疗。

再说"问"，这是看病过程中关键的一步，对于建立良好的医患关系也非常重要。"问"能捕捉到很多信息。我们在临床上遇到一些患者，不一定都在外院看过，这时候先问问，这个病多长时间了？在哪儿看过？接受过什么治疗？当医生把各方面情况都了解清楚，就大概能够判断这个病的疑难程度了。反之，如果问诊做得不好，都不问问患者病了多长时间、接受过什么治疗，那么在医生交代病情、制定治疗策略的时候，患儿家长就很难信服，医患关系就会受影响。所以我们通过"问"，可以了解患儿病史的长短、详情，进而揣摩病情的轻重、疑难程度，最终可以给家长比较准确、客观的解答。

最后说"切"，这就是医患之间在诊断过程中的接触和交流了。王烈老师有个特点，他给小孩看病的时候，先摸脑袋，再摸耳朵、摸下颌、摸颈部、摸胸部，然后拿听诊器听一听，这样一套触诊，就都顾及了。比如右淋巴结肿大，触诊的那套动作很简单快捷，实际上这也是切诊之一。现在看病不也是这样吗？这些方法都是传承下来的，所以，我们要在王烈老师的基础上不断继承、实践，争取再发扬、创新。

在我看来，望、闻、问、切本身就是医患沟通的重要技巧，无论是面对家长还是患儿，用好这些方法，就能够使医患关系和谐融洽，患者就会信任医生。

2. 医患之间的交流和处方用药对疗效的影响

李立新：交流能起三分作用，药起七分作用，乃至"四六开"。

在我们中医里，很多人管这个叫"作业术"，我认为这种"作业术"是应该发扬光大的，在处方治疗之前，这也是一种重要的心理疗法。孙思邈在《大医精诚》里讲："凡大医治病，必当安神定志，无欲无求……不得问其贵贱贫富，长幼妍蚩，怨亲善友，华夷愚智，普同一等。"孙思邈说的"不得"，是让我们对患者一视同仁；而我们说的"看"，其实是另一个方面，要更深刻地去理解患者，因人制宜。

这是为患者服务的一种理念、一种方法，也可以说是一种技术。

传承发展——德行为本，提升自我

1.选拔弟子的标准

李立新：首先，我的弟子应该喜欢小孩，喜欢儿科。不仅仅是学习成绩好，更要有一颗善良的心，这个很关键。打个比方，在我的诊室里，孩子尿了、便了，都是常事，换其他任何一个人去收拾，都会感觉有点不舒服，可能心里会埋怨。但是我的学生一声不吭，到诊室就打扫得干干净净了。所以，我的弟子要有一颗温暖的心，能够理解、包容这些孩子。有了爱心，他们就会出于对孩子发自内心的喜爱，认真当好一名儿科医生。

其次，我的弟子还要热爱中医。有的学生在这条路上坚持不下去，干两天就觉得没意思，想去干点别的事。这其实非常可惜。我认为学中医的人，尤其是中医儿科，真是抱着金饭碗，所以我们对于自己的专业、对于中医的热爱一定要坚定、牢固。信心是不是牢固，与老师也有关系，所以作为老师要经常引导、教育学生，帮助他们始终处于正确的轨道上，能看到风光，能看到希望，否则学生看到的都是黑暗，那跟着你干什么呀？

最后，我的弟子一定要会总结，能总结。学生要总结、继承老师的经验，也要在实践中慢慢总结自己的经验，这是传承发展的需要，"修行在个人"就是这个意思。

2.培养弟子的方式及对弟子的要求

李立新：在为人处世方面，一个人生活在社会中，既要学会适应社会，又要做到"出淤泥而不染"，这是我培养学生的一个基本要求。在专业素养方面，多走临床、多读经典，这都是必需的。除此之外，我要求我的学生应涉猎广泛。中医是国粹，它不单纯是几个方子。打个比方，我希望我的学生一看到墨梅图，就能够体会到墨梅在笑，有香飘来。我希望他们能够达到那种境界，有深厚的文化修养，这样无论以后走到哪里，都会受到人们的欢迎。西医很少讲这些，但你和中医接触以后，会有这样一种深刻的感受——我们的老师，中医大家们，他们在骨子里就有一种令人肃然起敬的感觉。如果真正达到这样的境界，那么即使有一天不从事儿科了，甚至不从事中医了，他仍然是一个文化的大家。中医讲阴阳五行，实际上赋予了我们一种思维方式、文化底蕴，深刻地掌握了这种思维，那么不管遇到什么事情，都能看得明白、看得透彻。所以，我支持学生多涉猎一些东西，增长见识。抽烟、喝酒要少点儿，但是要懂得一些。比如喝酒的时候，你能品出来，这是茅台还是五粮液，这也是文化的一部分。再比如，你看这个红酒是哪儿产的？是加拿大产的，法国产的，还是新西兰产的，味道就不一样。从某种角度上说，红酒不也是中药吗？喝茅台酒的感觉，跟喝"小烧"的感觉一样吗？不同的酒到身体内，产生的反应一样吗？我的意思是说，不要死读书、读死书，要把书读活了，广泛地去涉猎知识，增长见闻，你所涉猎的知识和见闻，都可以活学活用、为你服务。这是我对学生的期待，虽然难了一点，但用心就一定能做到。

3.对后学的寄语

李立新： 我有两句话，第一句是"海阔凭鱼跃，天高任鸟飞"，第二句是"隔靴搔痒赞何益，入木三分骂亦精"。我希望我的学生能好好理解这两句话的深意。研究生毕业了，不要去"找"工作，要工作来"找"你。

当你有实力了，自然可以去翱翔，但是要想有实力，就一定要刻苦。比如说，你毕业到了某个单位，人家让你实习一周。为什么要实习一周？我认为，不单是让你实习自己的专业，也是让你熟悉整个医院，药剂科在哪？感染科在哪？检验科在哪？药膏有多少味药？熟悉各方面的情况。实习完，就要能值夜班。就儿科来讲，来了高热惊厥、失血休克的患者，马上就能处理应对，要达到这种程度。所以，当你自身有价值的时候，工作自然就会来找你。

医学之路道阻且长，唯有专精方能大成。

第三十一章　项颗

　　项颗，男，1961 年生。二级教授，博士研究生导师，吉林省中医药科学院名誉院长。享受国务院政府特殊津贴。全国老中医药专家学术经验继承工作指导老师；国家中医药管理局老年病重点专科、重点学科学术带头人；国家卫生健康委员会老年病重点专科、国家中医临床研究基地建设单位、国家区域中医（老年病科）诊疗中心负责人，国家中医药管理局老年病重点研究室主任；吉林省名中医，吉林省拔尖创新人才、吉林省有突出贡献的中青年专业技术人才；兼任中国民族医药学会老年病分会会长，世界中医药学会联合会老年医学专业委员会副会长，中华中医药学会老年病分会副主任委员，吉林省中医药健康产业协会医养结合分会会长，吉林省中医药学会老年病专业委员会主任委员。

　　项颗 1984 年毕业于长春中医学院，同年 9 月就职于吉林省中医研究院（现吉林省中医药科学院），从事医疗及科研工作。其后师从医学教育家张继有、国际知名药学专家霍玉书、心血管专家于作盈等，从事中医药防治老年病、中药抗衰老的研究。

　　项颗教授从医 40 余年，得名师真传，历经从实践到理论、再以理论指导实践的反复历练，中医理论造诣深厚，临床治疗效果显著。他擅长治疗各类痴呆、帕金森病、汗病、不寐、眩晕、头痛等老年疾病，尤其在解决老年多种并发症、多器官共病方面疗效显著。在大量临床实践的基础上，结合科研数据，他提出"调补心肾""从神论治"等一系列具有临床指导意义的理论，并通过动物实验得到了验证。他曾先后主持或参与国家、省、市级科研课题 30 余项，获得发明专利 1 项，出版专著 3 部；荣获吉林省科学技术进步奖二等奖 3 项、三等奖 6 项。在 SCI 期刊、国家级核心期刊、省级医学杂志发表学术论文 60 余篇。获得省直卫生系统"岗位标兵"、全省"医德标兵"等荣誉称号 20 余项。

名医之路——传承家学，勤习增益

1. 从医之路的起源

项颗：从家庭影响来看，我的父母是学西医的，但是我的太爷爷、爷爷都与中医有很深的渊源。我的太爷爷过去在药铺做"拉药匣子"的工作，听我父亲说是帮药铺抓药的，接触过中医。到爷爷这辈，那时东北有"抗联"，因为我家有治枪伤的秘方，所以我爷爷就为他们治枪伤，从事了简单的中医治疗工作。我父亲是哈尔滨医科大学毕业的，母亲是中国医科大学毕业的。到我选择专业的时候，因为自身对中医更感兴趣，而且家里传承了一些方剂，父母建议我将上一代人的东西继承下来，所以就选择了中医。我刚开始学中医的时候，理解不是很到位，但经过这几十年的学习和工作，现在对中医的认识越来越深刻了。

2. 成长为名中医的过程中具有重要影响的人

项颗：起初是我的父亲，我父亲是学西医的，他对待疾病诊断和治疗的严谨态度，对我产生了深刻的影响。更主要的还有两位老师：一位是张继有老师，他在吉林省是老前辈了，有很深的医学造诣，对于很多疑难杂症的治疗效果都非常好，在中医方面给予我非常大的帮助。另一位是霍玉书老师，他是吉林省中医药科学院老年医学研究所所长，也是我的老领导，在基础理论研究方面给予我很多启示。例如，他通过基础理论研究，或是运用药物代谢动力学、药物效应动力学，明确每种药物对机体的作用，令我认识到如何准确掌握中药的疗效。认识到中药不单纯有调节功能，还有一些明确的治疗靶点。大家都知道青蒿素的发明，屠呦呦正是提取了青蒿素的有效成分来治疗疟疾。这也充分体现了现代技术对于中药明确精准靶点的意义。

3. 学习过程中印象深刻、影响很大的事

项颗：我想谈一谈对我影响比较大的张继有老师。那时我大学刚毕业，被分配到吉林省中医药科学院。张老师当时是基础研究所的所长，同时每周要出三次诊，他每次约的患者不是很多，但对每位患者的接诊时间相对较长。给我印象最深的是一位领导，因为结核病造成了结核瘘，局部不愈合。当时，他在西医院进行了抗结核治疗和局部清创治疗，但还是多月没有愈合，前后去了很多医院，治疗效果都不是很好。这种情况影响了他的工作，

因为每天局部都有液体渗出，很难维持正常工作。就是这样一个疑难杂症，张老师运用中医辨证施治，仅仅用了3个疗程，21天，局部就完全愈合了。当时我感觉中药很神奇，这件事对我影响很大，让我看到中医在某些疾病治疗方面有确切、显著的疗效。张老师认为，西医抗结核及局部清创控制感染是对的，但患者的体质差，加之病程长，而致阴阳气血不足，这时中医的扶正祛邪治疗发挥了作用。

还有一件事，我印象非常深刻。当时有一个女高中生，得了汗证，经常汗如雨下，手上滴汗，脚也经常出汗。她上学的时候得带两双袜子，半天就得把袜子换一下，因为出汗，脚特别滑。多方求治无法，有医者建议直接进行汗腺切除，但可能会有副作用。有的人认为出汗是小事，但她汗出比较严重，直接影响到正常生活，比如在记笔记、写答卷的时候，手一摸卷子就会湿；不敢跟别人握手，因为手经常是湿的，就很羞愧。张老师辨证，认为是营卫不和、表虚不固，于是开了桂枝汤加玉屏风散为主的药方。只用了3剂药，汗就不出了。我就感觉非常神奇，当时对中医的认识没到现在的程度，所以张老师对我的影响是非常大的。

职业认同——道术兼修，自我超越

1. 作为一名优秀中医应该具备的素质

项颗：这是一个非常好的问题。我认为，作为一名优秀的中医，应该具备以下三点。

第一，要具有高尚的医德品行，也可以称作"医道"。高尚的医德是首要的，医生应以治病救人为信仰，对于性命应存有敬畏之心，对待工作应一丝不苟。明代赵献可在《医贯》中说过："术可暂行一世，道则流芳千古。"在中医文化中，这个"道"字很难用简单的语言阐释清楚。万物皆有"道"，我认为中医之"道"主要包括以下几个方面：对待患者有慈善之心，对待同道有敬畏之心，对待医学有求知之心。当然，"道"与"术"不能分离，二者就像中医的"阴"与"阳"一样，是不可分割的。

第二，要有过硬的专业水平。不会因为自己的业务水平不足，出现对患者的误诊、误治。作为一名优秀中医，应当熟悉所有的中医基础理论和中医经典。在中医基础这方面，我建议年轻人在求学的时候，将这些基础掌握牢固并背熟，我们中医讲熟能生巧。另外，要多听老师讲，不要自己钻牛角尖、完全按照自己的思路去理解。因为在个人阅历还没达到一定程度的情况下，完全立足于个人角度去理解，容易出现偏差，而这种偏差可能会带来不良的后果。所以在学生时期，要尽量把经典背熟，先全部背下来，再在后面的工作中逐渐消化，我们讲"先学后用"，这样对自己将来的工作很有帮助。反之，如果过早地出现理解偏差，会带来很大的弊病，一旦抱有错误的固有认识从事临床工作，会造成很多的医疗差错。但是医生是不允许出错的，不能用患者的生命来纠正你的错误。这是第二个方面。

第三，应该对中医的"医术"有一定的理性认识。这种理性认识，因个人的认识不同，感悟也是不同的。我们所讲的医术，就是从患者的角度出发，帮助他们选择一种最优治疗方案。中医文化博大精深，对于很多疾病的认识都有强项、有治疗的优势，但并非所有疾病都是中医的优势。我想，西医有西医的优势，中医有中医的优势，我们要看到这一点，认识到这一点，这对我们非常有意义。不必过度"神化"医学，无论中医、西医都是一样的。我们应当明确，什么时候用现代手段去治疗，什么时候用中医手段去治疗。医者的出发点应当是以患者为主，为患者考虑如何最大程度减轻痛苦，减轻负担。医生不是万能的，应该具有良好的价值观念——患者得到最大受益，是我们施术的根本目的。

2.对医生这个职业的态度和看法

项颗：我认为医生是一个很高尚的职业，是人类社会不可或缺的职业，也可以说是永远不会失业的职业。医生的成才周期比较长，职业风险比较大，需要有仁爱之心，有"救死扶伤"和"一视同仁"的基本理念。有人说医生是"白衣天使"，我更喜欢将其称作"白衣战士"，我们不要将医生这个职业过度神化，也不要将医生与普通人脱离。患者个人的身体健康，不是医生赐予的，而是由医生来维护的。所以一方面，医生要用高标准要求自己，为患者的个人健康负责；另一方面，不能让患者对个人健康抱有不切实际的想法，那就会产生很多不必要的矛盾。天使是脱离人民的，战士是人民的卫士，这次新冠疫情就证明了这一点。

3.对国内公共卫生事件的看法

项颗：对社会而言，公共卫生服务是一项很重要的事业，它是一种成本低、效果好的服务，又是一种社会效益回报周期相对较长的服务。政府在公共卫生服务中起到举足轻重的作用，政府的干预在公共卫生工作中是不可代替的。国家对各级政府的公共卫生责任，应有明确的规定和限制，这样既有利于发挥各级政府的作用，也有利于监督和评估公共卫生服务质量。

我从事临床工作多年，同时也兼任医院的管理工作，比如感控工作。就像这次新冠疫情，在初期人们对疾病的认识不一样，认为它是一种新型的疾病，其传染性非常强，对人体的伤害性也很巨大。随着病情在全国迅速蔓延，人们的关注度也不断上升，伴随而来的是各个医院发热门诊的就诊人数急剧上升，群众的焦虑情绪明显上涨。由此可知，这种公共卫生事件对于医生的生理和心理是双重考验。

本次疫情发生后，我作为吉林省疫情中医会诊专家和小组主要成员参加了抗疫。在公共卫生事件中，专家、医生固然起着重要的作用，但政府的干预更是举足轻重的。在大众的配合协作下，我们才能取得公共卫生事业的最佳成果。咱们国家这次抗疫，是整个社会共同协调配合的结果，它弥补了我国公共卫生事业基础阶段的不足。中医"不治已病治未病"的理念，在某种程度上也是预防公共卫生事件的精髓所在。

4. 一路走来已经实现和待实现的梦想

项颗：人的潜能其实远远超过自己的想象，不去挖掘，就无法体会。"梦想"是个色彩斑斓的字眼，它可以平凡，也可以伟大，可近、可远、可具体、可抽象。梦想可以是马丁·路德·金呼吁的"自由"和"平等"，也可以是乔布斯毕生追求的"改变世界"。梦想是对未来的一种期望，心中不断努力去实现的目标。20 世纪 90 年代，中医界有"八老上书"这件事情。其中的"八老"，年轻人可能不知道，中医界的老同志都了解，是邓铁涛、方药中、何任、路志正、焦树德、张琪、任继学、步玉如八位老先生。这八位是全国著名的老中医专家，他们向中央"上书"，恳切呼吁加强国家中医药管理局的职能工作。这次"上书"对我们中医药发展作出了重大贡献，这些老先生是我们学习的榜样，他们的精神始终鞭策着我。

所以，我从来不敢说自己实现了什么梦想。医学在不断地发展、不断地进步，医者作为医学的载体，特别是中医，也要不断地进步，保持进取。我作为老年医学的工作者，目标就是使国内群众寿命的水平能够达到《黄帝内经》所说的"天年"。习近平总书记曾经说过："健康是人类永恒的追求，连着千家万户的幸福，关系国家和民族的未来。"希望我们为这个目标去努力，去实现中华民族的伟大复兴。

学成中医——夯实基础，寓知于行

1. 学习和从事中医过程中的阶段划分及各个阶段学习和研究中医的方法

项颗：对我来说，学医有个优势，就是家中三代人都对医学多多少少有些了解，也经常看到父母在家谈论一些医疗问题，这些对我的影响很深。谈到中医学习，我认为应该分成三大阶段。

第一个阶段，就是扎根理论基础。开始学习中医基础理论，最重要的就是过去说的"死记硬背"，先背诵下来，甚至不要去钻研它的意思可能更好一些。因为在初期过于钻研内容，容易产生很多片面的理解，对以后临床认识反而有不良影响。举个例子，大家都学过《伤寒论》，知道张仲景是河南邓州人，所以书里的某些内容，不可避免地会有河南方言，如果我们不了解这个，理解就会偏移方向。比如书中说的熬、焙、炒，在张仲景那个年代，他说的意思是一样的，实际上都是给中药加热、干燥的过程，但是发音不同。如果让我现在理解，"熬"就是把东西煮熟了，要加水。可是在《伤寒论》中，它的意思相当于"炒"和"焙"的意思。比如《伤寒论》中巴豆"熬，研如脂"，杏仁"熬黑"。所以炒、焙、熬就是一个意思。如果我们不了解方言，以为是现在说的"水煮"的意思，就会把药物炮制过程理解错了，那未来指导临床会有很大出入。所以，学中医基础，我认为就像背《三字经》那样，先不用知道什么意思，尽可能死记硬背就可以了。等到了一定年龄，有了一定临床经验，达到一定水平以后，你自然就会有更深的理解。这是第一个阶段。

第二个阶段，就是临床诊疗实践。我们在与患者交流、诊治疾病的过程中，逐渐积累自己的临床经验，验证我们所学的中医基础理论知识，不断思考如何将理论与实践结合在一起。这是第二阶段，也是中医医生必经的阶段。

第三个阶段，就是理论升华的阶段。我经常跟我的学生说，你是要当"匠"还是当"家"？如果要当"家"，就要回归到理论的问题上来，运用现代科学技术证明药物的疗效。比如说，大家都知道治疗冠心病用丹参，那么丹参在治疗冠状动脉供血不足时，是哪方面在起作用？丹参酮是它的主要有效成分。我们作为中医，不单要懂得用中医基础理论来辨证用药，同时还要知道它的有效成分；不单是有效成分的正向作用，还有负向作用。这样的话，什么样的患者更适合这个药，什么样的患者不适合这个药，也就更清楚了。

我从事中医的过程就是这三步：一是扎根中医理论基础；二是用临床验证中医理论；三是用现代科学技术验证药物的疗效。所以我们现在搞拆方研究，一个方剂拆开，看看方剂中是哪个药物在起作用，哪个药的使用，真正达到了配伍作用，对我来说，这三个阶段是有着切身体会的。

2. 中医经典在中医学习过程中起到的作用及学习方法

项颗：学习经典，除了背，就是跟师。像咱们刚才提到的方言问题，张仲景是河南人，他的河南方言可能在书里很多地方体现。如果不懂方言，那他所写的内容，你可能就理解不了。除上述举例的巴豆和杏仁外，还有就是剂量问题。1959 年以前"一斤"是十六两，现在"一斤"是十两，所以在古今用药剂量上也要注意。

学习经典其实很简单，没有什么捷径可走，最关键的就是死记硬背。达到一定程度，你就能理解它的意思。等你真正从事临床以后，就会知道"死记硬背"的帮助有多大。现在很多人提倡"理解学习"，尤其现在的年轻人，认为理解不了就会影响记忆，但是在我看来，这种理解记忆、联想记忆，可能对我们学中医的初始阶段帮助并不大。

作为中医人，四大经典都要学，这对我们从事临床工作有很大帮助。我是老年病科的医生，老年病科是一个综合性的科室，心血管系统、呼吸系统、消化系统、循环系统的疾病都会遇到，这是它的特点。所以，从事老年病学的中医人应该掌握更全面的专业理论知识，特别是四大经典。对我个人而言，影响最深的应该是《伤寒论》。

善治疾病——整体论治，燮理阴阳

1. 对疾病的诊察判断及影响疗效的因素

项颗：到今天为止，我从医已有 40 多年了。因为我在老年病科，我的门诊患者多数是 60 岁以上的老人，其中 80%~90% 的老人都患有多系统疾病。老年病科要求医生具备多学科知识和各方面能力，老年病科医生也可以说是全科医生。我们在采集患者信息时，要尽量全面，从整体的各个角度来看待一个患者，这样才能更准确地掌握患者的发病机理。因为疾病不同、发病原因不同，我们在治疗处理时，也要从不同角度进行考虑。老年病患者经常是呼吸系统、消化系统疾病并见，循环系统、内分泌系统疾病并见。遇到这样的患者，在治疗中就要有主、有次，在采集信息的同时，判断下一步如何制订治疗方案。

举一个很简单的例子，老年病科最常见的是失眠患者，虽然失眠是单一的症状，但引起失眠的原因有很多。心脑血管疾病可以引起，内分泌系统疾病可以引起，消化系统疾病也可以引起失眠。我们中医讲"胃不和则卧不安"，失眠与消化系统有直接关系。面对这样的患者，如果单纯从临床采集的症状进行判断，治疗往往无法获得良好的效果。大家都知道，失眠的证型有心脾两虚、阴虚火旺、痰热互扰、肝气郁结，等等。我们采集疾病信息以后，按照这种分型，可能有的患者就属于心脾两虚，可以用归脾汤加减，有的患者就属于阴虚火旺，可以用黄连阿胶汤治疗。但是未必能达到好的疗效。原因是什么呢？我们要清楚引起心脾两虚的原因。比如，有些患者有饮食问题，有些患者有婚姻挫折、职业问题，等等。再比如，现在很多人都有心理负担，长期多思多虑，造成心脾的损伤，导致失眠。如果原因解除不了，即使药物改善了心脾两虚的状况，但是致病原因还存在，疾病就有可能进一步发展，或者在遭遇诱发因素时加重。所以在采集信息时，我们一方面要把握患者的发病机理，另一方面还要观察一些隐性的信息，这样治疗效果才能更有保证。我们在临床上经常看到阴虚火旺的患者，很多都有手淫等不良习惯，这种习惯与他的发病关系密切。像这种不良习惯，如果不根除，任由其发展下去，单纯用药是难以收到显著效果的。医生在采集这类隐私信息的时候，巧妙运用一些沟通的技巧，才能更全面地掌握患者的情况。所以，采集信息的方式、方法，会直接影响治疗方案的制订，进而决定治疗效果的优劣。

2. 对老年病的理论认识

项颗： 我刚才说到，老年病有它的自身特点。近几年来，我们的重点专科、重点学科、重点研究室、区域诊疗中心以及基地建设，都是遵循着一个基本点、多个辐射面的建设思想来开展研究的。比如对"心肾不交"理论的研究，多年来我们以这个理论为基础，针对老年痴呆、帕金森病、部分失眠及脑血管疾病来做研究，一方面提高对基础理论的认识，深入开展"心肾不交"理论研究，提出"老年性痴呆从心肾论治"学说，并确立了"调补心肾法"为治疗痴呆的基本原则；另一方面，我们围绕着"心肾不交"这个理论，研制开发了治疗老年痴呆、帕金森病、失眠、头晕等疾病的院内制剂。在该建设思想的指导下，我们逐渐丰富其内涵，提出了例如"补脏通络理论""温肾通络理论""从神论治理论"等，这都是在我们的基本点上开展科研的一系列收获。

3. 开展的科研项目

项颗：开展了比较多的科研项目，也是缘于我们单位的特点。我们单位是吉林省中医药科学院，是以研究带临床的一个机构，基础理论研究是我们的主要工作之一，药物研发也是我们的一个主要方向。这几年，基于科研单位性质，我们同时开展了一些临床工作和科研工作。我们现在建立了国家重点研究室、国家重点专科、重点学科，还有临床药理基地、区域诊疗中心等比较大的平台。这么多年来取得了一些成绩。我刚才谈到，老年病本身就有特殊性，不是说年龄大了就是老年病，实质上是多系统疾病，比如呼吸疾病兼消化疾病，脑血管疾病兼心血管疾病，患这些病的患者是老年病研究的主要对象。

近年来，我们作为科研单位，开展的项目获得了国家科技进步奖二等奖，吉林省科技进步奖一、二、三等奖，中华中医药学会科技进步奖，吉林省中医药学会科技进步奖。这些成绩都是围绕着老年病专业委员会主攻方向的病种：第一是阿尔茨海默病，第二是帕金森病，第三是眩晕，第四是失眠，第五就是汗证。我们牵头制订了汗证的临床路径和诊疗标准，也参与了老年痴呆病和眩晕症指南的编写和标准制订工作。下一步，我们将制订吉林省帕金森睡眠障碍中医诊疗技术规范、眩晕综合征中医诊疗技术规范、前庭性偏头痛中医诊疗技术规范、持续性头晕中医诊疗技术规范、前庭神经炎中医诊疗规范、知觉性头晕中医诊疗规范、紧张性头痛中医诊疗技术规范等一系列规范，为吉林省内医学发展贡献力量。

4. 中医药在抗衰老方面的优势

项颗：在抗衰老方面，我认为中医药有很大的优势。大家知道，现在很多保健品都宣传能"延缓衰老"，它们是怎样研发出来的呢？像鱼油、蜂王浆这些抗衰老产品，很多老百姓都在使用，但真正落实到临床上，有没有循证证据能证明它的效果？它究竟有多大作用？目前没有确切的结论。但是中医药对治衰老，在某些情况下确实起到了决定性作用。医学本身源于实践，特别是中医中药，它是建立在实践的基础上发展的。在中国几千年的历史上，很多君王都希望长生不老，倾全国之力，寻找各种方药，医学在客观上也积累了很多抗衰老经验，确实发现了一些药物，能够达到延缓衰老的目的。举个例子，大家知道东北的人参、鹿茸，它们在基础研究中都被证明有抗衰老的作用。我做过果蝇实验，果蝇的生命周期很短，一般是一周，我们提取人参皂苷做了培养基，给果蝇吃，发现果蝇活到了两周，延长了它的寿命。这间接地证明了人参皂苷的某种成分有抗衰老的作用。进一步看，中医抗衰老实质上就是调节身体的阴阳平衡。我们中医讲"阴平阳秘，精神乃治"，阴阳平衡了，就不会得病了，自然就长寿了。

5. 对老年人的养生保健的建议

项颗：养生保健是人们都关注的。现在的生活这么美好，谁都希望自己的生命更长一些、质量更高一点。但是大家千万别走入歧途。现在很多媒体倡导多吃三七，说三七相当于阿司匹林，但是阿司匹林是有不良反应的，三七也一样，而且如果不是瘀的体质，也不适合。我们总讲"阴阳平衡"，如果阴亏就要补阴，阳虚就该补阳，不管哪个高、哪个低，都会出问题，我们要调整令其平衡。用现代标准来说，就是测一测体质有没有缺陷，身体到底缺不缺这个东西？如果不缺这个东西，吃进去也会增加身体的负担，身体还要去代谢它，这反倒对身体有损害了。所以说，补益的药食合适与否，要用中医视角来辨别。

6. 病例对看诊的意义

项颗：我们档案柜里储存的是近几十年来所有患者的病例，这是过去"落后"的保存方式。过去纸质版的东西多，比如10年前来看过的患者，回到这里还可以找到自己的门诊病历。据我了解，像这样的门诊病历储存量，不是所有医院都有的，大多医院保存住院患者的病历——住院有5年、10年，甚至30年、50年的病例，这是国家要求的，但是门诊很少做这样的病例储存。我们储存的主要目的是为了随访。就是验证患者在几年之内治疗疾病的情况。比如这个患者两年没有来，或者是5年都没有来，我们就可以通过随访了解患者不来的原因。这对总结治疗经验非常有帮助。现在很多回顾性研究主要靠过去收集的病例来研究。所以，如果能把很多名老中医的治疗病例找出来研究总结，对我们来说是非常有意义的事情，我们也在做这方面的工作。储存病例还有一个好处是对患者有很大帮助。比如有些患者，一年或者两年前看过一次病，经过治疗后痊愈了，等他下次再来的时候，医生可以借此了解他过去的患病情况。这个病例要是给了患者，几个月后他的病情好转了，患者就会感觉病历意义不大而丢掉了，这样一来我们就没有治疗记录了。现在，我们已经把这几十万份病例逐步录入电脑，同时进行分类，比如心血管、脑血管、呼吸、消化、或者和老年病有关系的，这样储存，查阅更简便。

7. 失眠患者较多的原因

项颗：我们老年病科过去实际上是神经内科、心血管、内分泌三个主要方向科室建立起来的。随着医院不断发展，后来心血管科分离出去了，内分泌也变成单一专科了，所以现在的老年病科就以脑病为主了。在门诊上，尤其是中医医院，脑病这方面的急诊患者相对少一些。像常见的脑出血、脑血栓，急性期患者多数都到西医院，比如吉林大学第一医院、吉林大学第二医院。因为治疗脑血栓这类病有时间窗的问题，6 小时的时间窗对患者很重要，所以现在很多西医院都成立了溶栓中心、脑病中心，绿色通道可以短时间解决患者的问题。到中医院来看病的患者，多见于恢复期。

近些年来，随着社会的发展，出现了较多的失眠、焦虑患者，这类疾病的门诊量在不断地增加，所以我们设立了睡眠中心、睡眠专科、睡眠门诊。我以睡眠专科的形式出门诊，失眠的患者就更多一些。我的出诊上午以睡眠专科为主，下午以神经内科为主。上午的患者 60% 都有失眠，限号 30 个，更多加号患者也是因为失眠就诊。因为我长期看失眠，可能产生了比较好的影响，在这方面确实有综合的疗效，患者就比较多。我不是单纯看失眠，主要是失眠患者太多了。

8. 失眠的核心病机

项颗：从西医角度看，大脑分泌的 5- 羟色胺、多巴胺，这些物质的变化是影响睡眠的主要原因。西医有很多理论，各种神经核对入睡和觉醒有影响。所以现在对睡眠的研究，既研究入睡需要哪些物质，又研究哪些物质让人醒，这些物质是哪个神经核分泌出来的。将这些物质调节平衡，就能完成整个睡眠周期。中医把失眠分心肾不交、肝火扰心、痰瘀互结、气虚血瘀、心脾两虚、心胆气虚等证型。在这 6 个证型中，临床最多见的是肝火扰心、心脾两虚，老年人更多是心肾不交。

9. 失眠的治疗及影响疗效的因素

项颗：我认为现在最关键的就是精神因素。换言之，很多患者的焦虑、抑郁状态对治疗失眠影响很大。如果在治疗过程中，考虑不到患者焦虑、抑郁状态的存在，疗效可能不会很好。现在的社会压力、生活环境都会导致人的心理出现问题。因此，在治疗失眠的过程中，我们应该多做综合性治疗，将各方面整合在一起，来治疗这类疾病。不仅仅使用中药，有时候也需要用西药，还有非药物疗法，甚至包括心理疗法，将这些进行组合来施治。

我举个例子：你借了别人的钱，这个人到时间没还，你会感觉这件事影响很大，不解决就会影响你的睡眠；一旦人家还钱了，那么自然就不影响睡眠了，可能这时候药物的疗效也起到了。还有家庭的问题、夫妻感情问题，也会影响睡眠，只要这个矛盾还存在，我用什么样的治疗方法都难解决失眠。两人感情问题解决了，这个时候再用药，效果可能就更好一些。由此可知，精神因素对失眠影响是比较大的，在治疗失眠的过程中，往往都要考虑到焦虑和抑郁因素。所以，每个失眠患者来的时候，都要做一个焦虑抑郁量表，测定他们是否有这方面的问题，如果有的话，是中度还是重度的，根据不同情况，考虑用一些抗焦虑、抗抑郁药物辅助治疗，这样效果可能更好。如果有患者对药物不适应、不耐受，我们也可以运用心理疗法，心理辅助治疗也能起到一定治疗效果，但它决定不了治疗的结果。

医患交流——换位思考，关怀备至

1. 对待患者的方式

项颗：我有两部手机，其中一部是专门联系患者的，用来回答患者的问题。当时的出发点是，有些患者在治疗过程中，出现用药不适，甚至一些不良反应，那么他第一时间想咨询的肯定是主治医生，但因为没有联系方式，只好又去医院了。有时只是很简单的问题，还要折腾到医院。我为了减轻患者的负担，就给他们留手机号。比如，有些患者用药后出现口干、口苦，不明白这是什么问题，如果医生告诉他，这种药吃完本身就会有这种反应，他就不用再去琢磨这是怎么回事。这就是当时留手机号的目的。但是越来越多的患者知道后，我感觉压力越来越大，因为没有更多时间接听大量患者的来电——我最多一天接了20个电话。后来我们就建立了微信群，每天都有管理人员对群里的问题进行汇总，告诉我，然后我来回答，他们再帮我回复，这样就更简单便捷了。此外，通过微信群回答，其他患者可以看到，对相同问题就不用再重复咨询了，起到一个普及的效果，所以我感觉微信群确实起到了很好的作用。我们现在建了20多个微信群，每个群都有30~50人，因为网络平台要求不许建大群，所以都是一些小群，每个小群都有管理员，是我的学生，他们对微信群进行管理，最关键还是方便患者。

2. 良好医患关系的建立

项颗： 换位思考。设想我们是患者，我们更需要的是什么？如果医生能理解患者的心情，就会自然而然地认可这种方法，并且坚持下来。这也与我的自身经历有关。我父亲晚年是因为胰腺癌去世的，他去世之前很痛苦，需要止痛，但是像杜冷丁这类止痛药不能长期使用，而且患者的需求往往和医生给的标准量不相等。在这种时候，如果医生对患者有更好的体恤、关怀、慰问，相对就能减轻患者的痛苦。所以我们做医生，如果能真正体会患者的需求，就能帮助他们减轻很多痛苦。这就是换位思考的结果，做这件事是辛苦，但它很有意义。

传承发展——志存高远，合力攻坚

1. 带领团队的方式

项颗： 我认为带团队，作为一个学术带头人，首先要有胸怀、有格局、有思想。如果不具备胸怀、格局和思想，是不能把学生带好、把团队带好的。一个团队里的成员，往往什么素质、什么层次、什么学历的人都有。我们要让不同层次、不同学历、不同格局的人都充分发挥他们的优势，只有这样才能把团队带好。

从另一个角度看，带头人的思想如果很明确，让大家跟着他的发展方向去努力，可能就做得很好。举个例子，马拉车的时候，如果都往一个方向拉，就能做得很好，走得很远；但如果不往一个方向走，哪怕这匹马很好、很壮，最后结果也不会好。所以，带领团队，首先要统一思想，让大家明确未来发展的方向，才能形成合力。在这个基础上，带头人还要有大心胸、大格局，让大家充分发挥优势。

比如，我们现在的眩晕中心、失眠中心，以及未来康复中心的建立、帕金森病预防中心的建立，其实都是通过发挥团队里每个人的特长实现的。作为团队带头人，明确团队里每一个人的特长，给予他们支持和鼓励，有针对性地帮他们配备人员和设备。其实无论什么工作，企业、事业单位都是一样，如果领导支持你、鼓励你，对你的工作认可，你的事业就能做好。

2. 选拔弟子的标准及培养弟子的方式

项颗：培养弟子，是为师者一项很重要的工作。是否能培养出优秀的弟子，老师应该承担很大的责任。古人认为，师徒是一种缘分，我很认同这个观念，也尊重这个传统。我也是从弟子那个时期过来的，了解身为弟子的想法，也知道作为师父的本分，所以我选择弟子，没有什么所谓的硬性指标。努力上进，本性善良，我认为就是一个合格弟子的标准。

关于培养弟子，我没有太多好说的。弟子的向学之心，我感觉很重要。我对待弟子都是不遗余力的。同时，他们有什么想法、什么要求，我都会尽力去支持他们，希望他们能站在我的肩膀上，实现他们自己的梦想。

3. 对后学的寄语

项颗：人生浩如烟海，天地之间，六合之内，世世代代如大浪淘沙。每一个人都很重要，也可以说每个人都不重要。现在也许我在老年医学研究上有了点成绩，但是未来还有更多比我强、比我更有远见的医生出现，所以我没有什么好忠告后学的。如果非要说的话，那就是：学生们、孩子们，不要过于安逸，也不要过于满足，这种安逸、满足是埋葬年轻人的坟墓。要珍惜现在的时间，要努力地学习，实现自己的价值和理想，当一个对国家、对人民有益的人，做对国家、对人民有意义的事，让世界的研究成果中，多一些中医的结论！

名医寄语

> 　　盖医之为道，所以续斯人之命，而与天地生生之德不可一朝泯也。所以为医之道，务必精诚，勤求古训，广施仁术。明阴阳之变化，晓气血之流通。时时审慎，灵活变通，切勿一知半解，浅尝辄止。